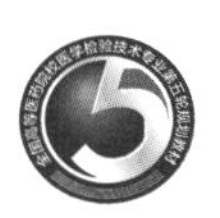

全国高等医药院校医学检验技术专业第五轮规划教材

临床寄生虫学检验实验指导

第4版

（供医学检验技术专业用）

U0206584

主　　编　夏超明　孙　希

副主编　王　婷　彭小红　代友超

编　　者　（以姓氏笔画为序）

王　婷（华中科技大学同济医学院）

王小莉（蚌埠医科大学）

邓志武（四川沃文特生物技术有限公司）

代友超（广州医科大学）

孙　希（中山大学中山医学院）

孙德华（南方医科大学）

张　磊（广州金域医学检验中心）

张祖萍（中南大学湘雅医学院）

陈金铃（南通大学医学院）

战廷正（广西医科大学）

夏超明（苏州大学苏州医学院）

黄　萍（苏州大学苏州医学院）

黄慧聪（温州医科大学）

彭小红（桂林医学院）

覃　芳（湖南医药学院）

颜　超（徐州医科大学）

编写秘书　黄　萍（苏州大学苏州医学院）

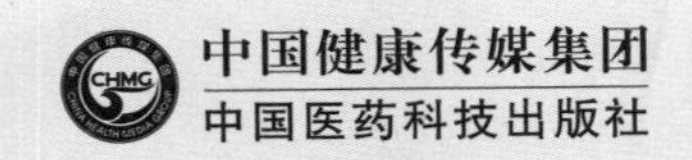

中国健康传媒集团
中国医药科技出版社

内 容 提 要

本教材为“全国高等医药院校医学检验技术专业第五轮规划教材”之一，系根据本套教材的编写指导思想和原则要求，结合专业培养目标和本课程的教学目标、内容与任务要求编写而成。本教材主要介绍了基本实验操作及诊断技术、基础性实验、综合性实验等内容，共14个实验。基础性实验突出临床检验专业的特点，在要点解析中对重要人体寄生虫的生活史及重要知识点进行了提炼，实验指导及技术操作中凝练了实验内容的观察、鉴别要点及注意事项。综合性实验在建立寄生虫病动物模型的基础上开展病原学检查、免疫学和分子生物学检测，以及病理学观察、标本制作等实验内容，有助于学生对寄生虫病及相关知识的全面了解与掌握，以提高学生动手能力、综合分析问题、解决问题的能力。

本教材为书网融合教材，即纸质教材有机融合电子教材、教学配套资源（视频、PPT、图片等）、数字化教学服务（在线教学），使教学资源更加多样化、立体化。

本教材主要供全国高等医药院校医学检验技术专业师生作为教材使用，也可作为其他相关医学专业师生及相关从业人员的参考用书。

图书在版编目（CIP）数据

临床寄生虫学检验实验指导 / 夏超明，孙希主编.
4版. -- 北京 ：中国医药科技出版社，2024. 11.
（全国高等医药院校医学检验技术专业第五轮规划教材）.
ISBN 978-7-5214-4835-1

Ⅰ. R530. 4-33

中国国家版本馆 CIP 数据核字第 2024EF5929 号

美术编辑 陈君杞
版式设计 友全图文

出版 **中国健康传媒集团** | 中国医药科技出版社
地址 北京市海淀区文慧园北路甲 22 号
邮编 100082
电话 发行：010－62227427 邮购：010－62236938
网址 www. cmstp. com
规格 889mm × 1194mm $^1/_{16}$
印张 10 $^1/_2$
字数 296 千字
初版 2010 年 3 月第 1 版
版次 2025 年 1 月第 4 版
印次 2025 年 1 月第 1 次印刷
印刷 天津市银博印刷集团有限公司
经销 全国各地新华书店
书号 ISBN 978－7－5214－4835－1
定价 45. 00 元

版权所有 盗版必究

举报电话：010－62228771

本社图书如存在印装质量问题请与本社联系调换

获取新书信息、投稿、为图书纠错，请扫码联系我们。

出版说明

全国高等医药院校医学检验技术专业本科规划教材自2004年出版至今已有20多年的历史。国内众多知名的有丰富临床和教学经验、有高度责任感和敬业精神的专家、学者参与了本套教材的创建和历轮教材的修订工作，使教材不断丰富、完善与创新，形成了课程门类齐全、学科系统优化、内容衔接合理、结构体系科学的格局。因课程引领性强、教学适用性好、应用范围广泛、读者认可度高，本套教材深受各高校师生、同行及业界专家的高度好评。

为深入贯彻落实党的二十大精神和全国教育大会精神，中国医药科技出版社通过走访院校，在对前几轮教材特别是第四轮教材进行广泛调研和充分论证基础上，组织全国20多所高等医药院校及部分医疗单位领导和专家成立了全国高等医药院校医学检验技术专业第五轮规划教材编审委员会，共同规划，正式启动了第五轮教材修订。

第五轮教材共18个品种，主要供全国高等医药院校医学检验技术专业用。本轮规划教材具有以下特点。

1.立德树人，融入课程思政　深度挖掘提炼医学检验技术专业知识体系中所蕴含的思想价值和精神内涵，把立德树人贯穿、落实到教材建设全过程的各方面、各环节。

2.适应发展，培养应用人才　教材内容构建以医疗卫生事业需求为导向，以岗位胜任力为核心，注重吸收行业发展的新知识、新技术、新方法，以培养基础医学、临床医学、医学检验交叉融合的高素质、强能力、精专业、重实践的应用型医学检验人才。

3.遵循规律，坚持“三基”“五性”　进一步优化、精炼和充实教材内容，坚持“三基”“五性”，教材内容成熟、术语规范、文字精炼、逻辑清晰、图文并茂、易教易学、适用性强，可满足多数院校的教学需要。

4.创新模式，便于学生学习　在不影响教材主体内容的基础上设置“学习目标”“知识拓展”“重点小结”“思考题”模块，培养学生理论联系实践的实际操作能力、创新思维能力和综合分析能力，同时增强教材的可读性及学生学习的主动性，提升学习效率。

5.丰富资源，优化增值服务　建设与教材配套的中国医药科技出版社在线学习平台“医药大学堂”教学资源（数字教材、教学课件、图片、微课/视频及练习题等），邀请多家医学检验相关机构丰富优化教学视频，使教学资源更加多样化、立体化，满足信息化教学需求，丰富学生学习体验。

本轮教材的修订工作得到了全国高等医药院校、部分医院科研机构以及部分医药企业的领导、专家与教师们的积极参与和支持，谨此表示衷心的感谢！希望本教材对创新型、应用型、技能型医学人才培养和教育教学改革产生积极的推动作用。同时，精品教材的建设工作漫长而艰巨，希望广大读者在使用过程中，及时提出宝贵意见，以便不断修订完善。

中国医药科技出版社

2025年1月

全国高等医药院校医学检验技术专业第五轮规划教材

编审委员会

主 任 委 员　鄢盛恺（遵义医科大学）

副主任委员　（以姓氏笔画为序）

王学锋（上海交通大学医学院）
吕志跃（中山大学中山医学院）
江　虹（四川大学华西临床医学院）
孙晓春（江苏大学医学院）
李　伟（温州医科大学）
李会强（天津医科大学）
邱　玲（北京协和医学院）
郑　磊（南方医科大学）
赵建宏（河北医科大学）
胥文春（重庆医科大学）
倪培华（上海交通大学医学院）
崔丽艳（北京大学第三临床医学院）
蒋红梅（贵州医科大学）

委　　　员　（以姓氏笔画为序）

马　洁（江苏大学医学院）
王小中（南昌大学医学部）
王剑飚（上海交通大学医学院）
许　健（浙江中医药大学）
孙　希（中山大学中山医学院）
李　敏（上海交通大学医学院）
李士军（大连医科大学）
李忠俊（陆军军医大学）
吴新忠（广州中医药大学）
闵　迅（遵义医科大学）
陈　茶（广州中医药大学）
金　晶（温州医科大学）
胡　波（中山大学）
费　樱（贵州医科大学）
夏超明（苏州大学苏州医学院）
梁韶晖（温州医科大学）
葛晓军（遵义医科大学）
谢　轶（四川大学华西临床医学院）
谢国明（重庆医科大学）
鄢仁晴（遵义医科大学）
戴　菁（上海交通大学医学院）

数字化教材编委会

主　　编　吕志跃　许　静

副 主 编　秦元华　王　婷　王立富　杨小迪　战廷正

编　　者　（以姓氏笔画为序）

王　婷（华中科技大学同济医学院）
王立富（广州医科大学）
邓志武（四川沃文特生物技术有限公司）
代友超（广州医科大学）
吕志跃（中山大学中山医学院）
刘　淼（安徽医科大学）
刘　毅（上海健康医学院）
刘俊琴（山西医科大学汾阳学院）
许　静（苏州大学苏州医学院）
杨小迪（蚌埠医科大学）
张　磊（广州金域医学检验中心）
张传山（新疆医科大学）
陈剑煌（中山大学中山医学院）
战廷正（广西医科大学）
贺　平（西藏民族大学医学院）
秦元华（大连医科大学）
梁韶晖（温州医科大学）
彭礼飞（广东医科大学）
覃　芳（湖南医药学院）
颜　超（徐州医科大学）

编写秘书　魏　洁（广州医科大学）

编写人员　（以姓氏笔画为序）

王小莉　全　芯　孙德华　杨胜辉　张显志　张祖萍
陈　琳　陈金铃　陈盛霞　林冠峰　夏超明　黄　艳
黄　萍　黄慧聪　彭小红　蒋立平　程　洋

前言 PREFACE

本教材是“全国高等医药院校医学检验技术专业第五轮规划教材”《临床寄生虫学检验》（第5版）配套教材，本教材的编写吸纳了具有丰富教学经验的高校教师参加，还特别邀请了在临床检验一线工作的临床检验医师和企业专家加入，共同对第3版《临床寄生虫学检验实验指导》进行了修订。修订过程中，在保持第3版基本形式和内容的基础上，对编写体例进行了更新，加强了内容的条理性、逻辑性，注重对学生实践能力的培养，增加了新技术和新方法的应用（分子生物学诊断/二代测序），特别是增加了临床检验中新的发展方向——寄生虫图像采集分析诊断系统研发和应用（以粪便分析仪为例）方面的内容，体现了教材的与时俱进。此外，增加了寄生虫诊断国家标准/行业标准/专家共识，寄生虫检测SOP等方面的内容。

临床寄生虫学检验是医学检验技术专业的主干课程之一，具有较强的实践性。本教材分为基本实验操作及诊断技术、基础性实验、综合性实验、附录等四部分，包括10个基础性实验及4个综合性实验，书后附有寄生虫标本的采集、保存与鉴定和寄生虫检验常用试剂的配制等内容。基础性实验突出临床检验专业的特点，注重教材的实用性，以简明、实用为特色。在“要点解析”中对重要人体寄生虫的知识进行了提炼，“实验示教与指导”中凝练了实验内容的观察要点及注意事项。综合性实验在建立动物模型的基础上开展病原学检查、免疫学及分子生物学检测、病理学观察、标本制作（诊断或病理标本）等实验内容，有助于学生对寄生虫病及相关知识的全面了解与掌握，以提高学生动手能力和综合分析、解决问题的能力。综合性实验为选择性实验，各校可根据具体情况选择使用。

本教材为书网融合教材，即纸质教材有机融合电子教材、教学配套资源（微课/视频、PPT、图片等）、数字化教学服务（在线教学），使教学资源更加多样化、立体化。

本教材可供全国高等医药院校医学检验技术专业师生作为教材使用，也可作为其他相关医学专业师生及相关从业人员的参考用书。

全体编写人员为本教材的编写付出了艰辛的劳动，但由于能力所限，书中难免存在疏漏之处，恳请各位老师、同学及读者批评指正，以便修订时完善。

编　者

2024年9月

CONTENTS 目录

实验总则

临床寄生虫学检验实验教学是临床寄生虫学检验教学的重要内容，是医学检验专业实践技能培养的重要组成部分。通过验证性和综合设计性实验，使学生理论联系实际，巩固和加深对本课程理论知识的理解与掌握。学会临床寄生虫检验的基本技术，准确识别人体寄生虫的重要形态结构，进一步理解寄生虫与宿主之间的相互关系及致病机制，通过实验教学培养学生独立思考问题、分析问题、解决问题以及准确诊断寄生虫感染（病）的能力。

为此，要求学生在理论课学习的基础上，通过标本观察、实验操作和技能训练，培养学生实事求是的科学态度和严谨的学风，从而能够对常见人体寄生虫感染（病）做出准确的或具有参考性的诊断，为临床治疗及流行病学防治提供依据。较之理论课而言，实验课期间在教师的指导下，学生更能够发挥自己的创造性思维，具有更大的自由选择空间和自主支配时间。因此，在实验教学中学生必须有严谨的学风、严明的纪律，严格遵守实验室规章制度，以提高实验效果，保证教学质量。在实验教学中，学生应遵守的规则如下。

（1）实验前按照课程进度要求，提前预习实验内容，了解实验目的、内容和主要操作方法。同时，必须带齐与实验有关的用品，如教科书、实验指导、笔记本、绘图用具和显微镜卡等。

（2）学生进实验室，必须穿实验工作服。

（3）实验时应按实验指导循序渐进，细心观察和操作，认真做好实验记录，分析实验结果，按时完成实验报告。不得随意移动示教标本，以免影响其他同学观察。

（4）要爱护公物，爱惜仪器设备和标本，节约实验材料、药品和水电。对于精密贵重仪器要细心取放及使用。实验前，要认真检查显微镜等仪器、器材、标本是否完好，如有损坏应及时报告老师。

（5）高度重视生物安全，在进行具有感染性或对实验室环境有污染的实验操作时，要严格遵守实验室管理制度和实验操作规程，要始终保持实验室的洁净和废弃物的无害化处理；实验完毕后，要妥善处置标本、器材；所有与具潜在危险性的病原寄生虫相关的实验都要求在Ⅱ级生物安全实验室操作。

（6）每次实验结束时，实验台应整理清洁，用过的物品归还原处（如染色液、香柏油等），值日学生应将实验室打扫干净，离开前关好水电、门窗。

（夏超明）

第一章　基本实验操作及诊断技术

PPT

一、寄生虫感染的实验室诊断

寄生虫感染的诊断包括临床诊断和实验室检查两部分。临床诊断主要由临床医生基于患者的病史、临床表现，以及望、触、叩、听等基本体格检查，从而对患者的疾病病因与发病机制进行初步判断，为后续的治疗方案制定提供基础。而实验室检查则是由检验医师负责，为医生提供关于寄生虫感染确诊所需的实验检查依据，是寄生虫感染诊断中最关键的环节。实验室检查是通过病原学、免疫学、分子生物学等实验检查技术，用于明确有无寄生虫感染的诊断过程。随着现代生物学、分子生物学、免疫学等现代科学技术的发展和广泛应用，以往未知的寄生虫和一些新发病原逐步被人们所认识和发现，并能做出准确的诊断。

（一）临床诊断

临床诊断指医生给患者检查疾病，并对疾病的病因、发病机制做出分类鉴别，以此作为制定治疗方案的方法和途径。临床诊断在临床医学中占有十分重要的地位，无论病情是简单或者复杂，完整的病史采集和详细的检体诊断是临床医生做出正确诊断的第一步，对寄生虫感染诊断起到定向和提供诊断线索的作用。

1. 病史询问（采集）　这是诊治疾病的第一步，也是最关键的步骤。医生通过系统询问患者或其知情人员（如家属、同事等）来收集病史信息。详尽而准确的病史不仅可以提示检查的重点，还能为实验室检查和辅助检查提供线索。特别是在临床实践中，许多疾病可以通过病史采集来确立基本的诊断。询问（采集）病史分两个方面，即现病史和相关病史。

（1）现病史询问（采集）　通常是围绕患者主诉和相关鉴别问诊内容进行，主诉则是患者诉说感觉最明显、最不舒服的症状或体征，询问（采集）病史应注意以下五个方面内容：①发病情况、病因和诱因；②根据主诉症状进行纵向询问，主要的症状、体征和特点；③有助于鉴别诊断的横向问诊，以及伴随症状询问；④诊治经过，包括询问是否就医，进行过哪些检查，治疗和用药情况，以及治疗效果；⑤现病史五项，即发病以来饮食、睡眠、大便、小便和体重变化情况。对于寄生虫感染和寄生虫病的诊断，除了注意询问上述五个方面问题外，临床医师还应重点注意询问与寄生虫病相关的流行病学资料，如患者居住地、生活方式、饮食习惯、旅行史、感染过程等方面的相关病史材料，并对这些材料进行详细、系统的分析，最后得出初步的临床诊断。

（2）询问（采集）相关病史　①药物过敏史：了解患者是否存在对特定药物的过敏反应。②相关病史：包括相关的既往病史、个人史和家族史。女性患者应在必要时询问月经史和婚育史等。

由于我国地域辽阔，不同地区的寄生虫感染具有明显的地域性、季节性和自然疫源性特点。如我国肝吸虫感染近年来在广西、广东、吉林三地人群感染严重，在这三个地区当患者出现与肝吸虫病相符的症状，如寒战、高热、肝大、上腹饱胀和腹泻等时，应详细询问患者是否有生食或半生食淡水鱼虾的习惯，以考虑肝吸虫感染的可能性；此外，我国血吸虫病曾流行于长江流域及其以南的12个省（市、自治区），在这些地区如果有患者出现高热、腹痛、腹泻、肝脾肿大、嗜酸性粒细胞增多和脓血便，同时伴有贫血、消瘦和肝硬化门脉高压综合征时，病史询问应重点关注患者是否近期有疫水接触史。依据症状、体征和流行病学背景，考虑血吸虫病的可能性。

近年来，我国寄生虫病原谱发生了很大的变化，土源性线虫感染率明显下降，一些食源性、机会致病性寄生虫病的发病率呈现上升趋势，还有新发/再现寄生虫病的出现与流行。因此，作为临床医生在对相关疾病做出临床诊断之前，应仔细询问（采集）病史，并根据患者临床症状和体征，做出正确的临床诊断。

我国著名内科学泰斗张孝骞教授认为：超过 50% 的病例应能从病史中得出初步诊断或诊断线索，30% 的病例可以仅通过体征得到诊断，而仅通过实验室检查得到诊断的病例不超过 20%。美国著名内科学家 Lawrence M. Tierney 教授也曾指出：对于诊断不明的困难病例，病史提供了最大的诊断帮助。由此可见，询问（采集）病史对诊断疾病有着非常重要的意义。

2. 检体诊断法　又称物理诊断法，是医生对患者经过细致的观察和借助一定工具进行全面的体格检查后，对收集来的资料分析，提出对健康或疾病的临床判断。检体诊断是临床最基本、最主要的诊断手段之一。

检体诊断法一般包括望诊、触诊、叩诊与听诊等基本技术操作，是临床诊断的重要依据。进行体格检查时应注意的事项如下。

（1）要从关心体贴患者的观点出发，向患者说明检查的目的，争取患者的合作。

（2）检查应按一定的顺序进行。通常先观察患者的一般情况，检查体温、脉搏、呼吸和血压，然后检查头、颈、胸、腹、脊柱、四肢、生殖器、肛门和神经反射等。检查时应全面系统，以避免漏诊。

（3）检查患者要在适当的光线、室温和安静的环境中进行。如病情危重时则应从略，只做重点检查，明确诊断方向，立即进行抢救，待病情好转后，再进行必要的补充检查。

检体诊断法是一门实践性和应用性很强的科学，很多寄生虫病患者临床表现出来的重要体征对诊断帮助很大，只要医生充分注意就能发现。除了认真进行患者的体检外，还应依据一些寄生虫病特征性的临床表现，如巨脾型晚期血吸虫病、胸肺型肺吸虫病、胆道蛔虫症、脑棘球蚴病、脑囊虫病和弓形虫病脑炎等寄生虫病，可选用核磁共振（MRI）等物理影像学方法进行辅助诊断。

（二）实验室检查

1. 病原学检查　是诊断寄生虫感染的首选，也是确诊的重要依据。不同的寄生虫感染各有其适用的诊断方法，选择时应考虑方法的简便性、经济性、快捷性及敏感性。根据临床医师做出的初步临床诊断，提供用于辅助诊断的各种检查方法，检验医师通过对患者标本的采集、处理、检测和综合分析等，做出明确的结论，为临床医生进行有效的疾病防治和流行病学调查提供可靠的实验室依据。

根据寄生虫种类、在人体寄生的部位和发育阶段的不同，通过不同的方法、手段和途径，对患者的血液、尿液、粪便、痰液、脑脊液、羊水和阴道分泌物等体液或组织活检样本进行实验室检查。实验室检查的准确性依赖于检验医师对寄生虫形态学、生活史和致病机制的知识及检测技能。临床上常用的寄生虫病原学检查方法包括以下几种。

（1）粪便检查　适用于检查肠道寄生的原虫、蠕虫以及某些能通过粪便排出的节肢动物。原虫可检测粪便中的滋养体、包囊、卵囊和孢子囊，蠕虫可检测粪便中的蠕虫虫卵、幼虫、成虫和节片。粪便样本应保持新鲜，尤其是检测阿米巴滋养体时，应在排便后半小时内进行，并注意保温。避免尿液、污水、泥土和药物的污染，并确保样本容器外有清晰的标签。

微课/视频 1

（2）血液检查　临床血液检查分为血液一般检测、溶血性贫血的实验室检测、骨髓细胞学检测、血型鉴定与交叉配血试验等。寄生虫学专业血液检查主要是针对疟疾、丝虫病和锥虫病等，对弓形虫病也有一定诊断意义，主要采用厚薄血涂片法进行检查。不同种疟原虫在人体外周血中的出现具有一定的规律，因此要注意其采血的时间，必要时可多次采血以提高检出率。在我国流行的班氏丝虫和马来丝虫微丝蚴均具有夜现周期性现象，故在晚上 9 时至次 2 时之间采血为宜。但罗阿丝虫、常现丝虫和欧氏丝虫则应在白昼取血查微丝蚴。除昼夜节律外，还有季节性差异，夏季查见的微丝蚴常较冬季多几倍。

（3）骨髓检查　适用于诊断黑热病、弓形虫病等造血系统疾病。从骨髓穿刺液涂片中查找导致黑热病的利什曼原虫是诊断黑热病最可靠的方法，检出率为80%~90%。常用髂骨或棘突穿刺法抽取骨髓，制成涂片。检查利什曼原虫无鞭毛体时应注意与血小板相鉴别。较罕见的情况下，组织内寄生的一种真菌，称之荚膜组织胞浆菌（*Histoplasma capsulatum*），易与利什曼原虫混淆，应注意鉴别。

（4）痰液及肺部病变抽取液（或冲洗液）检查　在患者的痰液及肺部病变处抽取液（或冲洗液）中，可能查见肺吸虫卵、溶组织内阿米巴滋养体、细粒棘球蚴原头节、粪类圆线虫幼虫、蛔虫幼虫、钩虫幼虫、粉螨等。

（5）尿液及鞘膜积液检查　主要检查班氏微丝蚴；在尿中有时还可查见阴道毛滴虫和埃及血吸虫卵。

（6）阴道分泌物检查　在阴道分泌物中可查见阴道毛滴虫，偶尔可查见蛲虫成虫或卵、溶组织内阿米巴滋养体和蝇蛆等。

（7）前列腺液检查　用于检查男性泌尿生殖道的阴道毛滴虫。

（8）十二指肠液检查　十二指肠引流液是指在无菌操作下，应用十二指肠导管引流出的十二指肠分泌液（D液）、胆总管液（A胆汁）、胆囊液（B胆汁）和肝胆管液（C胆汁）的总称。临床上主要用于检查肝胆管系统内寄生虫感染，如蓝氏贾第鞭毛虫滋养体、隐孢子虫、粪类圆线虫幼虫、华支睾吸虫卵、肝片形吸虫卵、布氏姜片虫卵和似蚓蛔线虫卵等，尤其是贾第鞭毛虫和粪类圆线虫感染通过粪便检查可能找不到。

（9）脑脊液检查　是指通过对脑脊液进行物理学、化学和细胞学等方法的检验，帮助进行疾病的诊断。脑脊液含有一定的细胞及化学成分，一些被血－脑屏障隔离的物质（包括一些寄生虫）在病理情况下，可进入脑脊液，导致其成分发生变化。脑脊液中可查见的寄生虫有弓形虫、溶组织内阿米巴滋养体、致病性自由生活阿米巴（耐格里阿米巴或棘阿米巴）、卫氏并殖吸虫卵、异位寄生的日本血吸虫卵、棘球蚴原头节、粪类圆线虫幼虫、棘颚口线虫幼虫和广州管圆线虫幼虫等。猪带绦虫囊尾蚴和棘球蚴包囊的检查还可采用脑组织切片进行病理检查。

（10）浆膜腔积液检查　浆膜腔积液指在疾病情况下，胸腔、腹腔或心包腔（总称为浆膜腔）内积聚的过多液体总称为浆膜腔积液。正常人无积液形成，积液的出现本身就是疾病的一种临床表现。浆膜腔积液检查主要用于区分积液的性质和发现致病的寄生虫，如弓形虫、微丝蚴、粪类圆线虫幼虫、卫氏并殖吸虫卵和棘球蚴原头节等。

（11）口腔内刮拭物及挑取物检查　口腔内可检查到的寄生虫有美丽筒线虫、齿龈内阿米巴和口腔毛滴虫。

（12）其他皮肤组织活组织检查　皮肤切片可用于检查旋盘尾丝虫、皮肤利什曼原虫等。

2. 免疫学检测　在病原学检查方法无法实现的前提下，免疫学检测方法可以通过检测患者血清中的某种寄生虫抗体或抗原来实现。免疫学检测在寄生虫的早期轻度感染、单性感染（如仅雄虫存在）、隐性感染以及寄生虫寄生于特殊部位导致采集或检查病原体难度较大的情况下，可显示出其独特的优势。此外，在一些寄生虫感染疾病的流行病学调查和研究中，免疫学检测也显得尤为重要。

理想的免疫学检测应能够判定现症感染、评估感染程度并进行疗效监测。传统的免疫学检测方法主要包括皮内试验和血清学诊断两种。

（1）皮内试验　是一种速发型超敏反应，操作简单且结果可以在短时间内获得。然而由于其特异性较低，目前在临床上应用较少。

（2）血清学诊断 常用的血清学诊断方法包括平板凝集试验、血凝试验、琼脂扩散试验、酶联免疫吸附试验、胶体金免疫层析技术、酶联免疫印迹技术等。这些方法用于循环抗体（CAb）和循环抗原（CAg）的检测。在选择血清学方法时，应考虑其敏感性、特异性、重复性和稳定性，且要与检测目的相适应，也需考虑标准化和符合国际标准的问题。近年来，一些学者采用细胞因子检测技术，以了解宿主机体的免疫状态、抗寄生虫感染的免疫机制，并作为疗效监测的参考指标。目前，蛋白质芯片技术的发展有望为寄生虫感染的免疫诊断带来新的突破。

3. 分子生物学检测 采用分子生物学技术检测寄生虫感染，从理论上具有较高的特异性和敏感性。目前，已使用PCR方法诊断疟原虫、利什曼原虫、弓形虫、贾第虫等寄生虫感染。然而，由于各实验室采用的检测方法和应用的试剂缺乏统一标准，技术上的差异也影响了检测结果的可靠性。

（1）DNA探针技术 利用病原微生物的DNA或RNA特异性片段为模板，人工合成带有放射性或生物素标记的单链DNA片段，快速检测病原体。DNA探针是将一段已知序列的多聚核苷酸通过同位素、生物素或荧光染料等标记制成的探针，可与固定在硝酸纤维素膜上的DNA或RNA互补结合，通过放射自显影或其他检测方法判断膜上是否存在同源的核酸分子。目前该技术已尝试应用于很多寄生虫病的诊断、现场调查及虫种鉴定等方面，如疟疾、利什曼病、丝虫病、溶组织内阿米巴病、蓝氏贾第鞭毛虫病、细粒棘球绦虫病、旋毛虫病和并殖吸虫病等。

（2）PCR技术（polymerase chain reaction，聚合酶链反应） 是利用DNA在体外高温（95℃）下变性成单链，低温（约60℃）时引物与单链互补配对，再在DNA聚合酶最适反应温度（约72℃）下，DNA聚合酶沿着磷酸到五碳（5′-3′）方向合成互补链，从而放大特定DNA片段的一种分子生物学手段。这种技术可以大幅增加微量的DNA。PCR技术自1983年由美国科学家Mullis提出，1985年发明聚合酶链反应，已经发展至第三代，以微滴处理步骤为主要特征。该技术已经用于丝虫病、锥虫病、利什曼病和弓形虫病等寄生虫病的诊断。

（3）环介导扩增（loop-mediated amplification，LAMP） 是一种等温扩增方法，可在等温条件下，短时间内进行核酸扩增，是一种简便、快捷、经济的扩增方法。依赖BstDNA多聚酶和4~6条引物（内引物、外引物和环引物）自动循环链置换合成DNA。LAMP技术在等温条件下自动扩增，不需要进行模板的预变性，不需要昂贵的扩增设备，非常适合用于寄生虫流行病学现场研究。

（4）基因芯片（gene chip） 又称DNA芯片或DNA微阵列（DNA microarray），是一块带有DNA微阵列涂层的特殊玻璃片，能在小面积内安装数千或数万个核酸探针，一次检测可提供大量基因序列相关信息。

目前已商业化的基因芯片包括以下几种。

1）DNA微阵列（genomic DNA） 用于检测样本中的基因组DNA，进行基因型别鉴定。

2）cDNA微阵列（cDNA-microarray） 又称expression array，通过将样本中的mRNA转为cDNA后进行检测，用于分析基因表达水平。

3）miRNA微阵列（miRNA-microarray） 用于研究miRNA相关的基因调控机制。

4）染色质免疫共沉淀-芯片（chromatin immunoprecipitation on chip，ChIP-Chip） 用于研究蛋白与DNA的相互作用。

5）高通量核酸定序芯片 结合特殊PCR反应及微阵列检测技术，用于基因定序。

6）临床检测微管芯片 在特制检验管底部附着低密度微阵列，用于检测特定病原或癌症标志物。

7）染色体芯片（array comparative genomic hybridization，aCGH） 用于比较基因组杂交。

8）SNP芯片 可用于检测基因多态性位点。

9）基因甲基化芯片　用于检测 DNA 甲基化修饰程度。

目前，基因芯片技术在寄生虫学领域的研究和应用非常广泛，包括：①从基因水平探讨寄生虫的进化、分类和生物种群间的共生关系；②寄生虫病的分子诊断技术；③抗寄生虫药物的研制；④宿主和寄生虫的抗药性分析；⑤寄生虫疫苗的研制和开发。

（5）DNA 测序　是分析特定 DNA 片段的碱基序列，即腺嘌呤（A）、胸腺嘧啶（T）、胞嘧啶（C）和鸟嘌呤（G）的排列方式。快速 DNA 测序技术的出现极大地推动了生物学和医学的研究与发现。

微课/视频 2

DNA 测序技术发展迅速，经历了三代技术革新。第一代测序技术主要是 Sanger 等人在 1977 年提出的利用 DNA 聚合酶和双脱氧链终止法，尽管精度极高，但由于成本高、通量低等原因，其应用范围有限。第二代测序技术即高通量 DNA 测序技术（high - throughput sequencing），以边合成边测序为原理，具有高通量和低成本的特点，目前应用最为广泛。第三代测序技术是单分子实时 DNA 测序，不需要经过 PCR 扩增，实现了对单个 DNA 分子的独立测序，又称纳米孔测序技术。其原理是分子通过纳米孔道时，对通过纳米孔的电流或横穿过纳米孔的电流（隧穿电流）产生影响，而这种影响具有可区别的差异。利用这种差异，纳米孔测序技术可以识别基因中碱基（对）的排列顺序。纳米孔测序技术结合了单分子检测和电子传导检测，摆脱了洗脱过程和 PCR 扩增过程，其主要技术革新包括：①单分子 DNA 通过纳米孔；②纳米孔上的酶对测序分子的精确控制；③单核苷酸的测序精度控制。目前市场上常见的纳米孔测序平台是 Oxford Nanopore Technologies（ONT）公司的 MinION 纳米孔测序仪，特点包括单分子测序、超长读取（超过 150kb）、快速测序速度、实时监控测序数据以及便携性。

（6）宏基因组测序（metagenomics next - generation sequencing，mNGS）　是一种能够分析样品中来自患者和微生物的 DNA/RNA 的技术，该技术可以通过二代测序技术快速获得样品中的全部核酸序列，并与文库中的基因组序列进行对比，从而确定样品中含有的微生物种类与比例。该技术在检测时能够同时检出细菌、真菌、病毒、寄生虫等病原体，目前可实现 140 种寄生虫的检测，并能够用于不明感染或疑似感染的检测。mNGS 技术的检测流程主要包括核酸提取、文库构建、高通量测序、信息分析等四个部分，该技术的优势在于能够分析全基因组序列、有效提高阳性检出率及分类分辨率、检测周期短等。然而，相比 PCR 及 16S/18S 核糖体 RNA 测序，该方法由于没有采用特定的引物及探针，因此针对性不强，但却具有另外两种测序技术不具备的探知新物种的能力。目前宏基因组测序已应用于临床寄生虫感染检测，能够在 1 ~ 3 天内同时实现包括血液、脑脊液、组织液、组织样本、呼吸道样本等多种样本中寄生虫的分析鉴定。

（7）靶向高通量测序（targeted next - generation sequencing，tNGS）　是将高通量测序和靶基因 PCR 扩增相结合发展起来的检测技术，利用多病原特异性引物进行扩增，或通过寡核苷酸探针与核酸杂交形成复合物，对特异性目标片段富集后再进行测序，可实现同时检测几十种甚至几百种寄生虫。tNGS 技术相较于 mNGS 技术，通过靶向扩增提高目标丰度，从而提高检测灵敏度，显著减少测序数据量，有效降低测序成本并缩短检测时间，使其近几年在精准医学方面成为 mNGS 的重要补充乃至替代方案。

在基础生物学研究中和其他的应用领域中，如诊断学、生物技术学、法医生物学和生物系统学，DNA 序列知识已成为不可缺少的知识。现代 DNA 测序技术能够满足对完整 DNA 序列测序的需求，包括人类、动物和植物等基因组的完整序列。

我国于 1994 年启动寄生虫基因组检测计划，迄今已完成对恶性疟原虫、日本血吸虫、克氏锥虫、布氏锥虫、利什曼原虫等寄生虫基因组测序工作。

（张　磊）

二、寄生虫标本的类别与技术操作

（一）标本类别与观察方法

寄生虫标本一般分为玻片标本（包括封片标本和染色标本）、瓶装标本、针插标本、活体标本和大体（病理）标本（福尔马林固定标本或浸制标本）5 类。在观察这 5 类标本时，应注意采用不同的观察方法进行学习。

1. 玻片标本　是利用不同的方法去封制体积较小的蠕虫卵、幼虫、成虫和原虫等制作而成，是寄生虫学实验学习要求观察和掌握的主要标本。

要求观察的方法如下：首先应注意玻片标本封装的标本是虫卵、虫体还是部分虫体等。其次应该区分标本是组织压片或病理切片等。另外，还应区分标本的正反面。对于较大的成虫或幼虫标本，需用放大镜或解剖显微镜进行观察。对于较小的成虫（如细粒棘球绦虫）或幼虫标本以及虫卵，需要在显微镜下进行观察，一般先在低倍镜下找到观察目标，并将其移至视野中央，然后依次转换高倍镜或在油镜下进行详细的观察。原虫体积较小，需要利用油镜进行观察。

不同种类的寄生虫标本因其厚薄、颜色深浅和虫体大小等方面不同，在观察这些玻片标本时，应随时注意调节显微镜的光线和不同的放大倍数，以求能清晰观察到标本的外部形态和内部结构。

观察显微镜下标本时，必须按照图 1－1 所标明的标本顺序观察法，仔细进行标本观察，避免遗漏而影响结果的准确性。

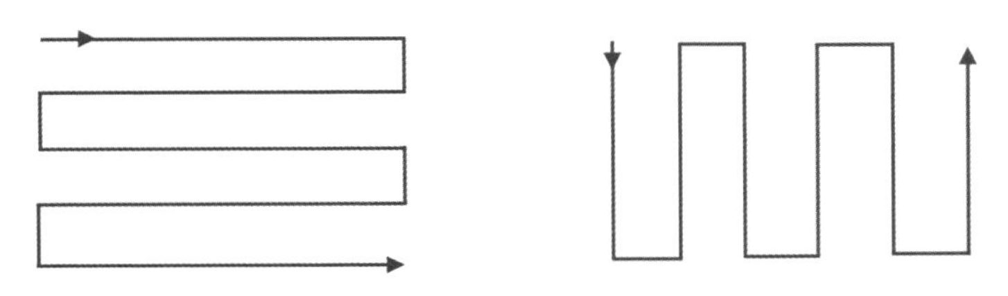

图 1－1　标本顺序观察法示意图

对教室内展示的示教标本，因老师已将标本展示在显微镜视野中央，同学在观察时，请勿随意移动玻片，以免影响其他同学观察学习。

2. 瓶装标本　为封装小型虫体、部分虫体或中间宿主用。这类标本主要观察要求：注意虫体形状、大小和颜色等，应与活体寄生虫标本相比较。

3. 针插标本　一般为昆虫标本，装在透明玻璃管中或平皿中。这类标本主要观察要求：需用肉眼或放大镜观察，了解这些昆虫的外部基本形态结构。

4. 活体标本　为实验室保存的活体寄生虫标本和昆虫标本。这类标本观察的主要内容：注意在活体状态下，虫体形状、大小、颜色和运动状态等，应与瓶装死亡固定以后的标本相比较。

5. 大体（病理）标本　主要为较大的寄生虫虫体、中间宿主和一些寄生虫所致患者或动物模型的病理标本。这些标本可用肉眼或用放大镜进行观察。观察这类标本时，首先要辨认是哪种寄生虫、生活史阶段和所影响的器官，然后仔细观察其形态、大小、颜色和结构，结合其致病与诊断特点，进行系统理论和实验的学习。如果是病理标本，应结合寄生虫的致病机制，仔细观察其所致病理改变的特征，并且与其他寄生虫所致疾病进行鉴别。

（二）实验技术操作

实验技术操作指寄生虫检验学实验过程中涉及的各种技术操作，包括对粪便、血液、体液等样本中寄生虫标本观察和活体动物各种寄生虫感染的检测方法等。这些检测方法要求学生掌握实验标本的采集、标本处理、标本染色、标本制作、标本检测和标本观察等方法，以及寄生虫阳性动物模型制作等技术。学生在实验过程中，必须按照实验指导和带教老师的要求，首先对实验设计的原理进行了解，然后熟悉每个实验环节。在操作的过程中，有目的地按要求认真进行操作。遇有不懂的问题及时请教老师或左右同学，所得实验结果需要仔细认真加以分析，最后做出结论。实验结束后，要按照要求及时认真地处理实验后所有的污物和废弃物，尤其要注意对传染性废弃物严格管理，避免实验过程中粪便、血液和其他体液对实验室与实验环境的污染。目前，各学校多媒体互动学习平台及视频教学应用非常广泛，有助于实验教学内容丰富多彩、图像生动活泼、信息量很大，可帮助同学拓展视野，教师和学生应充分利用这一宝贵教学资源进行教学和实验学习。

三、寄生虫学绘图方法

绘图在寄生虫学实验报告中是很重要的。对寄生虫标本绘图，需按照生物学绘图的原则，这是寄生虫学基本技能训练的内容之一。进行绘图前应多观察几个视野，寻找周围杂质少，能清晰地看到边界和内部结构，且结构特征明显的位置，如虫卵卵盖、棘状突起、卵内幼虫和细胞等。仔细观察，抓住标本的主要特征，再下笔描绘，力求做到真实准确。

一般是先用铅笔勾勒出虫卵或虫体的整体轮廓和内部重要结构的位置、相对大小和形态，然后反复观察，修订外形，再强化细节和结构层次。

特别注意以下几点。

1. 形态正确 反复观察、准确描绘标本的外部形态和内部结构，以取得较深印象。

2. 比例正确 借助显微镜标尺测量的尺寸描绘出标本的大小、长短和各器官的位置，尽量与实物相符合。

3. 倍数正确 用目镜的放大倍数乘以物镜的放大倍数，等于该显微镜的放大倍数。例如观察蛔虫虫卵，目镜为 10 ×，低倍物镜为 10 ×，那么蛔虫卵在低倍镜下的放大倍数为 10 ×10 =100 倍，即放大为 100 ×。高倍镜上刻有 40 ×，蛔虫卵在高倍镜下的放大倍数为 10 ×40 =400 倍。观察原虫标本需用油镜，油镜上刻有 100 ×，油镜下的放大倍数为 10 ×100 =1000 倍。

4. 色彩正确 绘蠕虫虫卵和虫体图一般用黑色铅笔，而且要求以线和点构成轮廓图，不得用涂抹阴影的方法作图。线条要光滑，无重叠现象，可以用单线或双线标注卵壳厚度。对某些原虫如疟原虫可以按染色标本的实际颜色作图。

5. 标字规格 每图各部分结构用铅笔标注时，必须由所欲标注各部分引出直线，将其名称注于线的末端，所画的线必须与绘图纸的上下边缘平行，字应横列，楷书。

四、光学显微镜的使用与维护

1. 光学显微镜的基本构造及功能 如图 1 –2 所示。

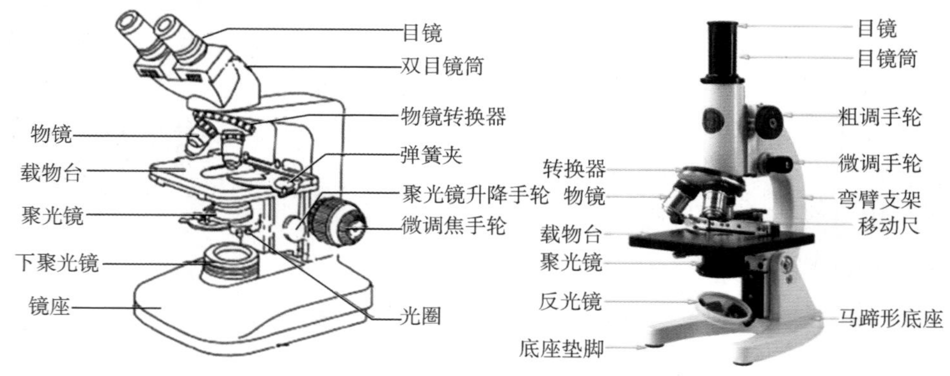

图 1 –2 光学显微镜的基本构造

（1）机械部分

1）镜筒　为安装在光镜最上方或镜臂前方的圆筒状结构，其上端装有目镜，下端与物镜转换器相连。根据镜筒的数目，光镜可分为单筒式或双筒式两类。单筒光镜又分为直立式和倾斜式两种。而双筒式光镜的镜筒均为倾斜的。镜筒直立式光镜的目镜与物镜的中心线互成45°，在其镜筒中装有能使光线折转45°的棱镜。

2）物镜转换器　又称物镜转换盘，是安装在镜筒下方的一圆盘状构造，可以按顺时针或逆时针方向自由旋转。其上均匀分布有3～4个圆孔，用以装载不同放大倍数的物镜。转动物镜转换盘可使不同的物镜到达工作位置（与光路合轴）。使用时注意凭手感使所需物镜准确到位。

3）镜臂　为支持镜筒和镜台的弯曲状构造，是取用显微镜时握拿的部位。镜筒直立式光镜在镜臂与其下方的镜柱之间有一倾斜关节，可使镜筒向后倾斜一定角度以方便观察，但使用时倾斜角度不应超过45°，否则显微镜则由于重心偏移容易翻倒。在使用临时装片时，千万不要倾斜镜臂，以免液体或染液流出，污染显微镜。

4）调焦器　也称调焦螺旋，为调节焦距的装置，位于镜臂的上端（镜筒直立式光镜）或下端（镜筒倾斜式光镜），分粗调螺旋（大螺旋）和细调螺旋（小螺旋）两种。粗调螺旋可使镜筒或载物台以较快速度或较大幅度的升降，能迅速调节好焦距使物像呈现在视野中，适于低倍镜观察时的调焦。而细调螺旋只能使镜筒或载物台缓慢或较小幅度的升降（升或降的距离不易被肉眼观察到），适用于高倍镜和油镜的聚焦或观察标本的不同层次，一般在粗调螺旋调焦的基础上再使用细调螺旋，精细调节焦距。

有些类型的光镜，粗调螺旋和细调螺旋重合在一起，安装在镜柱的两侧。左右侧粗调螺旋的内侧有一窄环，称为粗调松紧调节轮，其功能是调节粗调螺旋的松紧度（向外转偏松，向内转偏紧）。另外，在左侧粗调螺旋的内侧有一粗调限位环凸柄，当用粗调螺旋调准焦距后向上推紧该柄，可使粗调螺旋限位，此时镜台不能继续上升但细调螺旋仍可调节。

5）载物台　也称镜台，是位于物镜转换器下方的方形平台，是放置被观察的玻片标本的地方。平台的中央有一圆孔，称为通光孔，来自下方光线经此孔照射到标本上。

在载物台上通常装有标本移动器（也称标本推进器），移动器上安装的弹簧夹可用于固定玻片标本，另外，转动与移动器相连的两个螺旋可使玻片标本前后左右地移动，这样寻找物像时较为方便。

在标本移动器上一般还附有纵横游标尺，可以计算标本移动的距离和确定标本的位置。游标尺一般由主标尺（A）和副标尺（B）组成（图1－3）。副标尺的分度为主标尺的9/10。使用时先看到标尺的0点位置，再看主副标尺刻度线的重合点即可读出准确的数值。

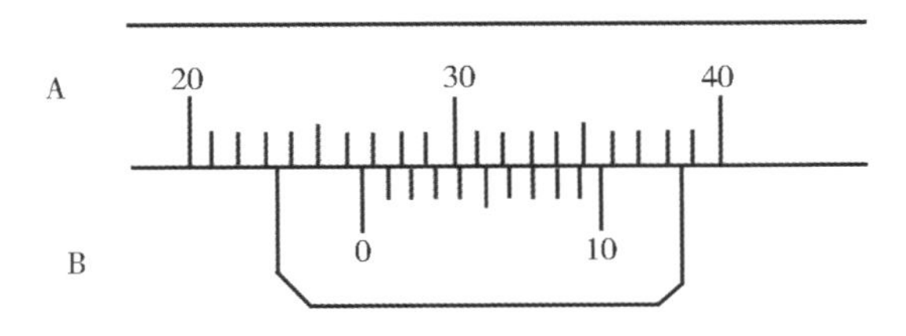

图1－3　游标尺的使用方法示意图

6）镜柱　镜臂与镜座相连的短柱。

7）镜座　位于显微镜最底部的构造，为整个显微镜的基座，用于支持和稳定镜体。有的显微镜在镜座内装有照明光源等构造。

（2）光学系统部分　光镜的光学系统主要包括物镜、目镜和照明装置（反光镜、聚光器和光圈等）。

1）目镜　又称接目镜，安装在镜筒的上端，起着将物镜所放大的物像进一步放大的作用。每个目镜一般由两个透镜组成，在上下两透镜（接目透镜和会聚透镜）之间装有能决定视野大小的金属光阑——视场光阑，此光阑的位置即物镜所放大实像的位置，故可将一小段头发黏附在光阑上作为指针，用以指示视野中的某一部分供他人观察。另外，还可在光阑的上面安装目镜测微尺。每台显微镜通常配置 2 ~3 个不同放大倍率的目镜，常见的有 5 × 、10 × 和 15 × （ × 表示放大倍数）的目镜，可根据不同的需要选择使用，最常使用的是 10 × 目镜。

2）物镜　也称接物镜，安装在物镜转换器上。每台光镜一般有 3 ~4 个不同放大倍率的物镜，每个物镜由数片凸透镜和凹透镜组合而成，是显微镜最主要的光学部件，决定着光镜分辨力的高低。常用物镜的放大倍数有 10 × 、40 × 和 100 × 等几种。一般将 8 × 或 10 × 的物镜称为低倍镜（将 5 × 以下的叫作放大镜）；将 40 × 或 45 × 的称为高倍镜；将 90 × 或 100 × 的称为油镜（这种镜头在使用时需浸在镜油中）。在每个物镜上通常都刻有能反映其主要性能的参数，主要有放大倍数和数值孔径（如 10/0. 25、40/0. 65 和 100/1. 25），该物镜所要求的镜筒长度和标本上的盖玻片厚度（160/0. 17，单位 mm）等，另外，在油镜上还常标有“油”或“oil”的字样。

油镜在使用时需要用香柏油或石蜡油作为介质，这是因为油镜的透镜和镜孔较小，而光线要通过载玻片和空气才能进入物镜中，玻璃与空气的折光率不同，使部分光线产生折射而损失掉，导致进入物镜的光线减少，而使视野暗淡，物像不清。在玻片标本和油镜之间填充折射率与玻璃近似的香柏油或石蜡油时（玻璃、香柏油和石蜡油的折射率分别为 1. 52、1. 51、1. 46，空气为 1），可减少光线的折射，使物镜纳入更多光线增加视野亮度，提高分辨率。物镜分辨力大小取决于物镜的数值孔径（numerial aperture，NA），NA 又称为镜口率，介质折射率越高数值孔径越大，其数值越大，分辨力越高。

不同的物镜有不同的工作距离（图 1 －4，表 1 －1）。所谓工作距离，是指显微镜处于工作状态（焦距调好、物像清晰）时，物镜最下端与盖玻片上表面之间的距离。物镜的放大倍数与其工作距离成反比。当低倍镜被调节到工作距离后，可直接转换高倍镜或油镜，只需要用细调螺旋稍加调节焦距便可见到清晰的物像，这种情况称为同高调焦。

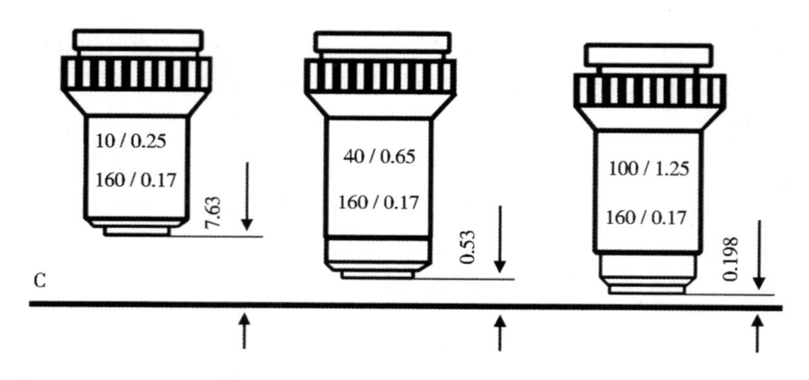

图 1 －4　物镜的性能参数及工作距离

图 1 －4 中，C 线为盖玻片的上表面，10 × 物镜的工作距离为 7. 63mm；40 × 物镜的工作距离为 0. 53mm；40 × 物镜的工作距离为 0. 198mm；10/0. 25、40/0. 65 和 100/1. 25 表示镜头的放大倍数和数字孔径。160/0. 17 表示显微镜的机械镜筒长度（标本至目镜的距离）和盖玻片的厚度。即镜筒长度为 160mm，盖玻片厚度为 0. 17mm。

表 1 －1　标准物镜的性质

放大倍数	数值孔径	工作距离/mm
10	0. 20	6. 5
20	0. 50	2. 0
30	0. 65	0. 6
40	1. 25	0. 2

不同放大倍数的物镜也可从外形上加以区别，一般来说，物镜的长度与放大倍数成正比，低倍镜越短，油镜越长，而高倍镜的长度介于两者之间。

3）聚光器 位于载物台的通光孔的下方，由聚光镜和光圈构成，其主要功能是光线集中到所要观察的标本上。聚光镜由2～3个透镜组合而成，其作用相当于一个凸透镜，可将光线汇集成束。在聚光器的左下方有一调节螺旋可使其上升或下降，从而调节光线的强弱，升高聚光器可使光线增强，反之则光线变弱。

4）光圈 也称为彩虹阑或孔径光阑，位于聚光器的下端，是一种能控制进入聚光器的光束大小的可变光阑。它由十几张金属薄片组合排列而成，其外侧有一小柄，可使光圈的孔径开大或缩小，以调节光线的强弱。在光圈的下方常装有滤光片框，可放置不同颜色的滤光片。

5）反光镜 位于聚光镜的下方，可向各方向转动，能将来自不同方向的光线反射到聚光器中。反光镜有两个面，一面为平面镜，另一面为凹面镜，凹面镜有聚光作用，适于较弱光和散射光下使用，光线较强时则选用平面镜（现在新型的光学显微镜一般都自带LED光源或卤素等光源，而没有反光镜；有的两者都配置）。

2. 光学显微镜的使用方法

微课/视频3

（1）准备 将显微镜小心地从镜箱中取出（移动显微镜时应以右手握住镜臂，左手托住镜座），放置在实验台的偏左侧，以镜座的后端离实验台边缘6～10cm为宜。首先检查显微镜的各个部件是否完整和正常。如果是镜筒直立式光镜，可使镜筒倾斜一定角度（一般不应超过45°），以方便观察（观察临时装片时禁止倾斜镜臂）。

（2）低倍镜的使用方法

1）对光 打开实验台上的工作灯（如果是自带光源显微镜，这时应该打开显微镜上的电源开关），转动粗调螺旋，使镜筒略升高（或使载物台下降），调节物镜转换器，使低倍镜转到工作状态（对准通光孔），当镜头完全到位时，可听到轻微的扣碰声。打开光圈并使聚光器上升到适当位置（以聚光镜上端透镜平面稍低于载物台平面的高度为宜）。然后用左眼向着目镜内观察（注意两眼应同时睁开），同时调节反光镜的方向（自带光源显微镜，调节亮度旋钮），使视野内的光线均匀、亮度适中。

2）放置玻片标本 将玻片标本放置到载物台上用标本移动器上的弹簧夹固定好（注意：使有盖玻片或有标本的一面朝上），然后转动标本移动器的螺旋，使需要观察的标本部位对准通光孔的中央。

3）调节焦距 用眼睛从侧面注视低倍镜，同时用粗调螺旋使镜头下降（或载物台上升），直至低倍镜头距玻片标本的距离小于0.6cm（注意操作时必须从侧面注视镜头与玻片的距离，以避免镜头碰破玻片）。然后在目镜上观察，同时慢慢转动粗调螺旋使镜筒上升（或使载物台下降），直至视野中出现物像为止，再转动细调螺旋，使视野中的物像最清晰。

如果需要观察的物像不在视野中央，甚至不在视野内，可用标本移动器前后、左右移动标本的位置，使物像进入视野并移至中央。在调焦时如果镜头与玻片标本的距离已超过1cm还未见到物像时，应严格按上述步骤重新操作。

（3）高倍镜的使用方法 在使用高倍镜观察标本前，应先用低倍镜寻找到需观察的物像，并将其移至视野中央，同时调准焦距，使被观察的物像最清晰。转动物镜转换器，直接使高倍镜转到工作状态（对准通光孔），此时，视野中一般可见到不太清晰的物像，只需调节细调焦螺旋，一般都可使物像清晰。在从低倍镜准焦的状态下直接转换到高倍镜时，有时会发生高倍物镜碰擦玻片而不能转换到位的情况（这种情况主要是高倍镜、低倍镜不配套，即不是同一型号的显微镜上的镜头；另一种原因是部分玻片过厚），此时不能硬转，应检查玻片是否放反、低倍镜的焦距是否调好以及物镜是否松动等情况后重新操作。如果调整后仍不能转换，则应将镜筒升高（或使载物台下降）后再转换，然后在眼睛的注视下使高倍镜贴近盖玻片，再一边观察目镜视野，一边用粗调螺旋使镜头极其缓慢地上升（或载物台下降），看到物像后再用细调螺旋准焦。

由于制造工艺上的原因，许多显微镜的低倍镜视野中心与高倍镜的视野中心往往存在一定的偏差（低倍镜与高倍镜的光轴不在一条直线上），因此，在从低倍镜转换高倍镜观察标本时，常会给观察者迅速寻找标本造成一定困难。为了避免这种情况的出现，帮助观察者在高倍镜下能较快找到所需放大部分的物像，可事先利用羊毛交叉装片标本来测定所用光镜的偏心情况，并绘图记录制成偏心图。具体操作步骤如下：①用在高倍镜下找到羊毛交叉点并将其移至视野中心；②换低倍镜观察羊毛交叉点是否还位于视野中央，如果偏离视野中央，其所在的位置就是偏心位置；③将前面两个步骤反复操作几次，以找出准确的偏心位置，并绘出偏心图。当光镜的偏心点找出之后，在使用该显微镜的高倍镜观察标本时，事先可在低倍镜下将需进一步放大的部位移至偏心位置处，再转换高倍镜观察时，所需的观察目标就正好在视野中央。

（4）油镜的使用方法　用高倍镜找到所需观察的标本物像，并将需要进一步放大的部分移至视野中央。将聚光器升至最高位置并将光圈开至最大（因油镜所需光线较强）。转动物镜转换盘，移开高倍镜，往玻片标本上需观察的部位（载玻片的正面，相当于通光孔的位置）滴一滴香柏油（折光率1.51）或石蜡油（折光率1.47）作为介质，然后在眼睛的注视下，使油镜转至工作状态。此时油镜的下端镜面一般应正好浸在油滴中。左眼注视目镜中，同时小心而缓慢地转动细调螺旋（注意：这时只能使用微调节螺旋，千万不要使用粗调节螺旋）使镜头微微上升（或使载物台下降），直至视野中出现清晰的物像。操作时不要反方向转动细调节螺旋，以免镜头下降压碎标本或损坏镜头。

油镜使用完后，必须及时将镜头上的油擦拭干净。操作时先将油镜升高1cm，并将其转离通光孔，先用干擦镜纸揩擦一次，把大部分的油去掉，再用沾有少许清洁剂或二甲苯的擦镜纸擦一次，最后再用干擦镜纸揩擦一次。置于玻片标本上的油，如果是有盖玻片的永久制片，可直接用上述方法擦干净；如果是无盖玻片的标本，则盖玻片上的油可用拉纸法揩擦，即先把一小张擦镜纸盖在油滴上，再往纸上滴几滴清洁剂或二甲苯。趁湿将纸往外拉，如此反复几次即可干净。

3. 使用显微镜应注意的事项

（1）取用显微镜时，应一手紧握镜臂，一手托住镜座，不要用单手提拿，以避免目镜或其他零部件滑落。

（2）自带光源显微镜，先要检查电源线插头与显微镜的接口有没有插紧。调光开关应从小到大调节光的强度，应同时调节聚光镜，达到合适的光强度，应注意避免光源长时间处于最大强度，从而缩短使用寿命。使用结束前，要把光亮度调到最小位置。

（3）在使用镜筒直立式显微镜时，镜筒倾斜的角度不能超过45°，以免重心后移使显微镜倾倒。在观察带有液体的临时装片时，不要使用倾斜关节，以避免由于载物台的倾斜而使液体流到显微镜上。

（4）不可随意拆卸显微镜上的零部件，以免发生丢失损坏或使灰尘落入显微镜的内部。

（5）显微镜的光学部件不可用纱布、手帕、普通纸张或手指揩擦，以免磨损镜面，需要时只能用擦镜纸轻轻擦拭。机械部分可用纱布等擦拭。

（6）在任何时候，特别是使用高倍镜或油镜时，都不要一边在目镜中观察，一边下降镜筒（或上升载物台），以避免镜头与玻片相撞，损坏镜头或玻片标本。

（7）显微镜使用完后应及时复原。先升高镜筒（或下降载物台），取下玻片标本，使物镜转离通光孔。如镜筒、载物台是倾斜的，应恢复直立或水平状态。然后下降镜筒（或上升载物台），使物镜与载物台相接近。垂直反光镜，下降聚光器，关小光圈，最后放回镜箱中锁好，油镜使用完毕后应及时使用擦镜纸蘸取二甲苯或酒精清洁物镜。

（8）在利用显微镜观察标本时，要养成两眼同时睁开、双手并用（左手操纵调焦螺旋，右手操纵标本移动器）的习惯，必要时应一边观察一边计数或绘图记录。

4. 显微镜的维护

（1）经常性的维护　①防潮：要选择干燥的房间存放显微镜，存放地点也应离墙、离地、远离湿源，显微镜箱内应放置1～2袋硅胶作干燥剂，并经常对硅胶进行烘烤，在其颜色变粉红后，应及时烘烤，烘烤后再继续使用。②防尘。③防腐蚀：显微镜不能和具有腐蚀性的化学试剂放在一起，如硫酸、盐酸、强碱等。④防热：防热的目的主要是避免热胀冷缩引起镜片的开胶与脱落。

（2）光学系统的擦拭　平时对显微镜的各光学部分的表面，用干净的毛笔清扫或用擦镜纸擦拭干净即可。如果镜片上存在抹不掉的污物、油渍或手指印时，镜片生霉、生雾以及长期停用后复用时，都需要先进行擦拭再使用。

1）擦拭范围　目镜和聚光镜允许拆开擦拭。物镜因结构复杂，装配时又要专门的仪器来校正才能恢复原有的精度，故严禁拆开擦拭。

2）拆卸目镜和聚光镜时的注意事项　①小心谨慎；②拆卸时，要标记各元件的相对位置（可在外壳上划线做标记）、相对顺序和镜片的正反面，以防重装时弄错；③操作环境应保持清洁、干燥。拆卸目镜时，只要从两端旋出上下两块透镜即可。目镜内的视场光阑不能移动。否则，会使视场界线模糊。聚光镜旋开后严禁进一步分解其上透镜。因其上透镜是油浸的，出厂时经过良好的密封，再分解会破坏它的密封性能而损坏。

3）擦拭方法　先用干净的毛笔或吹风球除去镜片表面的灰尘。然后用干净的绒布从镜片中心开始向边缘做螺旋形单向运动。擦完一次把绒布换一个地方再擦，直至擦净为止。如果镜片上有油渍、污物或指印等擦不掉时，可用柳枝条裹上脱脂棉，蘸少量乙醇和乙醚混合液（乙醇80%，乙醚20%）擦拭。如果有较重的霉点或霉斑无法除去时，可用棉签蘸水润湿后蘸上碳酸钙粉（含量为99%以上）进行擦拭。擦拭后，应将粉末清除干净。镜片是否擦净，可用镜片上的反射光线进行观察检查。要注意的是，擦拭前一定要将灰尘除净。否则，灰尘中的砂粒会将镜面划起沟纹。不准用毛巾、手帕、衣服等去擦拭镜片。乙醇乙醚混合液不可用得太多，以免液体进入镜片的粘接部使镜片脱胶。镜片表面有一层紫蓝色的透光膜，注意不要误作污物将其擦去。

（3）机械部分的擦拭　表面涂漆部分，可用布擦拭。但不能使用酒精、乙醚等有机溶剂擦，以免脱漆。没有涂漆的部分若有锈，可用布蘸汽油擦去。擦净后重新上好防护油脂即可。

（孙　希）

五、寄生虫图像采集分析诊断系统研发与应用（以粪便分析仪为例）

微课/视频4

对于寄生虫感染（病）的诊断，病原学诊断方法是首选，也是确诊的依据。在送检的标本中，采用适合的检查方法找到寄生虫任何的寄生阶段都可确诊。近年来，AI智能技术、高清摄像内镜、体视显微镜等的广泛应用，使寄生虫图像采集分析成为寄生虫感染诊断的重要手段。比如基于机器视觉和深度学习等多种专利技术的自动粪便处理分析仪，已成为肠道寄生虫/卵检查的主要方式，在各级医疗卫生机构广泛应用；基于人工智能DeepCell、卷积神经网络技术的阴道分析物检测仪，也已成为阴道毛滴虫检查的先进手段；带有染片和阅片功能的血细胞分析仪，在血液中疟原虫等的检查中也得到不同范围的应用。

以下以自动粪便分析仪为例，简要介绍粪便自动分析仪的图像采集分析系统在肠道寄生虫病原学检查应用的原理、基本结构和工作流程、临床应用进展和展望。

（一）检测原理

模拟手工方法对标本进行前处理（稀释、混匀、过滤、充池），通过 CMOS 相机对显微镜下的寄生虫/卵进行数码图像采集和传输，利用基于人工智能机器视觉技术的自动图像识别分析系统，初筛出有临床意义的寄生虫/卵，经人工审核确认后报告。

1. 标本制备方式 采集到的粪便标本上机后，自动进行标本处理（一般包含样本稀释、混匀、过滤等），制备成混悬液，然后取适量混悬液进行充池或涂片。待测混悬液多采用流动计数池进行充池，也有采用玻片和一次性计数板进行涂片。

2. 扫描采图技术 仪器配套显微镜自动对待测样本进行城垛式扫描和多层调焦扫描，CMOS 相机自动拍照，获得多达数百张图像上传到图像识别分析软件。

3. 形态识别技术 通过基于机器视觉和卷积神经网络深度学习模型等 AI 原理的识别分析软件进行有形成分的识别并标注，做出初步判断。检验医生通过多层图片预览等方式对仪器标注的有形成分进行审核确认，必要时采用手工涂片、染色等方式进行二次确认。

（二）基本结构和工作流程

1. 自动粪便分析仪的基本结构和功能 各种类型的自动粪便分析仪的工作原理和功能不尽相同，结构也可能存在差异。一般由样本处理系统、理学及有形成分镜检系统、POCT 项目检测系统和计算机控制系统等组成。其中，用于寄生虫/卵检查的功能模块主要包括标本前处理模块、显微摄像模块、自动识别分析模块和数据管理模块组成。图 1－5 为某主流仪器的构造（不含计算机）。

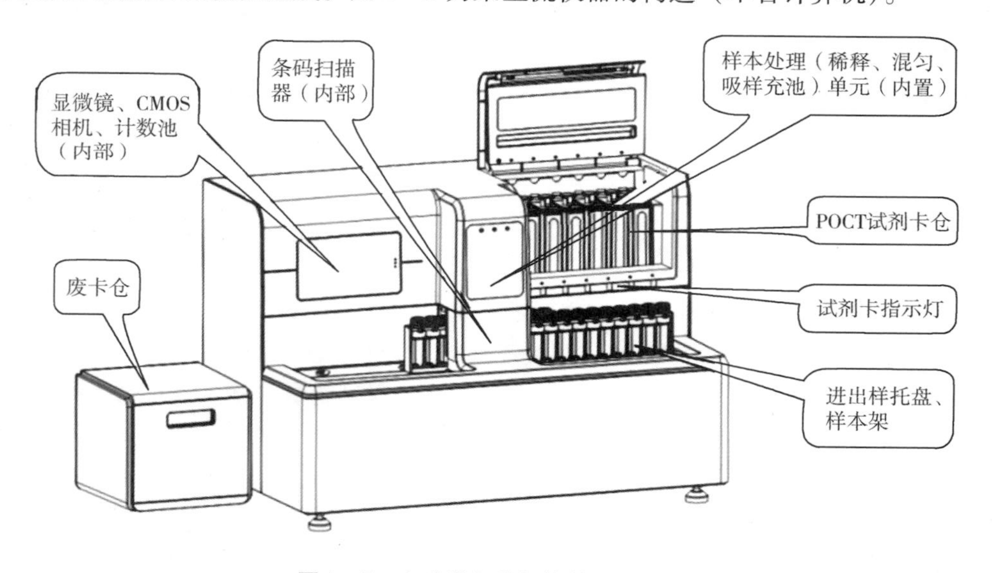

图 1－5 自动粪便分析仪基本结构图

（1）标本前处理模块 标本处理的目的是将固态粪便标本处理成混悬液状态，以满足后续检测的需要。一般包含加稀释液、标本混匀和过滤混匀三个步骤。不同厂家的标本处理技术和方式不尽相同。

1）样本采集管 为用于粪便标本采集所用的器具，考虑到自动化设计的需要，各厂家的样本采集管为配合样本稀释、混匀功能的实现，也将部分设计体现在样本采集管上，比如有些样本混匀方式为机械搅拌式混匀，就将采样勺设计成齿轮状；有些混匀方式为气动混匀，就在采集管上设计气道；有些样本采集管上还带有过滤装置（如纱布过滤网、尼龙过滤网、不锈钢过滤网）。根据采样方式不同，可分为螺纹采样和管勺采样（图 1－6）。

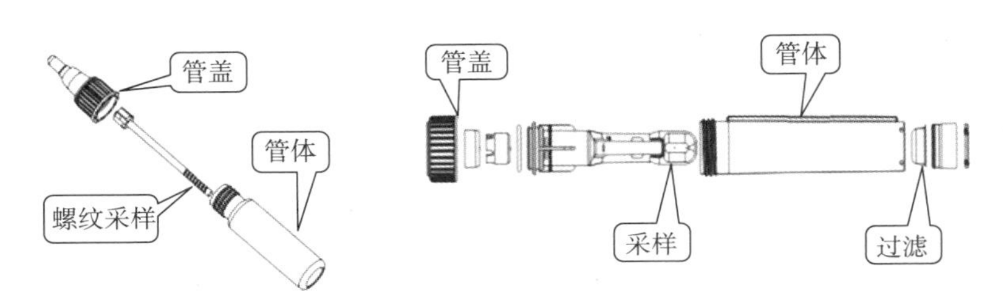

图 1－6　粪便样本采集管的基本结构

2）条码扫描器　用于对样本标识上的条码信息进行扫描，以快速获取患者或标本基本信息。

3）样本稀释　混匀单元：样本稀释和混匀的效果直接决定后续镜检的结果，并可能影响最终的检出率和准确性。样本稀释，通常由仪器自动加入稀释液，稀释液的量可调整。样本混匀常见有机械搅拌混匀、正反向旋转混匀、气泡混匀等方式，老款仪器还可能是在机外手动混匀。

4）样本过滤装置　粪便标本过滤的目的是去除粪便中较粗的食物残渣，以提升粪渣对显微镜视野的整洁度，避免和减少干扰。目前常见的过滤材质包括纱布过滤网、尼龙过滤网、不锈钢过滤网。

5）样本充池或制片单元　制备好的悬浊液标本一般充入流动计数池或一次性计数板中，就可以在显微镜下进行扫描拍照（图 1－7）。

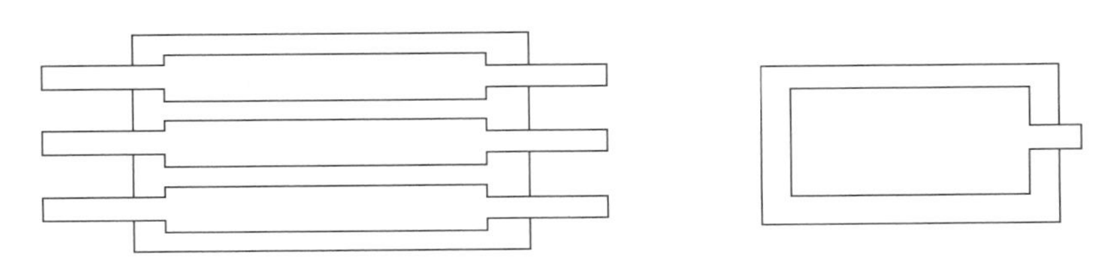

图 1－7　流动计数池（左）和一次性计数板（右）结构示意图

（2）显微摄像模块　由显微镜控制处理单元、显微镜、CMOS 相机或 CCD 相机、电机等组成。显微镜对计数池中的有形成分进行显微放大，CMOS 相机或 CCD 相机接到分析处理器发出的同步摄像指令后，对分布在视域内的样本摄取多达几百张图像，然后发送给分析处理模块进行分析处理（图 1－8）。

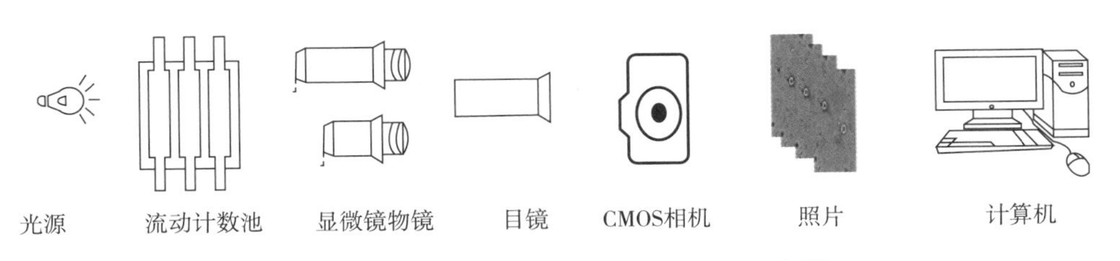

图 1－8　粪便寄生虫检查数码识别流程示意图

1）显微镜控制处理单元　是显微镜系统的控制处理中心，当处理分析的指令发出后，控制安装在显微镜上的电机，电机带动传动机构，实现显微镜的载物台或物镜的快速有序移动、焦距调节、高低倍物镜切换等动作。

显微镜基本构造和功能等与前文所述光学显微镜相似，此处不再赘述。但自动粪便分析仪的显微镜提升了自动化程度，增加了自动扫描、自动调焦并拍照、自动高低倍镜转换等功能，且连接 CMOS 数码相机和数据传输器。

2）CMOS 相机或 CCD 相机　是粪便寄生虫/卵自动识别的基础，类似于人的眼睛。它在控制处理单元的指令下，可在 1 分钟内对所移动过的低倍视野，进行多达几百张快速而高清的数字图像拍摄、并传输和存储到识别分析模块。

（3）数字图像识别分析模块　其作用就是一个对显微摄像模块传输过来的数字图像进行分析处理并实现对粪便有形成分的识别。其体现形式就是一款软件。不同品牌仪器的识别算法和效果不尽相同，就目前而言，数字图像主要依靠 OTSU 分割算法、HOG 特征算子、图像卷积特征和神经网络分类算法等 AI 技术对有形成分进行检测识别。相关原理逻辑如图 1－9 所示。

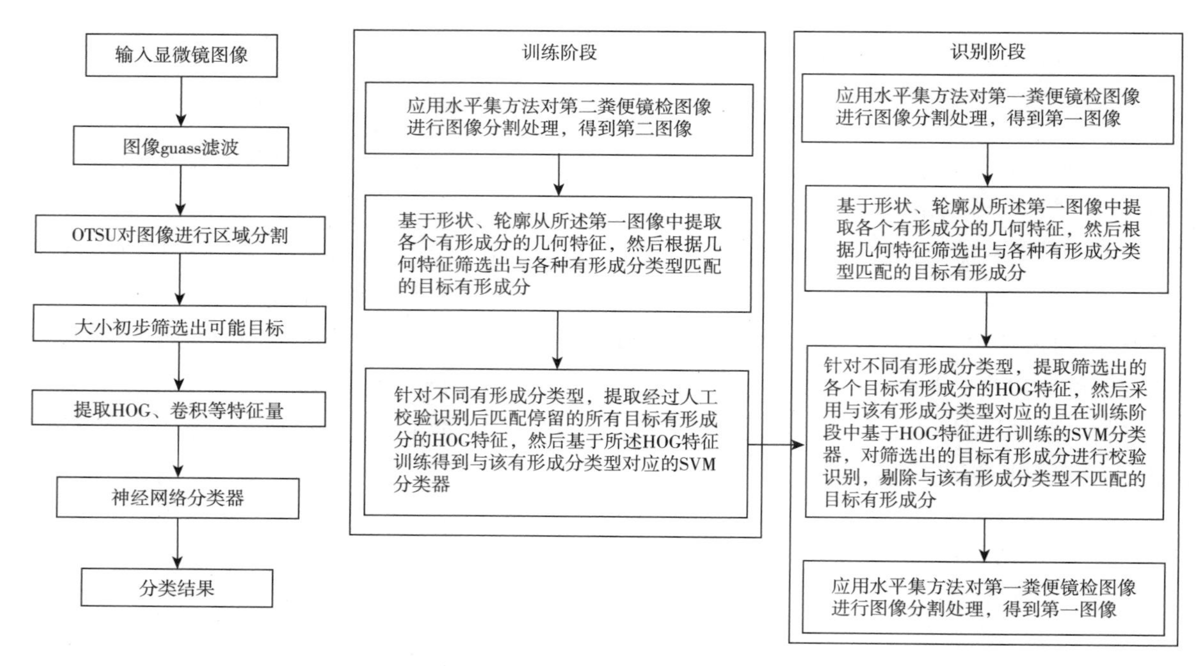

图 1－9　显微镜图像的识别逻辑图和训练识别框图

（4）数据管理模块　是一套控制仪器和计算机的分析处理软件，前述的数字图像识别分析模块也嵌于该软件中，实现仪器自动化控制、数字图像分析处理、资料查询与报告打印等功能。

2. 自动粪便分析仪的工作流程和使用方法　不同厂家自动粪便分析仪的临床应用可能不尽相同，以下介绍一款主流仪器在寄生虫检查诊断的流程（图 1－10）。

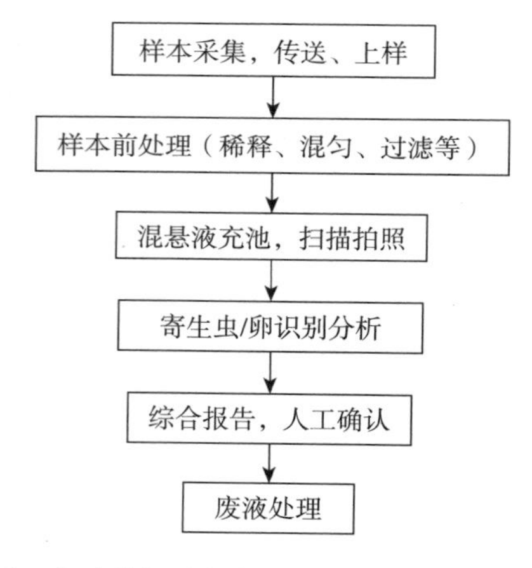

图 1－10　自动粪便分析仪用于寄生虫检查的工作流程

（1）开机前准备　开机前需检查电源和数据线、仪器状态和相关耗材准备情况。

1）电源　检查仪器背面的电源线是否正确连接。外部电源是否正常工作。

2）仪器　确保仪器进出样托盘、废卡出口等区域无障碍物。外置显示器的视频线、电源线及仪器与控制电脑的通讯线、打印机（如需）已正确连接，鼠标和键盘线已正确连接。

3）耗材　确保样本稀释液、冲洗液充足，废液桶清空。

当冲洗液不足时，系统软件在耗材管理页面将进行报警，并且系统测试将会自动暂停。正常情况下可随时更换冲洗液，更换完成后在耗材管理页面点击冲洗液的更新按钮即可。

当样本稀释液不足时，系统软件在耗材管理页面将进行报警，并且系统测试将自动暂停。正常情况下可随时更换样本稀释液，更换完成后在耗材管理页面点击样本稀释液的更新按钮即可。

软件的“耗材管理”模块会显示液体废物的状态。当液体废物满时，仪器会暂停运行流程并报警提示，为了不影响流程的正常运行，请及时清空液体废物。清理液体废物时，首先准备好废液桶，然后拧下在机废液桶盖更换到准备好的废液桶上，在软件耗材管理页面点击液体废物的更新按钮，最后处理掉更换下的废液桶中的液体废物即可。

（2）开机流程　打开仪器电源，启动控制电脑，等待系统软件启动。在系统软件启动后，登入账户，等待系统自检完成。

开机后应确认仪器状态指标灯是否正常。

正常开启仪器并联机，仪器会提示即将开始初始化，并提示清除托盘的采集管架等异物。清除推盘异物后点击确定按钮，仪器进行自动自检的仪器初始化，无须人工干预，完成后仪器自动进入就绪状态。

开机后系统经过自检且无警告或故障信息即可进行样本检测。如有警告信息应及时处理。

（3）样本准备　标本接收时应核对患者信息、标本种类和送检时间等，并检查标本质量。特别提醒：肉眼可见的大型蠕虫（如绦虫节片、蛔虫、蛲虫等）或蝇蛆，应直接用镊子或竹签挑出置大平皿内，清水洗净后置生理盐水中观察确认。对于送检过程中出现溢洒、超过规定送检时间、患者信息难以识别、采集管中有污染物、标本量不符合要求等的标本，应按不合格标本处理。

如仪器可联机到医院 LIS 系统或 HIS 系统，样本可通过扫描条码自动上传患者住院号、姓名、年龄、临床诊断等信息。

如医院未设 LIS 系统或 HIS 系统，则需在仪器上手工录入信息患者信息。

（4）样本前处理　仪器自动加注样本稀释液、自动混匀、自动过滤样本中大的杂质、自动回收有形成分，形成混悬液。

（5）混悬液充池、扫描拍照　仪器吸样针吸取上述制备的混悬液，充入位置于显微镜下方的计数池中。沉降一定时间后，显微镜控制处理单元控制安装在显微镜上的电机，电机带动传动机构，实现显微镜的载物台调节、焦距调节、低倍镜全池扫描、高低倍物镜切换等动作。

显微镜对计数池或计数板中的有形成分进行显微放大，CMOS 相机或 CCD 相机接到分析处理器发出的同步摄像指令后，相机对分布在视域内的样品摄取多幅图像，然后发送给图像识别分析软件进行分析处理。

（6）寄生虫/卵识别分析和报告　仪器图像识别分析软件对上传的图像进行综合分析统计，并输出分析结果，体现在软件操作界面的图像标注和结果报告建议中。

仪器操作人员通过图像审核等方式进行确认，当前情况下不能确认的标本，可通过重测、人工镜检或特殊染色等方式进行复检。寄生虫/卵的复检还可包括浮聚法、沉淀法、钩蚴培养法、连续检测法等。

经过审核和（或）复检的结果可打印报告，或提交报告至科室或医院 LIS 管理系统。

自动粪便处理分析仪可检测项目的寄生虫/卵（图 1－11），一般包括肝吸虫卵、钩虫卵、蛔虫卵、鞭虫卵、蛲虫卵、带绦虫卵、粪类圆线虫、人芽囊原虫、蓝氏贾第鞭毛虫滋养体和包囊、阿米巴滋养体和包囊等。

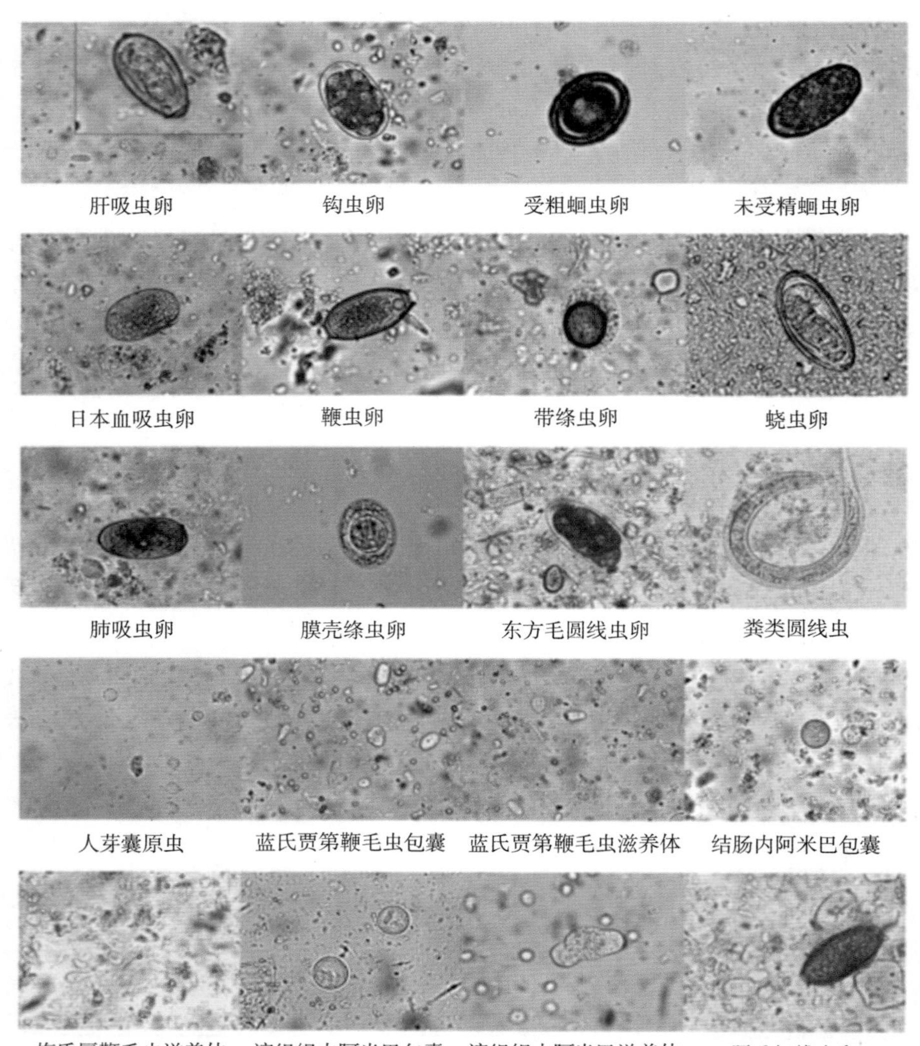

注：以上图例无尺寸可比性。

图 1－11　自动粪便分析仪实拍的寄生虫和虫卵图片

（7）关机流程　关机前必须先停止系统工作，系统停止工作后方可在系统软件进行关机，根据软件提示进行相关操作，完成后系统软件会自动退出并关闭操作系统，最后关闭仪器电源即可。

如需频繁使用该仪器，可不对仪器执行关机动作，但为延长显微镜光源的寿命，可让仪器处于待机状态。待机状态为仪器总电源不关闭，但显微镜光源电源处于关闭状态。处于待机状态的仪器重新运行的时候显微镜光源开启，不需执行自检流程可直接进行样本测试。

（8）废弃物处理　在仪器操作过程中，将会接触到一些具有潜在传染性的材料。应按照正确的实验室规程处理和处置这些具有生物学危险的材料。处理过程中佩戴手套和口罩，对手、眼睛和面部必须采取适当的防护。

仪器操作过程中产生的液体废物、固体废物属于感染性废物，应按照相应的法律法规进行处理。

3. 自动粪便分析仪在寄生虫检查诊断中的注意事项

（1）由于不同品牌仪器的标本处理原理、AI 识别算法的差异和数据库的丰富程度各不相同，目前的自动粪便分析仪还不能完全替代人工镜检，在使用过程中仍需进行人工确认；尤其是需要与食物残渣、植物花粉等区分鉴别。

（2）由于粪便标本的非均一性、寄生虫卵的间歇性排出、标本采样的规范性与否，均影响寄生虫/卵的检出，未检出寄生虫/卵并不能完全排除寄生虫感染的可能性，如遇可疑，应采取多次或多天采样检查的方式，以提升阳性检出，必要时采取其他方法进行检验。

（3）虽然采用自动粪便分析仪可以做到全程封闭，大大提升了生物安全防护水平，但实验操作过程中仍需注意做好防护，实验过程产生的废弃物需按感染性废物管理，交医用垃圾站集中收集和处置。

（4）目前主流自动粪便分析仪均未考虑大型寄生虫体（如蛔虫成虫、绦虫节片、蛲虫成虫等），因此如怀疑这些寄生虫感染时，应采取手工操作方式检验。

4. 自动粪便分析仪的维护 为确保仪器工作状态和性能，需注意根据厂家提供的说明书或技术资料进行正规的维护保养，不同厂家自动粪便分析仪的维护保养程序不尽相同。仪器的维护保养需要操作人员和服务工程师共同参与。主要包括预防性维护保养、常规维护保养、常见故障排除等。

（1）预防性维护保养 根据科室工作量和包装规格，适时更换检测试剂、样本稀释液、冲洗液、清洗液等。部分零部件（如硅胶管、显微镜光源等）存在使用期限，需定期更换；部分零部件可能为易损件或功能失效的可能需不定期检查，当影响仪器运行或检测结果时应及时处理或更换。样本计数池如遇不正常操作可能会破损，也可能被堵塞或积累结晶，遇有工作不正常时应及时清洁或更换。

（2）常规维护保养 平时应对设备的外壳、进出样托盘、卡仓和机内显微镜等机构，用干净的无尘布蘸取医用酒精清洁或直接清洁。每日或按要求先使用冲洗液进行液路冲洗，然后用稀释液进行液路润洗，如出现液路堵塞或计数池污渍影响检测时，还需使用浓缩清洗液进行深度清洁，再用冲洗液进行冲洗。如仪器每日均需使用，在当日工作完成后应执行液路填充以避免结晶形成，如仪器较长时间不用，需要封存时，需对液路先用清洗液冲洗干净，再用去离子水冲洗，后进行液路排空，以避免形成结晶或长出霉菌。

（3）常见故障排除 应严格按照说明书要求操作，如遇故障，应参考说明书执行故障排除，必要时邀请厂家技术工程师进行故障处理。

（三）自动粪便分析仪在寄生虫和虫卵检测的临床应用

粪便寄生虫/卵检查是临床检验的常规检查项目，传统的检查方法是生理盐水涂片法，通过对粪便标本混悬液涂片进行显微镜镜检，该方法操作简便，判断直观可靠。但生理盐水涂片法存在其无法克服的缺陷，如标本用量少和扫描视野数有限等造成的假阴性、不同操作者之间的判断误差、检测速度慢、工作环境差等。为了减少非均相粪便标本的随机性，提升阳性检出，临床上对疑似寄生虫感染的标本也常采用标本用量更多、准确性更高的检查方法，比如改良加藤法、醛醚离心沉淀法等，但这些方法操作流程相对复杂，检测效率较低，并没有常规开展。自动粪便分析仪则通过自动化的标本前处理功能、基于机器视觉和卷积神经网络模型等 AI 原理和深度学习功能的识别软件进行有形成分的识别并标注，经人工确认后即可报告。自动粪便分析仪具有标本处理规范、检测速度快、操作简单、标本检测用量多、扫描视野数多、批量检测、结果可存储等优点，实现了粪便有形成分检测的自动化、标准化，大大提升了粪便有形成分的检出率，提升了工作效率。因此近年来受到大家的欢迎，已广泛应用于各级医疗卫生机构，尤其是标本量相对较多的二、三级医院。

常用寄生虫/卵检查方法见表 1－2。

表 1-2　常用寄生虫/卵检查方法的比较

对比参数	生理盐水直接涂片法	改良加藤法	醛醚离心沉淀法	自动分析法（+人工审核）
粪便标本用量	0.05～0.2g	0.05～0.3g	1～2g	0.5～1g
技术	手工	手工	手工	自动
流程简单化	不太复杂	复杂	复杂	不太复杂
检测时间	2 分钟/样本	8～10 分钟/样本	8～10 分钟/样本	<2 分钟/样本
寄生虫观察时间	2～5 分钟	3～5 分钟	3～5 分钟	1～2 分钟
寄生虫观察工具	显微镜	显微镜	显微镜	高分辨率图像
是否需要经验丰富的技术人员	必需	必需	必需	必需
结果记录与存储	不能	不能	不能	能
生物防护水平	低	低	低	较高或高
工作环境	差，有异味	差，有异味	差，有异味	较好，无异味

六、自动粪便处理分析仪在寄生虫检查诊断中的回顾与展望

因粪便标本的特殊性，开发粪便自动化检测仪器受到了制约，发展缓慢。1998 年，美国 DiaSys Corporation 公司推出了 DiaSys FE-2 粪便分析工作站，是目前已知第一款半自动粪便分析仪，主要用于粪便中肠道寄生虫的筛查，其基本原理就是采用醛醚沉淀法（需手工操作），获得的样本充入流动计数池内，由拍摄系统进行成像，由人工在屏幕上完成图像审核后发出报告。这个系统对粪便显微镜检查的最初实现自动化，起到了引领作用，但因为其功能单一，不能满足使用科室对粪便常规检测的需要，无法普遍应用，推出近 10 年后逐渐退出市场。21 世纪初，国内多家企业投入了对粪便检验的自动化研究中，2008—2009 年，中国企业推出了“自动粪便分析前处理系统”（标本处理仪），主要考虑了粪便标本的前处理自动化的问题；2013 年，中国企业研发的“多功能粪便分析工作站”获准上市，该仪器集合自动粪便标本处理、全自动取图、全自动胶体金检测等功能，配置全自动显微镜、多个胶体金试剂位和检测位。2018 年后，随着 AI（artificial intelligence）技术的进步和应用，新一代自动粪便分析仪上市，最大的变化是有形成分的识别和初筛更趋成熟，标本的处理和检测速度更快，应用了更多的免疫化学相关的检测技术。目前为止，中国企业在粪便分析自动化研发中处于领先地位，相关产品已基本覆盖二级以上医院。国内主流厂家的产品拥有多达数十项发明专利和自主知识产权，部分厂家的仪器在寄生虫检查中优于生理盐水涂片法，与改良加藤法、醛醚沉淀法等传统寄生虫检查方法做到等效。甚至部分厂家产品出口欧亚非多国，也收到了很好的用户反馈和效果。

目前主流粪便分析仪有四大基础功能模块：标本处理模块、形态学检测模块、免疫化学检测模块，以及相关的数据处理模块。自动粪便分析仪具有自动化程度高、操作程序简单、检测速度快和工作环境改善等优点，已越来越成为各级临床医疗机构的常规配备设备。

近些年来，虽然免疫学和分子生物学技术的应用在寄生虫检验中也取得了一些效果和成就，但由于形态学检查的直观性、对寄生虫疾病诊断的直接性、试验成本的经济性、报告时效性，寄生虫形态学检验仍是主要的试验手段，图像识别［人工和（或）自动］仍是识别的首选方法。随着计算机技术、AI 技术、芯片技术等的发展和进步，数字成像自动识别已越来越简单、快速，自动化程度越来越高，但就目前来看，仍不能完全替代人工镜检。因为不同档次的仪器、不同设计原理的科学性、识别软件的识别类型、数据库的丰富程度、算法的精准度不同，对寄生虫/卵的识别能力差别较大，在选择和使用过程中应注意评估和筛选。

粪便标本具有一定的复杂性，虽然会导致检测结果的不确定性，但是自动化分析在近 20 年的发展

应用中，其局限性已逐渐被攻克而日趋成熟，研究成果和应用效果也逐步得到使用者的认同，因此，粪便自动化分析技术在今后的实验室检查领域中将具有很大的发展潜力，越来越多更加成熟的自动化分析仪将投入市场。同时随着越来越多新技术、新方法的应用，未来的自动粪便分析仪可能会朝着技术多样化、项目多元化的方向发展，更好地服务于诊疗工作。寄生虫图像采集分析诊断系统也将会朝着摄图更高清，数据库和类型更丰富，算法更科学、更准确，图像视频组合诊断等方向发展。

（邓志武）

第二章　基础性实验

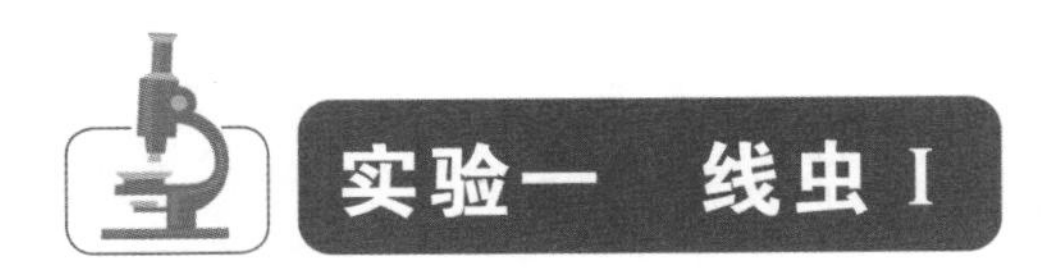

实验一　线虫 I

PPT

一、似蚓蛔线虫（*Ascaris lumbricoides*）

【实验目的】

1. 准确认识受精及未受精蛔虫卵形态特征及鉴别要点。
2. 了解蛔虫寄生部位、感染阶段及致病情况。
3. 能独立操作粪便生理盐水直接涂片法。
4. 具有一定的临床应用思维分析能力，能对蛔虫感染者进行诊治。

【要点解析】

1. 生活史　如图 2－1 所示。

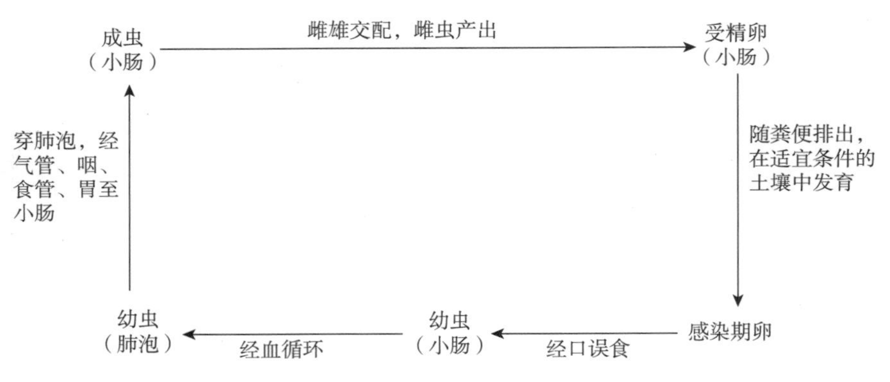

图 2－1　蛔虫生活史模式图

2. 要点

（1）生活史　简单，不需要中间宿主。

（2）感染阶段　感染期卵，随宿主粪便排出的受精卵，在温暖、潮湿、荫蔽、富有氧气的土壤中发育为感染期卵，时间约 3 周。

（3）感染途径　经口误食或误饮被感染期卵污染的食物或水。

（4）寄生部位　成虫寄生于小肠，主要在空肠。

（5）幼虫和成虫　幼虫在人体内有肠外移行过程，经 2 ~ 2.5 个月发育为成虫。成虫自然寿命约 1 年。

（6）致病阶段　在蛔虫感染过程中，幼虫和成虫均可对宿主造成损害，主要致病期是成虫。

（7）病原学检查　粪便中查到虫卵或成虫是蛔虫感染的病原诊断依据。

（8）蛔虫病防治　药物驱虫（阿苯达唑），养成良好的卫生习惯。

【实验示教与指导】

1. 受精蛔虫卵（玻片标本）　①形状：宽椭圆形。②大小：(45～75) μm×(35～50) μm。③卵壳特点：表面有一层凹凸不平的蛋白质膜，卵壳厚，由三层组成，自内向外分为受精膜、壳质层和蛔苷层。④颜色：新鲜粪便中虫卵的蛋白质膜因受宿主胆汁染色呈棕黄色。⑤虫卵内含物：内含一个大而圆的卵细胞，卵细胞与卵壳之间有半月形空隙（图2－2）。

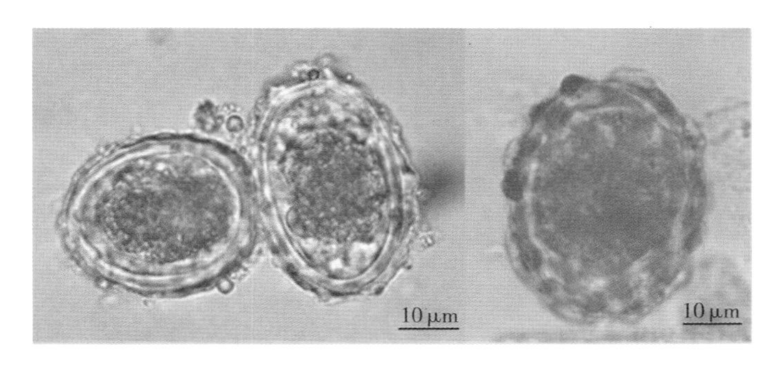

图2－2　受精蛔虫卵（×400）

2. 未受精蛔虫卵（玻片标本）　①形状：长椭圆形，有时其形状不甚规则。②大小：(88～94) μm×(39～44) μm。③颜色：棕黄色。④卵壳特点：蛋白质膜与卵壳均较受精卵薄，无蛔苷层。⑤虫卵内含物：内充满折光性强的卵黄颗粒图（图2－3）。

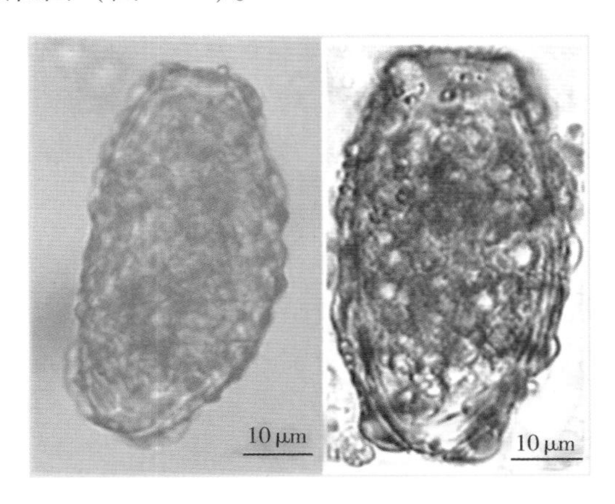

图2－3　未受精蛔虫卵（×400）

3. 脱蛋白质膜卵（玻片标本）　受精卵及未受精卵排出体外后，有时其外面的蛋白质膜已脱落，此时虫卵无色透明，观察时应注意勿与其他虫卵和植物细胞相混淆。

4. 感染性蛔虫卵（玻片标本）　镜下见卵内含一条卷曲的幼虫，其他同受精蛔虫卵。

5. 成虫大体标本（示教标本）　①形状：长圆柱状，两端较细，外形似蚯蚓。②大小：雌虫较大，长20～35cm，尾部钝圆而直。雄虫较小，长15～31cm，尾部向腹面卷曲，有一对镰状交合刺。③颜色：活时呈粉红色或微黄色，死后或经福尔马林固定后呈灰白色。④体表特征：虫体体表有横纹，两侧各有一条侧线。虫体顶端口孔周围有3个“品”字形排列的唇瓣（背唇瓣1个较大，亚腹唇瓣2个略小），唇瓣内缘具细齿，侧缘各有小乳突1对，为感觉器官。

6. 成虫内部结构（示教标本）　从虫体解剖标本中肉眼可以看到，虫体体腔内除一条直的消化管外，其余均为生殖器官，无论是子宫还是卵巢，都呈管状结构，雌性生殖系统为双管型，雄虫生殖系统为单管型。

7. 病理标本（示教浸制大体标本或病理切片标本） ①蛔虫性肠梗阻：蛔虫扭结成团，完全或部分阻塞肠道。②蛔虫性阑尾炎：可见蛔虫钻入阑尾。③胆道蛔虫病：可见蛔虫钻入胆道、胆囊，严重的可见钻入肝脏。④蛔蚴性肺损伤（小鼠蛔蚴性肺炎动物模型）：肉眼可见肺表面出血瘀斑。⑤蛔蚴性肺炎（病理切片）：可见肺组织中幼虫，其周围有大量细胞浸润。

【实验步骤】

微课/视频1

粪便生理盐水直接涂片法实验步骤如下。

1. 取载玻片1张，在玻片中央滴生理盐水1滴，用竹签取火柴头大小的粪便，在生理盐水中混匀，摊开呈薄膜状，薄膜厚度以透过其能看到课本上字迹为宜。
2. 显微镜下观察：一般在低倍镜下观察，如需用高倍镜观察，需加盖玻片。
3. 观察完毕后，将玻片放于消毒缸中。

【实验结果】

粪便生理盐水直接涂片法结果：可查见蛔虫卵，需注意鉴别受精蛔虫卵和未受精蛔虫卵。

【注意事项】

1. 玻片应清洁无油，拿玻片时应用手指夹着玻片的边缘，勿以指面接触玻片面，以避免油渍污染。
2. 粪膜厚薄适当，以透过粪膜能见到书本上的字迹为宜。
3. 观察结果应按一定顺序，以免遗漏，热天要注意观察的速度，以防粪膜干燥，影响结果的观察。
4. 正确使用显微镜，低倍镜转高倍镜时必须注意勿使粪膜污染镜头。
5. 用过的竹签、玻片、粪纸包等务必投入指定的容器内，养成防污染的习惯。

【实验报告】

1. 绘制蛔虫受精卵及未受精卵图，并标出主要结构。
2. 简述粪便生理盐水涂片法的操作过程，并对实验结果进行分析与总结。

二、毛首鞭形线虫（*Trichuris trichiura*）

【实验目的】

1. 准确认识鞭虫虫卵形态特征。
2. 认识鞭虫成虫形态特点。
3. 了解鞭虫寄生部位、感染阶段及致病情况。
4. 能对鞭虫感染者进行临床诊治。

【要点解析】

1. 生活史 如图2-4所示。

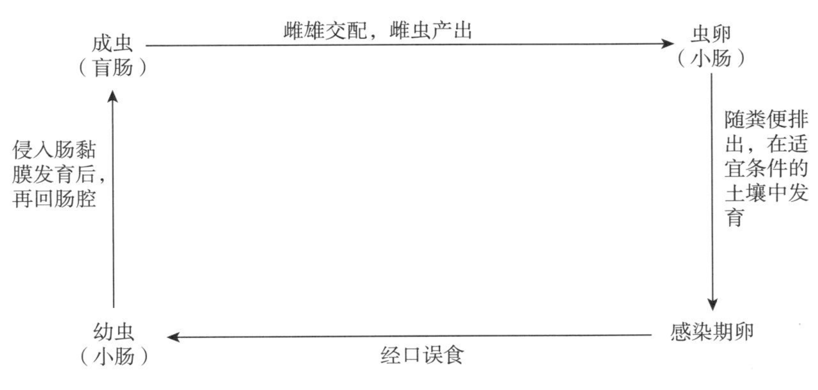

图2-4 鞭虫生活史模式图

2. 要点

（1）生活史 简单，不需要中间宿主。

（2）感染阶段 感染期卵。

（3）感染途径 经口食入或饮入被感染期卵污染的食物或生水而感染。

（4）寄生部位 成虫寄生于人体回盲部。

（5）致病阶段 成虫。

（6）病原学检查 粪便中查到虫卵是鞭虫感染的病原诊断依据。

【实验示教与指导】

1. 虫卵（玻片标本） ①形状：纺锤形。②大小：（50～54）μm×（22～23）μm。③颜色：棕黄色。④卵壳特点：卵壳厚，两端各有一塞状透明栓。⑤虫卵内含物：新鲜粪便中所见到的虫卵内含一个受精的卵细胞（图2-5）。

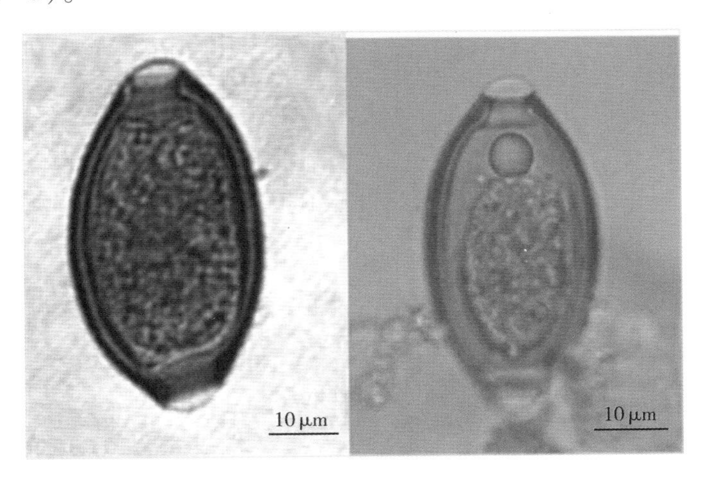

图2-5 鞭虫卵（×400）

2. 成虫（液浸标本） ①形状：用肉眼观察成虫的外部形态特征，外形似马鞭形，前2/3细长，后1/3较粗，咽管细长。②大小：雌虫长35～50mm，尾端钝圆，雄虫长30～45mm，尾端向腹面呈环形卷曲，末端有一交合刺。③两性生殖系统均为单管型。

3. 病理标本（示教浸制大体标本） ①鞭虫寄生于结肠壁（注意鞭虫的寄生方式）。②病变肠壁上的虫体寄生处，肉眼可见以虫体为中心的肠壁组织呈环形隆起、充血。③虫体后1/3粗端游离在肠壁外，虫体前2/3细端插入肠黏膜内。注意事项：在临床实际工作中，千万不要硬性拉拽虫体，以免虫体被拉断，虫体细端残留在肠壁内，加重肠壁炎症症状。

【实验步骤】

粪便生理盐水直接涂片法。方法见蛔虫实验步骤。

【实验结果】

粪便生理盐水直接涂片法结果：可查见鞭虫卵。

【注意事项】

见蛔虫注意事项。

【实验报告】

绘制鞭虫卵图，并标出主要结构。

三、蠕形住肠线虫（*Enterobius vermicularis*）

【实验目的】

1. 准确认识蛲虫虫卵形态特征。
2. 认识蛲虫成虫形态特点。
3. 能独立操作透明胶纸粘贴法。
4. 能对蛲虫感染者进行临床诊治。

【要点解析】

1. 生活史 如图 2－6 所示。

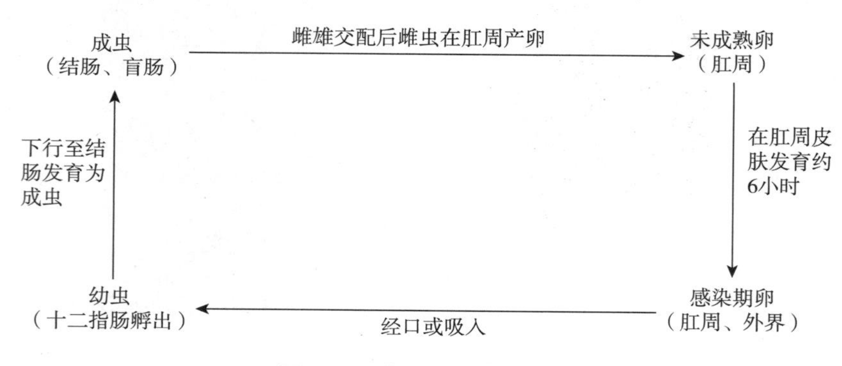

图 2－6　蛲虫生活史模式图

2. 要点

（1）生活史　简单，不需要中间宿主，也不需要在外界土壤中发育，人是唯一传染源。

（2）感染阶段　感染期卵。

（3）感染途径　主要经口感染，可通过肛门—手—口感染；间接接触感染和吸入感染；逆行感染。

（4）寄生部位　成虫寄生于人体的盲肠、阑尾、结肠、直肠以及回肠下段，也可出现在小肠上段甚至胃及食管等处。

（5）雄虫　雌雄成虫交配后雄虫立即死亡。

（6）雌虫　有特殊的产卵习性，常在夜间宿主睡眠后，移行至肛门周围产卵，产出的虫卵很快发育为感染期卵。

（7）致病阶段　成虫。

（8）病原学检查　肛周查获虫卵或成虫是蛲虫感染的病原诊断依据，首选诊断方法为透明胶纸法或棉签拭子法。

【实验示教与指导】

1. 虫卵（玻片标本）　①形状：椭圆形．②大小：(50～60)μm×(20～30)μm。③颜色：无色透明。④卵壳特点：两侧不对称，一侧平，一侧稍凸出，双层卵壳。⑤虫卵内含物：初产卵有蝌蚪期胚胎，经短时发育即为含幼虫卵（图2－7）。

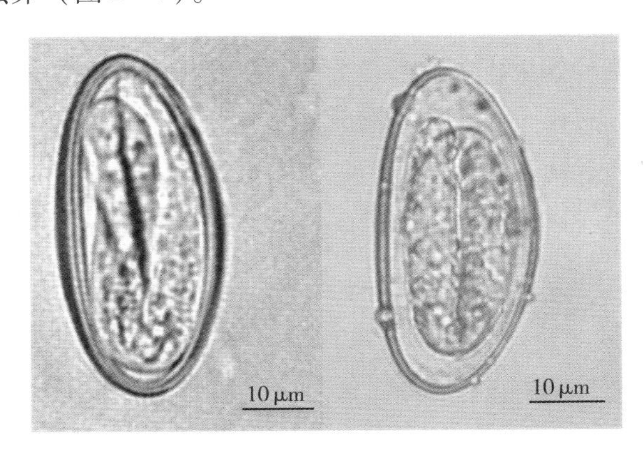

图2－7　蛲虫卵（×400）

注意事项：①用低倍镜观察，注意光线不宜太强；②应与钩虫卵及无蛋白质膜蛔虫卵鉴别。

2. 成虫（液浸标本）　①长约1cm。②乳白色。③虫体中部因充盈虫卵的子宫使外形呈长纺锤形，后1/3直而尖。

3. 成虫（染色玻片标本）　①雌虫长8～13mm，宽0.3～0.5mm，虫体中部较膨大，略呈长纺锤形，尾尖而直。雄虫长2～5mm，宽0.1～0.2mm，后端向腹面卷曲，有尾翼及数对乳突。②注意观察蛲虫虫体的特征性结构头翼和咽管球，是虫体鉴定的主要依据。低倍镜下可见虫体头端两侧角皮膨胀呈翼状，半透明，称头翼；食管末端膨大呈球形，称为咽管球。

【实验步骤】

微课/视频2

透明胶纸粘贴法操作步骤如下。

1. 取一段狭长的透明胶纸，平粘于载玻片上。
2. 使用时拉开胶纸，在肛门周围反复粘几下，然后将胶面平铺于载玻片上，于低倍镜下检查。

【实验结果】

镜检可发现蛲虫卵。

【注意事项】

1. 清晨起床后，在未排便之前检查。
2. 胶纸与玻片之间有许多气泡时，镜检前可揭起胶纸，滴少量生理盐水后将胶纸平铺再镜检。

【实验报告】

1. 绘制蛲虫卵图，并标出主要结构。
2. 简述透明胶纸粘贴操作方法，并对实验结果进行分析与总结。

四、十二指肠钩口线虫和美洲板口线虫（*Ancylostoma duodenale*；*Necator americanus*）

【实验目的】

1. 准确认识钩虫虫卵及两种钩虫成虫的形态特点，并能鉴别两种钩虫成虫。
2. 了解钩虫的寄生部位、感染阶段及致病情况
3. 能独立操作饱和盐水浮聚法及钩蚴培养法。
4. 能对钩虫感染者进行临床诊治。

【要点解析】

1. 生活史 如图 2－8 所示。

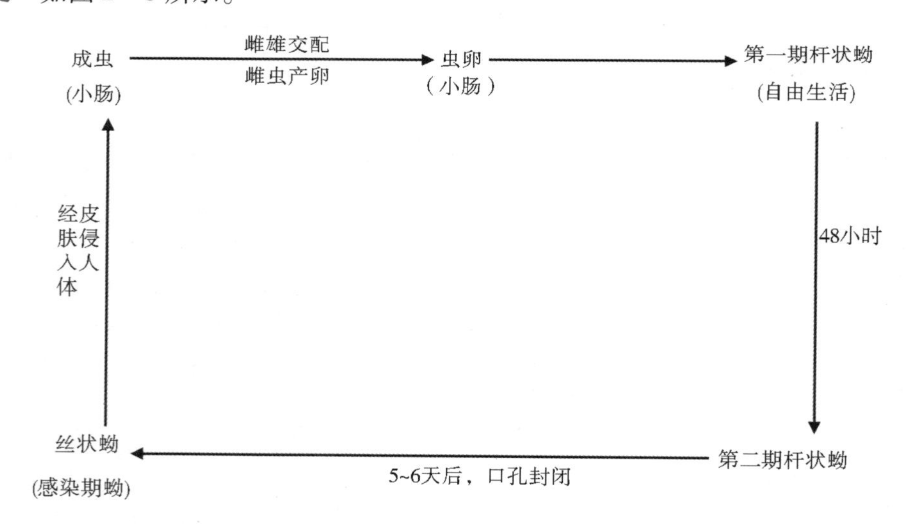

图 2－8 钩虫生活史模式图

2. 要点

（1）生活史 无须中间宿主，十二指肠钩虫偶尔可寄生于猪、狮、虎、犬、猴等动物，美洲钩虫可寄生于猩猩、猴等动物，这些动物可作为钩虫的转续宿主。

（2）感染阶段 丝状蚴，即感染期蚴。

（3）感染途径 丝状蚴经皮肤或黏膜感染，也可经口感染，也有通过胎盘、母乳以及生食转续宿主肉类而感染。

（4）寄生部位　成虫寄生于人体小肠上段，以空肠多见。

（5）致病阶段　幼虫和成虫均可对宿主造成损害，主要致病期是成虫。

（6）病原学检查　粪便中检出钩虫虫卵或孵出钩蚴为确诊依据。

（7）外界发育　虫卵随粪便排出体外，经第一期杆状蚴、第二期杆状蚴发育为丝状蚴，即感染期蚴。丝状蚴具有聚集性活动，明显的趋温性和向上性。成虫寿命为 1 ~2 年。

（8）钩虫病防治　药物驱虫治疗（阿苯达唑），注意个人防护。

【实验示教与指导】

1. 虫卵（玻片标本）　①形状：长椭圆形。②大小：(56 ~76) μm ×(36 ~40) μm。③颜色：无色透明。④卵壳特点：卵壳极薄。⑤虫卵内含物：新鲜粪便中卵内含 4 ~8 个卵细胞，若患者便秘或粪便放置过久，卵内细胞继续分裂可发育到桑葚期或发育为幼虫期，卵细胞与卵壳之间有一圈明显的间隙（图 2 –9）。

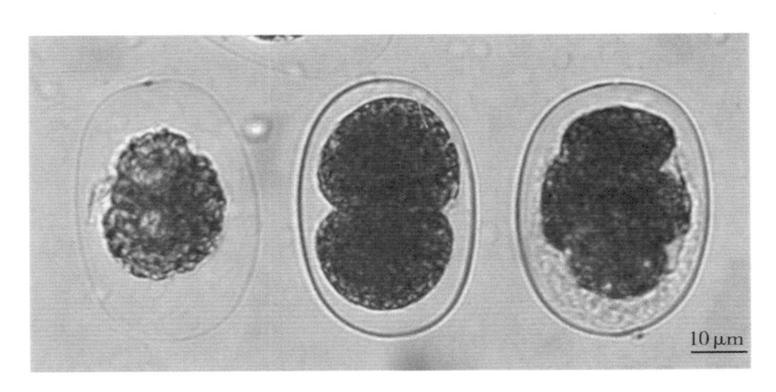

图 2 –9　钩虫卵（×400）

注意事项：①十二指肠钩虫卵与美洲钩虫卵极为相似，不易区别；②注意与蛔虫脱蛋白质膜卵、蛲虫卵的区别；③观察时光线不要太强。

2. 成虫（浸制标本）　①大小：长约 1cm。②雌虫均比雄虫大，雌虫尾端呈圆锥状，雄虫尾端膨大成伞状。③两种钩虫虫体弯曲情况不同（表 2 –1），可作为虫种鉴别特征之一。④十二指肠钩虫与美洲钩虫，体壁均略透明，活时均为肉红色，死后呈乳白色。

3. 成虫（染色玻片标本）　比较观察两种钩虫成虫的口囊、交合伞、交合刺形状及其背辐肋分支。两种钩虫形态比较见表 2 –1。

表 2 –1　十二指肠钩虫和美洲钩虫成虫的鉴别要点

鉴别要点	十二指肠钩虫	美洲钩虫
体态	呈“C”字形	呈“S”字形
大小	雌：(10 ~13) mm ×0. 6mm	雌：(9 ~11) mm ×0. 4mm
	雄：(8 ~11) mm ×(0. 4 ~0. 5) mm	雄：(7 ~9) mm ×0. 3mm
口囊	腹面前缘有两对钩齿	腹面前缘有一对半月形板齿
交合伞	撑开时略呈圆	撑开时略呈扁
背辐肋	远端分两支，每支再分三小支	基部先分两支，每支远端再分两小支
交合刺	两刺末端分开	一刺末端呈钩状，包套于另一刺的鞘内

4. 丝状蚴（玻片标本）　由于两种钩虫成虫的分布、致病力及对驱虫药物的敏感程度均有差异。因此，鉴别两种丝状蚴在流行病学、生态学及防治方面都有实际意义。两种钩虫丝状蚴的鉴别要点见表 2 –2。

表 2-2 十二指肠钩虫和美洲钩虫丝状蚴的鉴别要点

鉴别要点	十二指肠钩虫	美洲钩虫
外形	圆柱形，虫体细长，头端略扁平，尾端较钝	长纺锤形，虫体较短粗，头端略圆，尾端较尖
鞘横纹	不显著	显著
口矛	透明丝状，背矛较粗，两矛间距宽	黑色杆状，前端稍分叉，两矛粗细相等，两矛间距窄
肠管	管腔较窄，为体宽 1/2，肠细胞颗粒丰富	管腔较宽，为体宽 1/5，肠细胞颗粒少

注意事项：钩虫丝状蚴与粪类圆线虫及东方毛圆线虫的丝状蚴形态相似，易混淆。其区别在于钩虫丝状蚴的咽管长度与体长之比约为 1∶5，粪类圆线虫约为 1∶2，东方毛圆线虫约为 1∶4，三者尾端的形态分别为尖细、分叉及有小球状物。

5. 病理标本（示教） ①犬钩虫成虫寄生于小肠（瓶装标本）：肉眼观察钩虫寄生状态，并可见到钩虫咬附部位，多灶位点状出血。②钩蚴性皮炎（照片）：可见钩虫幼虫在钻入皮肤进入体内过程中，首先对皮肤的损害作用，表现为皮肤表面的红色丘疹、水疱、脓疱。③钩蚴性肺炎（病理切片 HE 染色标本）：肺组织切片镜下可见钩蚴与其周围的大量炎性细胞浸润。

【实验步骤】

微课/视频 3

1. 饱和盐水浮聚法

（1）用竹签取黄豆大小的粪便置于含少量饱和盐水的漂浮瓶中，调匀后除去粪中的粗渣。

（2）再缓慢加入饱和盐水至液面略高于瓶口但不溢出为止。

（3）在瓶口覆盖载玻片一张，静置 15 分钟。

（4）将载玻片提起并迅速翻转、镜检。

2. 钩蚴培养法 取 1cm×10cm 试管一支，加入冷开水约 1ml，将滤纸剪成与试管等宽但较试管稍短的“T”形纸条，横条部分用铅笔书写受检者姓名或编号，取混匀的粪便约蚕豆大小，均匀地涂在纸条的上 2/3 部分，将纸条插入试管，下端浸入水中，但不要接触水底，同时注意勿使粪便混入水中，加塞塞紧置于 20~30℃条件下培养。培养过程中必须注意补充管内蒸发掉的水分。

【实验结果】

1. 饱和盐水浮聚法结果 镜检可查见钩虫卵。

2. 钩蚴培养法结果 3~5 天后用肉眼或放大镜检查试管底部水中有无钩蚴。钩蚴虫体透明，做蛇形活动。如为阴性，应继续培养至第 7 天，如气温太低，可将培养管放入温水（30℃左右）中数分钟后，再行检查。如需做虫种鉴定，可吸取培养管底部的沉淀物滴于载玻片上镜下观察。

【注意事项】

1. 饱和盐水浮聚法

（1）盐水的配制一定要饱和，将食盐徐徐加入盛有沸水的容器内，不断搅动，直至食盐不再溶解为止（100ml 水中可加食盐 35~40g）。

（2）粪便要取黄豆大小，太多或太少都影响浓集效果。

（3）玻片要清洁无油，防止玻片与液面间有气泡或漂浮的粪渣。

（4）漂浮的时间必须按规定的准确时间。

（5）翻转玻片时要轻巧、迅速，勿使附着在玻片上的液体滴落。

2. 钩蚴培养法

（1）避免水体受粪便污染。

（2）及时补充试管内所蒸发水分。

（3）若未发现钩蚴，应继续培养 48 小时后再观察。

【实验报告】

1. 绘制钩虫卵图，并标出主要结构。
2. 简述饱和盐水浮聚法、钩蚴培养法技术的操作过程，并对实验结果进行分析与总结。

（张祖萍）

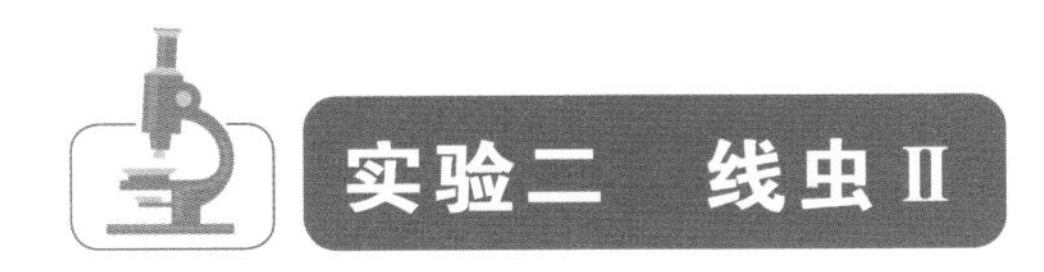

PPT

一、班氏吴策线虫和马来布鲁线虫（*Wuchereria bancrofti*；*Brugia malayi*）

【实验目的】

1. 准确认识两种丝虫微丝蚴的形态特征和鉴别要点。
2. 能独立制作新鲜血涂片和厚血膜涂片，具有对血液中微丝蚴形态的辨别能力。
3. 运用病原学、免疫学等方法综合诊断丝虫病。
4. 通过血膜制作和虫体的鉴别，培养理论联系实际的能力。

【要点解析】

1. 生活史　如图 2 – 10 所示。

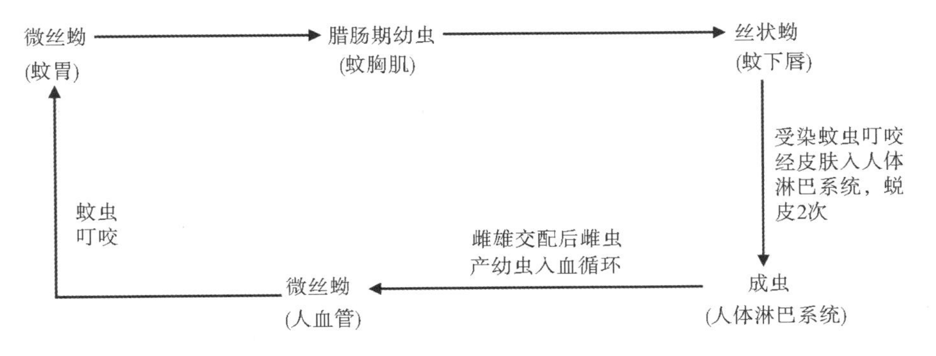

图 2 – 10　丝虫生活史模式图

2. 要点

（1）在中间宿主蚊体内的发育特点　有发育，无增殖，蜕皮 2 次后发育为丝状蚴（感染期幼虫）。

（2）感染期　丝状蚴（感染期幼虫）。

（3）感染途径　蚊虫叮咬。蚊虫吸血时，丝状蚴自蚊下唇逸出经吸血的伤口或正常皮肤钻入人体。

（4）寄生部位　马来丝虫多寄生于人体上、下肢浅部淋巴系统；班氏丝虫除寄生于人体浅部淋巴系统外，还可寄生于深部淋巴系统。

（5）夜现周期性现象　微丝蚴在人体外周血液呈夜多昼少的现象称为夜现周期性。两种微丝蚴出现数量最多的时间：班氏微丝蚴为晚上 10 时至次晨 2 时，马来微丝蚴为晚上 8 时至次晨 4 时。

（6）宿主　人是班氏丝虫唯一终宿主，尚未发现保虫宿主。马来丝虫的保虫宿主有多种脊椎动物，如长尾猴、黑叶猴、狸猫、家猫、穿山甲等。

（7）致病阶段　成虫是主要致病阶段，临床表现大致分为微丝蚴血症、急性期超敏及炎症反应和慢性期阻塞性病变。

（8）病原学检查　包括血液检查和体液检查，查到微丝蚴即可确诊。

【实验示教与指导】

1. 班氏丝虫成虫（液浸标本）　丝线状，乳白色，表皮光滑。雄虫大小为(28.2 ~42)mm×（0.1 ~0.15)mm；雌虫为（58.5 ~105)mm×（0.2 ~0.3)mm。

2. 马来丝虫成虫（液浸标本）　丝线状，乳白色，表皮光滑。雄虫大小为(13.5 ~28.1)mm×(0.07 ~0.11)mm；雌虫为（40 ~69.1)mm×（0.12 ~0.22)mm。

3. 罗阿丝虫成虫（液浸标本）　白色线状，雄虫大小为（30 ~34)mm×(0.35 ~0.43)mm；雌虫为（50 ~70)mm×0.5mm。

4. 微丝蚴（苏木素染色标本）　两种微丝蚴的染色标本如图 2－11 和图 2－12 所示。两种微丝蚴的形态鉴别见表 2－3。

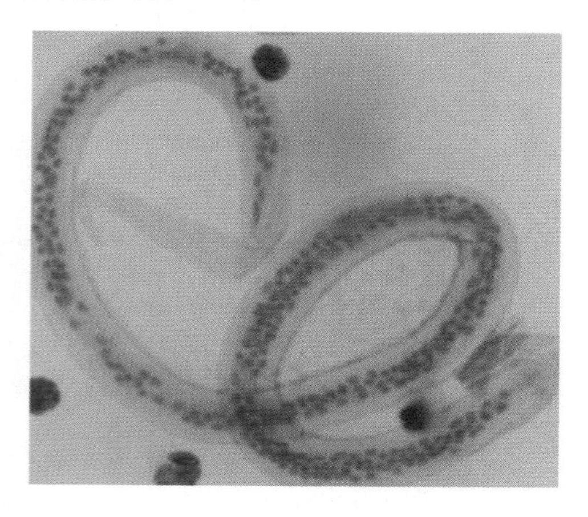

图 2－11　班氏微丝蚴（×400）

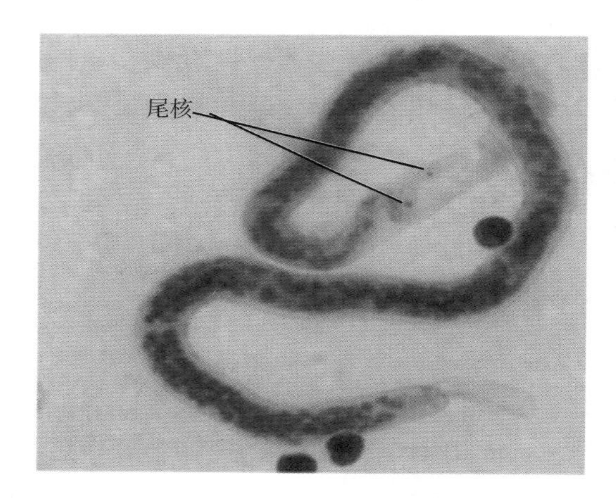

图 2－12　马来微丝蚴（×400）

表 2－3　班氏微丝蚴和马来微丝蚴的鉴别要点

鉴别要点	班氏微丝蚴	马来微丝蚴
大小	较大，长 244 ~296μm	稍小，长 177 ~230μm
体态	柔和，弯曲较自然	硬直，大弯上有小弯
头间隙	较短，长∶宽为 1∶1 ~1∶2	较长，长∶宽为 2∶1
体核	较圆，大小均匀，排列疏松、整齐，清晰可数	卵圆形，大小不等，排列紧密，常相互重叠，不易分清
尾核	无	2 个尾核，前后排列，尾核处较膨大

5. 微丝蚴　未染色下可见微丝蚴无色透明，细长弯曲或卷曲，反光性强，头端钝圆，尾端尖细。注意观察时光线不要太强。

6. 班氏丝虫腊肠期幼虫　在蚊胸肌内，虫体尾尖部无核。

7. 班氏丝虫感染期幼虫　在蚊喙内，虫体细长，丝形，头端略尖，尾端截形。在尾部的顶端具有3个大小相等、泡状的乳突。

8. 丝虫中间宿主　①致倦库蚊：褐色、红棕或淡褐色，喙无白环，各足跗节无淡色环，腹部背面有基白带。②中华按蚊：灰褐色，雌蚊触须有4个白环，翅前缘具2个白斑，后足1~4跗节具窄端白环。

9. 患者照片　下肢象皮肿、睾丸鞘膜积液、阴囊象皮肿。

【实验步骤】

1. 病原学检查　采血时间除海群生白天诱出法外，以晚间9时至次晨2时采血为宜。常用的方法有厚血膜法、新鲜血滴检查法、海群生白天诱出法、微丝蚴浓集法。对血检阴性具有慢性丝虫病变者，可取鞘膜积液、淋巴液、腹水、乳糜尿等，离心沉淀后查找微丝蚴。

（1）厚血膜法　用75%乙醇消毒采血针和受检者耳垂，以左手拇指和示指捏着耳垂上方，右手持针，迅速刺入耳垂约3mm，轻轻挤压取出血液3大滴（相当于60mm^3），置载玻片两侧中、外1/3处，用另一载玻片的一角将血液从内向外作螺旋状推开，涂成直径为1.5~2.0cm圆形或2.5cm×1.5cm长方形厚血膜。血片晾干，在厚血膜上滴加蒸馏水进行溶血。待血膜呈灰白色，将水倒去、晾干。常用吉姆萨染色法或苏木素染色方法染色。

（2）新鲜血滴检查法　取末梢血2大滴（最大加入1/100000肝素1滴）置于载玻片中央，加上盖玻片后，在低倍镜下检查。

（3）血液微丝蚴浓集法　取静脉血1ml，置于盛有0.1ml 3.8%枸橼酸钠溶液的离心管内，摇匀，加入9ml蒸馏水，待红细胞破裂后，3000r/min离心2分钟，倾去上清液，加水再离心，取沉渣镜检。

2. 免疫学检测　常用的检测抗体的方法有间接荧光抗体试验（IFA）、酶联免疫吸附试验（ELISA）。检测循环抗原的方法有用单克隆抗体进行对流免疫电泳试验和ELISA双抗体夹心法，检出抗原说明被检出者体内有活动性丝虫感染。

【实验结果】

1. 厚血膜法结果　在低倍镜视野下微丝蚴经染色后为紫蓝色，形状为细小弯曲的线状虫体。在高倍镜视野下，微丝蚴前端钝圆，后端尖细，外披鞘膜。虫体最前端无核区域为头间隙，体内可观察到许多体核。马来微丝蚴尾部有尾核2个，前后排列。根据头间隙、体核、体态、尾核可鉴别班氏微丝蚴和马来微丝蚴。

2. 新鲜血滴检查法结果　微丝蚴细长无色，运动活跃，在血液中扭动，推挤周围细胞。

【注意事项】

1. 厚血膜法操作时要注意采血量和采血时间，在制片过程中血膜要完全晾干后才能溶血。
2. 新鲜血滴检查法发现虫体后，也可做染色，以确定虫种。

【实验报告】

1. 绘制班氏微丝蚴、马来微丝蚴镜下形态图。
2. 简述厚血膜法检查的操作过程。

二、旋毛形线虫（*Trichinella spiralis*）

【实验目的】

1. 准确认识旋毛虫的形态特点。
2. 能独立制作肌肉压片，具有对旋毛虫幼虫囊包的辨别能力。
3. 分析旋毛虫病原学、免疫学诊断方法的优缺点。
4. 了解旋毛虫感染与肉类食品的关系，培养健康饮科学饮食方式。

【要点解析】

1. 生活史 如图2－13和图2－14所示。

（1）在哺乳动物体内发育

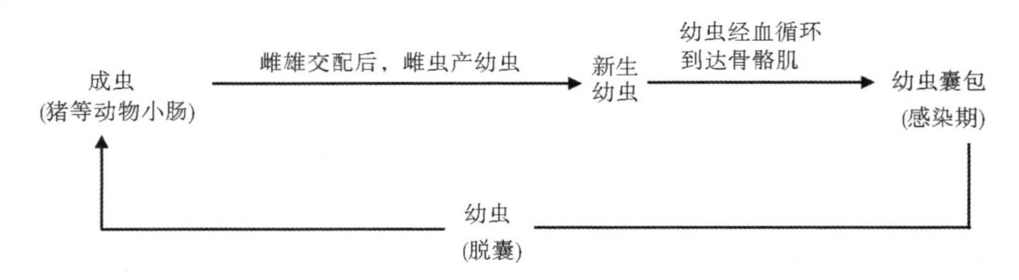

图2－13 旋毛虫在动物体内发育过程

（2）在人体内发育

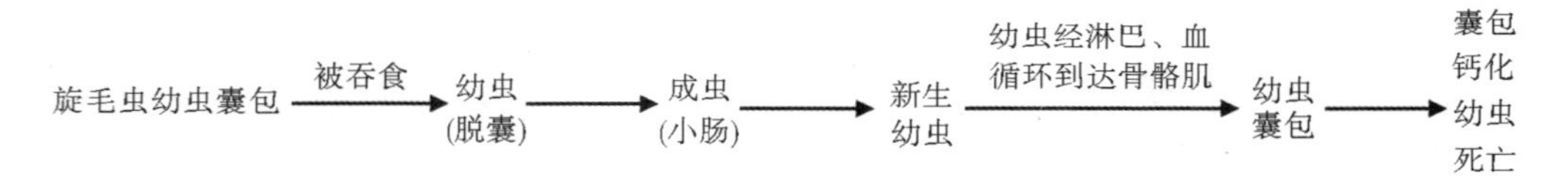

图2－14 旋毛虫在人体内发育过程

2. 要点

（1）生活史 人感染旋毛虫后，1个月内形成新的囊包。囊包多在半年后钙化，幼虫逐渐死亡，少数钙化囊包内的幼虫可存活数年。人不是旋毛虫病的传染源。

（2）宿主 猪、鼠、猫、犬等150多种动物。

（3）寄生部位 成虫主要寄生于宿主十二指肠和空肠上段，幼虫寄生于骨骼肌细胞内（成虫与幼虫寄生于同一宿主，完成生活史必须要更换其他宿主）。

（4）感染途径 食入未煮熟或生的含活幼虫囊包的动物肉类及其制品。

（5）致病阶段 旋毛虫成虫和幼虫均有致病作用，但以幼虫为主。病程可分为侵入期、幼虫移行期和囊包形成期3个时期。

（6）病原学检查 取腓肠肌或肱二头肌进行活组织检查，查到旋毛虫幼虫囊包即可确诊。

【实验示教与指导】

1. 成虫（液浸标本） 乳白色，细小线状，后端稍粗。雄虫大小为(1.4～1.6)mm×0.04mm，雌虫为(3.0～4.0)mm×0.06mm。

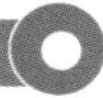

2. 囊包（染色标本）　幼虫囊包呈梭形，大小为(0.25 ~ 0.5) mm×(0.21 ~ 0.42) mm，囊内可见 1 ~ 2 条蜷曲的幼虫。囊包壁由内、外两层构成，由成肌细胞蜕变和结缔组织增生形成（图 2 – 15）。

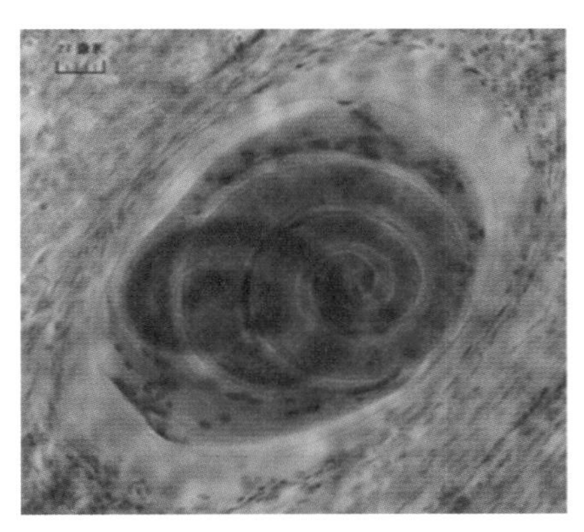
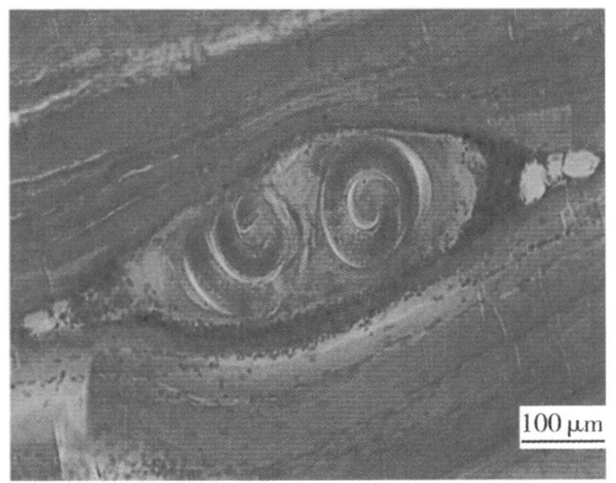

图 2 – 15　旋毛虫幼虫囊包（×400）

【实验步骤】

微课/视频 4

1. 病原学检查　肌肉组织活检从感染小鼠的舌、膈肌、下肢等处取米粒样大小肌肉组织，置于载玻片上，加 50% 甘油 1 滴，盖上另一载玻片，均匀压紧，于低倍镜下观察。

2. 免疫学检测　旋毛虫的免疫性较强，因此免疫学诊断具有重要意义。ELISA 是目前诊断旋毛虫感染较常用的方法，敏感性高，特异性强。人体感染后 17 天即可检出血清中抗体，对急性期患者和轻度感染者的诊断效果较佳。

【实验结果】

肌肉组织活检结果：可见梭形的幼虫囊包，与肌纤维平行，囊壁厚，囊内多见 1 条虫体蜷缩。

【注意事项】

1. 取下的肌肉组织要立即检查，否则虫体会变模糊，不易观察。
2. 用过的玻片、动物肌肉组织等务必投入指定的容器内，防止污染环境。

【实验报告】

1. 绘制旋毛虫幼虫囊包图。
2. 简述旋毛虫实验动物感染的过程。

三、其他人体寄生线虫

【实验目的】

了解广州管圆线虫（*Angiostrongylus cantonensis*）、结膜吸吮线虫（*Thelazia callipaeda*）、粪类圆线虫（*Strongyloides stercoralis*）、棘颚口线虫（*Gnathostoma spinigerum*）、东方毛圆线虫（*Trichostrongylus orientalis*）、艾氏小杆线虫（*Rhabditis axei*）、美丽筒线虫（*Gongylonema pulchrum*）的形态特征和病原学检查方法。

（一）广州管圆线虫（*Angiostrongylus cantonensis*）

微课/视频 5

【要点解析】

1. 生活史 如图 2－16 所示。

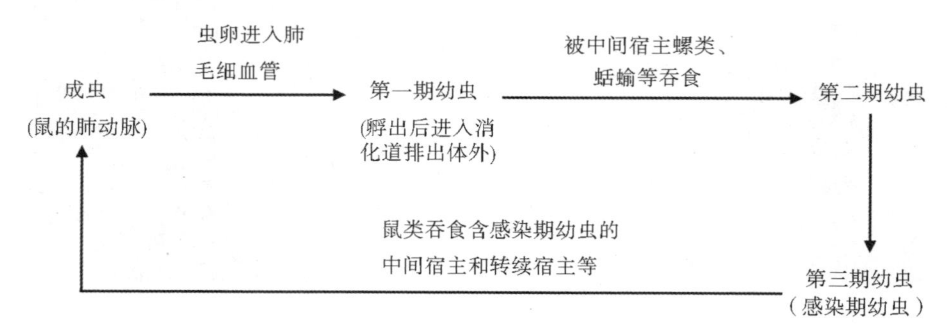

图 2－16 广州管圆线虫生活史模式图

2. 要点

（1）宿主 人不是该虫适宜的宿主，其终宿主是鼠类，褐家鼠、黑家鼠等。中间宿主是褐云玛瑙螺、福寿螺和蛞蝓等。转续宿主是虎皮蛙、金线蛙、黑眶蟾、鱼、虾（特别是沼水虾）、蟹等。

（2）感染阶段 第三期幼虫。

（3）感染途径 人由于生食或半生食含第三期幼虫的中间宿主或转续宿主而感染，生吃被幼虫污染的蔬菜、瓜果或饮用含幼虫的生水亦可感染。

（4）致病 多侵犯人体中枢神经系统（第四期幼虫或成虫早期阶段），引起以脑脊液嗜酸性粒细胞显著性增高为特征的脑膜炎或脑膜脑炎。最明显的症状是急性剧烈头痛、颈强直等脑膜脑炎表现。

（5）病原学检查 取受检者脑脊液，离心，取沉渣，检查幼虫或发育期成虫。

【实验示教与指导】

1. 广州管圆线虫成虫（液浸标本） 细长，线状，体表具微细环状横纹。头端钝圆，头顶中央有一小圆口。雄虫大小为(11～26)mm×(0.21～0.53)mm。雌虫大小为(17～45)mm×(0.3～0.66)mm，尾部斜锥形，子宫白色，与充满血液的肠管缠绕成红、白相间的螺旋纹（图 2－17）。

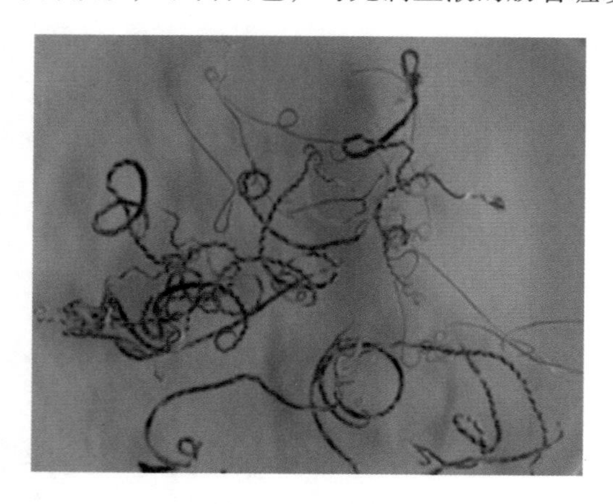

图 2－17 广州管圆线虫成虫

2. 广州管圆线虫第三期幼虫 幼虫体表外层为无色透明，体表具有两层外鞘。虫体头端稍圆，尾部顶端骤变尖细，肛管清晰，生殖原基位于虫体背部和侧面的肠管与皮层间。

3. 褐云玛瑙螺 壳高约 130mm，宽约 54mm。呈长卵圆形，壳质稍厚，有 6～8 个螺层，螺旋部呈圆锥形。壳顶尖，壳面呈黄或深黄色底，带有焦褐色雾状花纹，壳内为淡紫色或蓝白色。壳口呈卵圆形，外唇薄，易碎。

4. 福寿螺 多呈深黄褐色、贝壳大、壳薄脆易破。壳右旋、螺旋部不发达，螺层一般为 6 层，螺口为卵圆形。

【实验步骤】

1. 中间宿主（螺类）解剖实验 敲碎采集的褐云玛瑙螺和福寿螺螺壳，分离螺软体部分并剁碎，然后加入约10倍体积的人工消化液（HCl 67.4ml，胃蛋白酶50g，加自来水至10000ml）置于37℃温箱内消化20～24小时，其间多次进行搅拌，使其充分消化。所得消化物用粪检所用的铜筛过滤，滤液冲洗到500ml容积的量杯内，补充自来水至500ml，静置15～20分钟后，倒去上层液体再加自来水至500ml，重复上述步骤，直至上层液体澄清，然后弃上清液，将沉渣倒于培养皿中，置解剖镜下观察。

2. ELISA检测 在PVC载体内加入0.2ml的1∶8000包被液稀释的成虫粗抗原（或四期幼虫粗抗原），37℃孵育2小时后，置4℃湿盒内过夜。次日，甩去孔内抗原溶液，洗涤液洗涤3次，在各孔内加入1∶20稀释的试验血清，混匀，37℃孵育10分钟，甩去血清，洗涤3次，加入1∶100稀释的酶结合物0.2ml，混匀，37℃孵育10分钟，甩去反应液，洗涤3次，加0.2ml TMB溶液反应10分钟后，再加2mol/L H_2SO_4终止反应，用酶标仪于450nm处测吸光值（OD值），以P/N≥2判为阳性。

【实验结果】

中间宿主（螺类）解剖实验：在解剖镜下可见细杆状的第三期幼虫，并记数。

（二）结膜吸吮线虫（*Thelazia callipaeda*）

【要点解析】

1. 生活史 如图2－18所示。

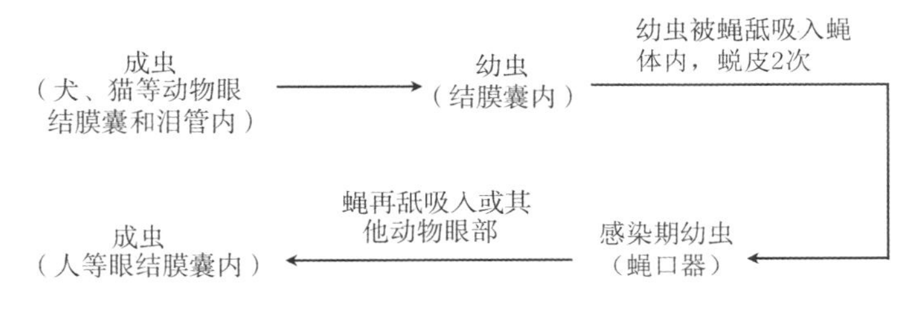

图2－18 结膜吸吮线虫生活史模式图

2. 要点

（1）寄生部位 成虫主要寄生于犬、猫等动物的眼结膜囊和泪管内，偶尔寄生于人的眼部，以结膜囊外眦侧多见。

（2）感染阶段 感染期幼虫。

（3）中间宿主 冈田绕眼果蝇，幼虫在蝇体内发育为感染期幼虫。

（4）感染途径 经蝇舐吸眼分泌物而感染。

（5）致病 成虫活动时机械性损伤以及虫体分泌物的化学刺激，引起结膜炎症反应和肉芽肿形成，出现眼部异物感、痒感、畏光、流泪、分泌物增多等症状。

（6）病原学检查 用镊子或棉签自眼部取出虫体后镜检查虫体。

【实验示教与指导】

1. 结膜吸吮线虫成虫 镜下可见虫体细长，圆柱形，乳白色，半透明，体表面具有明显的环纹，侧面观其上下排列呈锯齿状。头端钝圆，无唇，有较大而圆形的口囊。雌虫大小为(7.9～20.0)mm×(0.3～0.7)mm，子宫内充满虫卵，近阴门端子宫内的虫卵逐渐变为内含盘曲的幼虫。雄虫大小为(7.7～17.0)mm×(0.2～0.7)mm，尾端向腹面弯曲，有2根交合刺，长短形状各异。短刺棒形，长刺杆状。

2. 结膜吸吮线虫幼虫 虫体大小为(350～414)μm×(13～19)μm，外被鞘膜，盘曲状，尾部连一大的鞘膜囊。

（三）粪类圆线虫（*Strongyloides stercoralis*）

【要点解析】

1. 生活史 如图2－19所示。

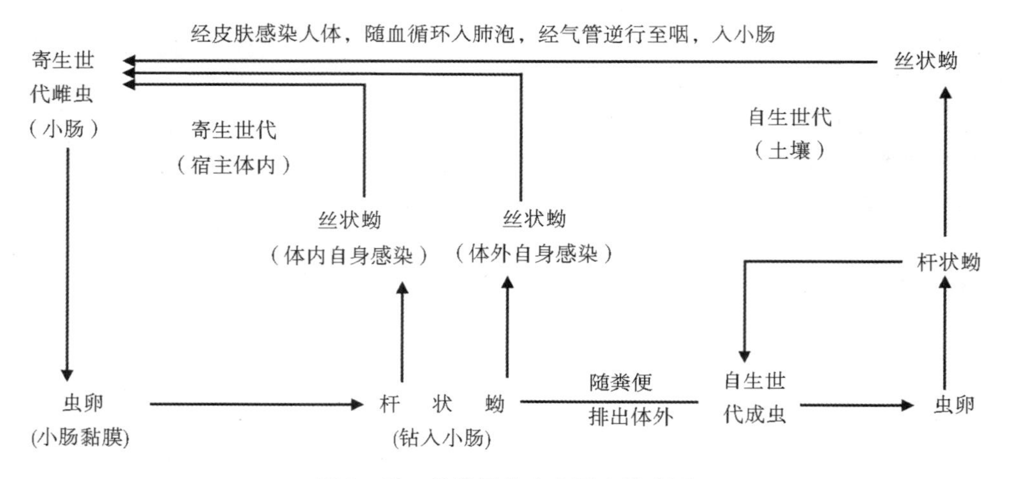

图2－19 粪类圆线虫生活史模式图

2. 要点

（1）生活史 包括自生世代（土壤）和寄生世代（人体）。

（2）感染阶段 丝状蚴。

（3）感染途径 包括自体内、自体外感染以及外界感染，后两者均经皮肤感染。当宿主机体免疫力低下或发生便秘时，寄生于肠道中的杆状蚴可发育为丝状蚴，丝状蚴再经小肠下段或结肠黏膜侵入血循环，引起体内自身感染。

（4）寄生部位 成虫在小肠黏膜，有时可寄生于肺或泌尿生殖系统。

（5）致病 粪类圆线虫病的主要临床表现为皮肤损伤、过敏性肺炎或哮喘、消化道症状等。

（6）病原学检查 从新鲜粪便及痰液、尿或脑脊液中查到杆状蚴或丝状蚴即可确诊，腹泻患者有时可查到虫卵。

【实验示教与指导】

微课/视频6

1. 自身世代 雌虫大小为(1.0～1.7)mm×(0.05～0.075)mm，尾端尖细。生殖系统为双管型。成熟成虫子宫内有单行排列的各发育期虫卵，阴门位于虫体腹面中部略后。雄

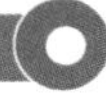

虫大小为(0.7～1.0)mm×(0.04～0.05)mm，尾端向腹面卷曲，具2根交合刺。

2. 寄生世代　雄虫短小，大小为0.7mm×(0.04～0.06)mm。雌虫大小2.2mm×(0.04～0.06)mm，虫体半透明，体表具细横纹，尾尖细，末端略呈锥形，口腔短，咽管细长，为体长的1/3～2/5。生殖器官为双管型，子宫前后排列，各含虫卵8～12个，单行排列。阴门位于距尾端1/3的腹面。

3. 虫卵　镜下形似钩虫卵，卵圆形，卵壳薄，大小为(50～70)μm×(30～40)μm，部分虫卵内含胚蚴。

4. 杆状蚴　头端钝圆，尾部尖细，长0.2～0.45mm，具双球型咽管（图2－20）。

5. 丝状蚴　虫体细长，大小为0.6～0.7mm，咽管约为体长的1/2，尾端分叉，生殖原基位于虫体后部。

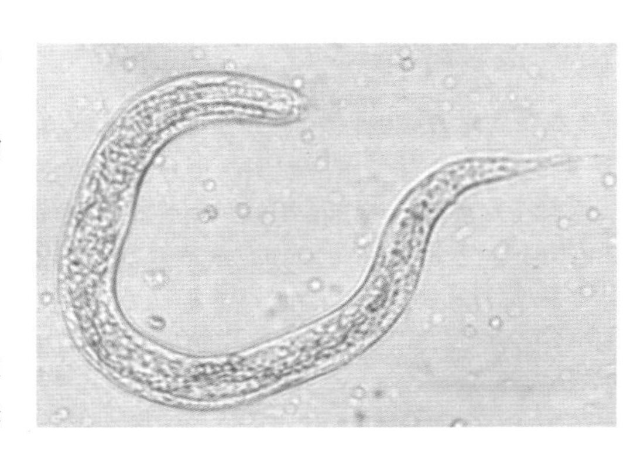

图2－20　粪类圆线虫杆状蚴

【实验步骤】

生理盐水直接涂片法：病原学检查方法。滴1滴生理盐水于洁净的载玻片上，取绿豆大小受检者新鲜粪便，在生理盐水中涂抹均匀。观察杆状蚴时，滴加卢氏碘液，虫体可呈棕黄色，结构更清晰。

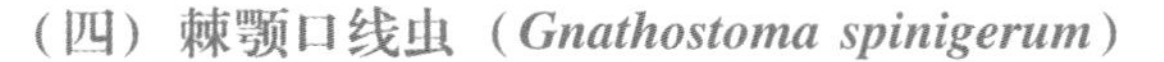

（四）棘颚口线虫（*Gnathostoma spinigerum*）

【要点解析】

1. 生活史　如图2－21所示。

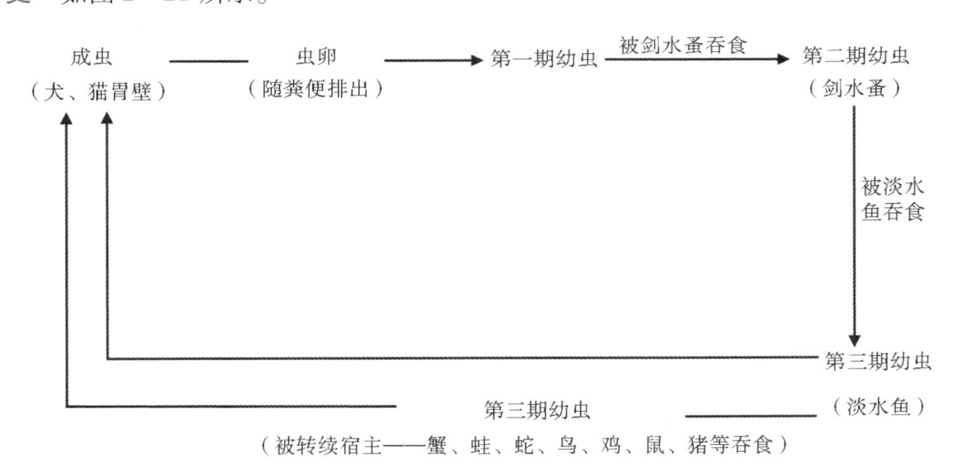

图2－21　棘颚口线虫生活史模式图

2. 要点

（1）宿主　人非本虫适宜的宿主，寄生于人体的虫体多为第三期幼虫或未完全性成熟的早期成虫。终宿主主要为犬和猫；第一中间宿主是剑水蚤；第二中间宿主是淡水鱼；转续宿主有蟹、蛙、蛇、鸟、龟、鸡、鼠、猪等。

（2）感染途径　食入含有活的感染期幼虫的鱼类，或生食含有第三期幼虫的猪和鸡等转续宿主肉类等。

（3）致病　引起的病变主要是由于虫体在移行时对全身各处，特别是皮肤、皮下组织和肌肉的损坏，形成以脓肿为中心的结节型损害，常见于胸、咽、面、腹、手及眼前房等处。虫体移行于皮肤的表皮和真皮之间时，引起匐行疹或皮下游走性包块。

（4）病原学检查　行外科手术从病变组织中检取虫体。

【实验示教与指导】

1. 成虫（液浸标本）　虫体粗大，圆柱形，两端略向腹面弯曲，色微红。雄虫长 11 ~ 25mm，雌虫长 25 ~ 54mm。

2. 成虫　镜下可见虫体前端略膨大呈球形，上有 4 ~ 8 环尖锐倒钩，口周围有 2 个明显而肥厚的唇，颈部狭窄。虫体前部和近尾端体表被有体棘。雄虫末端膨大成假交合伞，有 4 对有柄乳突；交合刺 1 对，不等长。雌虫阴门位于体中部偏后。

3. 虫卵　椭圆形，透明，黄棕色，一端有一透明塞，呈帽状突起，大小为(65 ~ 70) μm ×(38 ~ 40) μm，卵内含 1 ~ 2 个卵细胞。

4. 第三期幼虫　长约 4mm，头球有 4 环小钩，小钩基部椭圆形。

（五）东方毛圆线虫（*Trichostrongylus orientalis*）

【要点解析】

1. 生活史　如图 2 – 22 所示。

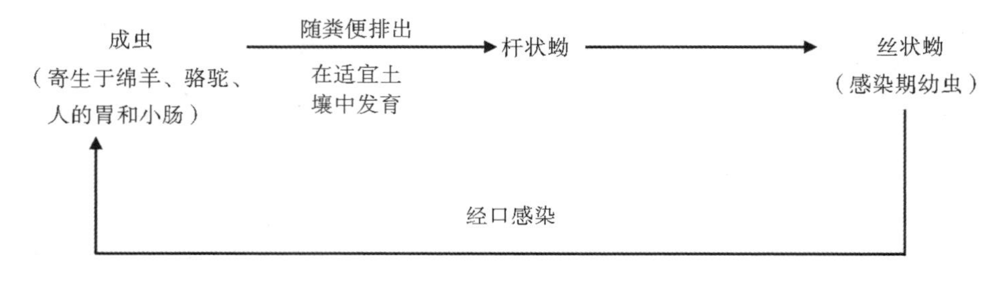

图 2 – 22　东方毛圆线虫生活史模式图

2. 要点

（1）宿主　东方毛圆线虫主要寄生于绵羊、骆驼等动物的胃和小肠，偶在人体寄生。

（2）体外发育　虫体在体外发育过程与钩虫相似。

（3）感染途径　生食或含吮丝状蚴污染的蔬菜、草叶感染，亦可饮用含丝状蚴的生水而感染。

（4）致病　本虫引起的病理改变不甚显著，腹痛症状一般较明显。因常与钩虫感染混合存在，难以判断患者症状（如贫血）是否由本虫引起。

（5）病原学检查　以粪便中查见虫卵为准，常用饱和盐水浮聚法，注意与钩虫卵鉴别。亦可用培养法查丝状蚴，注意与钩虫和粪类圆线虫的丝状蚴相区别。

微课/视频 7

【实验示教与指导】

1. 成虫　纤细，无色透明，口囊不显著，咽管圆柱状。雄虫大小为(4.3 ~ 5.5) mm ×(0.072 ~ 0.079) mm，尾端具交合伞，有 1 对交合刺，末端有小钩。雌虫大小为(5.5 ~ 6.5) mm × 0.07mm，阴门位于体后 1/6，子宫内含卵 5 ~ 16 个。

2. 虫卵　长圆形，透明，大小为(80 ~ 100) μm ×(40 ~ 47) μm，似钩虫卵而略长，一端较尖，新鲜粪便中的虫卵内含 10 ~ 20 个卵细胞。

（六）艾氏小杆线虫（*Rhabditis axei*）

【要点解析】

1. 生活史　如图 2－23 所示。

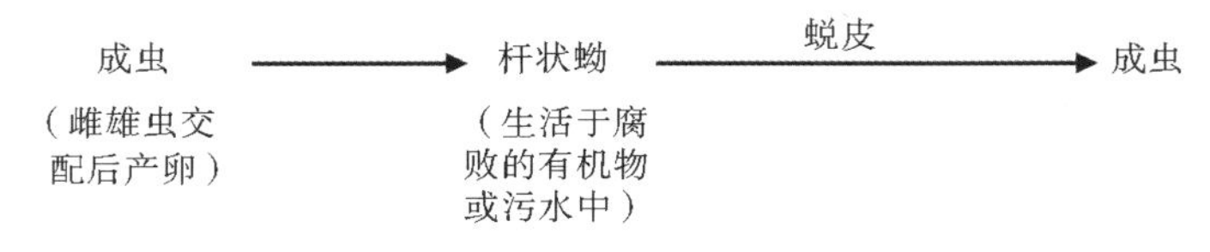

图 2－23　艾氏小杆线虫生活史模式图

2. 要点

（1）生活史　本虫主要营自生生活，常出现于污水及腐败植物中，偶可寄生于人体。

（2）感染途径　可能是经消化道或经泌尿道上行感染。如在污水中游泳、捕捞水产品而接触水或误饮污水，使幼虫侵入人体。

（3）致病　本虫侵入消化系统，可引起腹痛、腹泻；侵入泌尿系统可引起发热、腰痛、血尿、尿频、尿急或尿痛等症状，肾实质受损时可出现下肢水肿和阴囊水肿、乳糜尿等。

（4）病原学检查　在尿液的沉淀物或粪便中发现虫体或虫卵时，作为确诊本病的依据。

【实验示教与指导】

1. 成虫　镜下可见虫体纤细，圆柱状，体表光滑。食管呈杆棒状，前、后各有 1 个咽管球，尾部尖长如针状。雄虫长约 1.2mm，雌虫长约 1.5mm，生殖器官为双管型。

艾氏小杆线虫成虫与粪类圆线虫易混淆，鉴别要见表 2－4。

表 2－4　艾氏小杆线虫和粪类圆线虫成虫的鉴别要点

鉴别要点	艾氏小杆线虫	粪类圆线虫
食管球	前后 2 个	仅后端 1 个
食管长度	占虫体长的 1/5～1/4	占虫体长的 1/3～2/5
雄虫末端	极尖细而长，呈针状	稍尖，呈圆锥状

2. 虫卵　长椭圆形，大小为(48～52)μm×(28～32)μm，无色透明，壳薄而光滑，与卵细胞之间有透明的间隙。虫卵与钩虫卵相似，注意鉴别。

（七）美丽筒线虫（*Gongylonema pulchrum*）

【要点解析】

1. 生活史　如图 2－24 所示。

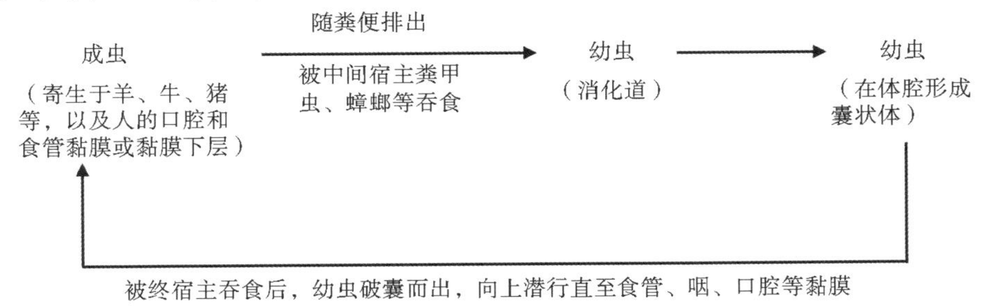

图 2－24　美丽筒线虫生活史模式图

2. 要点

（1）宿主　本虫主要寄生于哺乳动物（特别是反刍动物）口腔与食管，偶可寄生人体。终宿主是羊、牛、猪等。中间宿主是粪甲虫、蟑螂等。

（2）感染阶段　幼虫（形成囊状体）。

（3）感染途径　食入含活幼虫的昆虫。

（4）致病　虫体移动快，在上下唇、舌、颊、颚、牙龈、咽喉和食管处寄生，患者可有痒感、刺痛感、麻木感、虫样蠕动感以及异物感和肿胀感。

（5）病原学检查　检查黏膜病变可疑处，以针挑破黏膜，取出虫体镜检即可确诊。

【实验示教与指导】

1. 成虫　乳白色，细长如线状，体表有明显横纹，虫体前部表皮有许多大小不等、形状各异的角质突纵行排列。口小，有头乳突，前端两侧有1对颈乳突，其后为波浪状的侧翼。在反刍动物体内寄生者，雄虫大小为(21.5～62)mm×(0.1～0.3)mm，雌虫大小为(32～100)mm×(0.2～0.5)mm。寄生于人体的雄虫大小约25.16mm×0.2mm，雌虫大小约52.09mm×0.33mm。雄虫尾部有较宽的膜状尾翼，两侧不对称，交合刺2根，大小不等，形状各异。雌虫尾端呈钝锥状，略向腹面弯曲，成熟雌虫子宫内充满含幼虫的虫卵。

2. 虫卵　椭圆形，大小为(46～61)μm×(29～38)μm，无色透明，壳厚，卵内含发育的幼虫。

（王小莉）

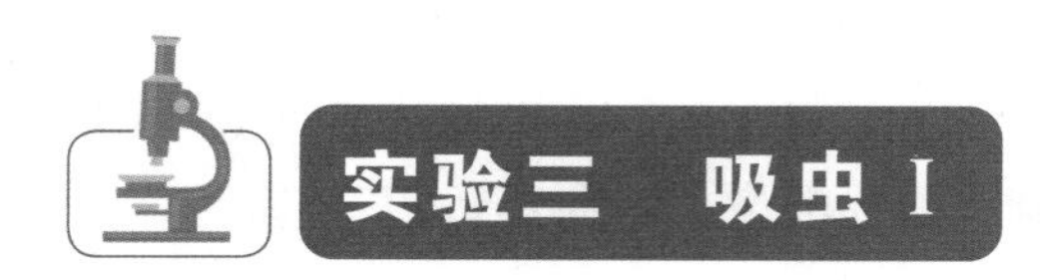

PPT

实验三　吸虫 I

一、华支睾吸虫（*Clonorchis sinensis*）

【实验目的】

1. 准确认识华支睾吸虫虫卵、成虫及成虫寄生部位和致病特点等。
2. 能独立运用生理盐水涂片法检查华支睾吸虫虫卵。
3. 能运用病原学、免疫学等方法诊断华支睾吸虫病。
4. 通过比较不同诊断方法的优缺点，培养辩证思维和独立思考的能力。

【要点解析】

1. 生活史　如图2－25所示。

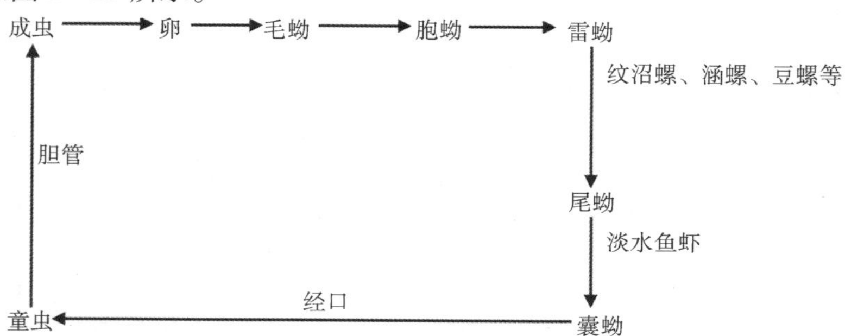

图2－25　华支睾吸虫生活史模式图

2. 要点

（1）宿主　终宿主：人、猫、犬、猪等。第一中间宿主：纹沼螺、涵螺和豆螺等淡水螺类。第二中间宿主：淡水鱼、虾。

（2）感染阶段　囊蚴。

（3）感染途径　经口感染。

（4）寄生部位　成虫主要寄生在终宿主的肝胆管内。

（5）致病阶段　童虫、成虫。

（6）病原学检查　虫卵、成虫。

【实验示教与指导】

1. 成虫

（1）瓶装浸制标本　虫体细长，形似葵花籽仁，背腹扁平，前端稍窄，后端钝圆；大小一般为(10～25)mm×(3～5)mm；灰白色，半透明。子宫充满虫卵，颜色较深，隐约可见。

微课/视频 8

（2）染色玻片标本　①口吸盘位于虫体前端，腹吸盘略小于口吸盘，位于虫体前端1/5处。②肠支从食管后分两支，沿左、右两侧平直延伸至虫体后端，末端为盲端。③两个分支状睾丸前后排列，位于虫体后部1/3处；睾丸前端有一个卵圆形的受精囊；虫体两侧在腹吸盘和受精囊之间有滤泡状卵黄腺；受精囊前有边缘呈分叶状的卵巢，输卵管远端为卵模；管状子宫从卵模开始盘旋向上，开口于腹吸盘前缘的生殖腔（图2－26）。

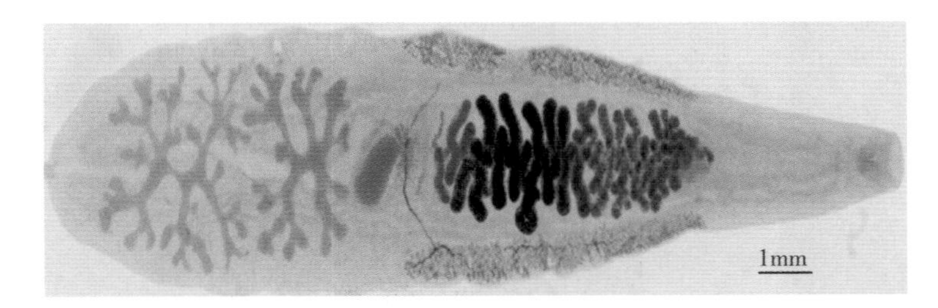

图2－26　华支睾吸虫成虫（盐酸卡红染色）

2. 虫卵（玻片标本）　①形状：成熟虫卵呈芝麻状。②大小：平均29μm×17μm。③颜色：淡黄色。④卵壳特点：卵盖位于较窄的一端，与卵壳交界处增厚形成肩峰，另一端有小疣状突起。⑤卵内含物：内含结构清晰的毛蚴，毛蚴与卵壳间常见圆形小泡（图2－27）。

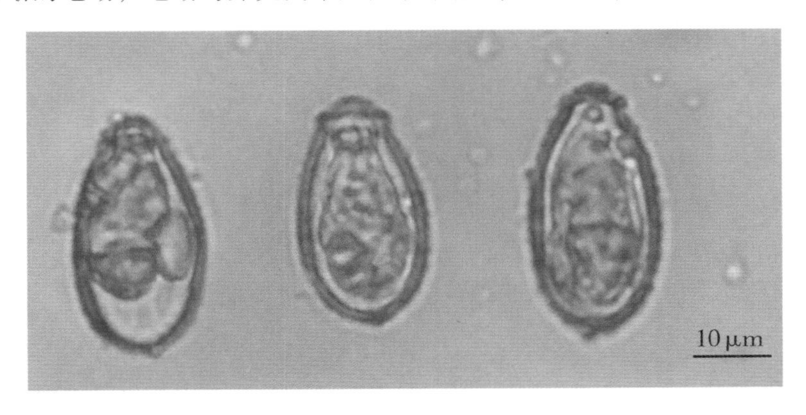

图2－27　华支睾吸虫虫卵（×400）

3. 囊蚴　圆形或椭圆形，平均大小为(121～150)μm×(85～140)μm；囊壁透明，分为两层，外层较厚；活囊蚴迂曲于囊壁内，不断做旋转运动，可见折光性强的口、腹吸盘；成熟囊蚴含有棕黑色、卵圆形的排泄囊，直径约占囊蚴的1/3（图2－28）。

微课/视频9

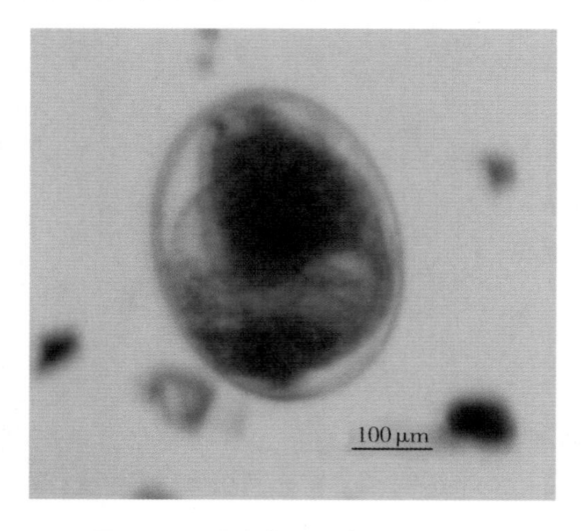

图2－28　华支睾吸虫囊蚴（×400）

4. 中间宿主　第一中间宿主为小型的淡水螺，分布最广、最重要的有纹沼螺、长角涵螺、赤豆螺；第二中间宿主是淡水鱼、虾。麦穗鱼等小型野生鱼类感染率较高。

5. 华支睾吸虫病动物模型　①成虫在肝胆管内寄生情况；②管周和汇管区纤维化及肝实质纤维化；③胆管上皮细胞腺瘤样增生；④肝脏脂肪性肉芽肿结节（图2－29）。

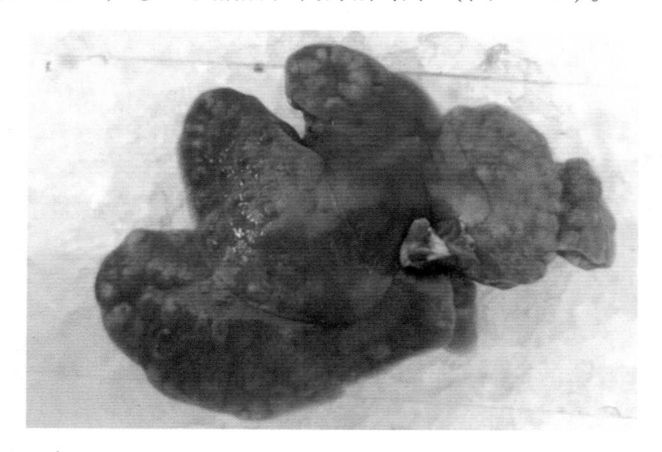

图2－29　华支睾吸虫感染豚鼠10周后肝脏大体病变

【实验步骤】

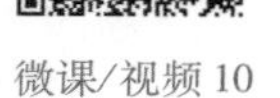
微课/视频10

微课/视频11

1. 虫卵检查直接涂片法　取少许粪便或十二指肠引流液置于洁净载玻片上，加小滴生理盐水涂布均匀，轻轻加上盖玻片，依次用低倍镜和高倍镜观察。

2. 免疫学检测　ELISA检测华支睾吸虫IgG抗体见综合性实验部分。

【实验结果】

1. 虫卵检查结果见本节中描述的华支睾吸虫虫卵特征。
2. ELISA免疫学检测结果见综合性实验部分。

【注意事项】

1. 华支睾吸虫虫卵较小，应仔细观察。观察时，注意虫卵要与灵芝孢子、猫后睾吸虫卵、异形吸虫卵、横川后殖吸虫卵等鉴别区分。

2. 虫卵标本固定后，由于放置时间久可能会导致卵内毛蚴死亡钙化，观察不到清晰的毛蚴结构。

3. 若直接涂片法结果阴性，建议采用粪便浓集法进行复检。

4. 第一中间宿主为豆螺，应注意与其他人体寄生吸虫的螺类中间宿主进行比较鉴别。

【实验报告】

1. 绘制华支睾吸虫虫卵图，并标出主要结构。

2. 标注华支睾吸虫成虫的形态结构名称。

二、卫氏并殖吸虫（*Paragonimus westermani*）

【实验目的】

1. 准确认识卫氏并殖吸虫虫卵、成虫及其成虫的寄生部位、致病特点等。

2. 能独立运用直接涂片法和集卵法检查粪便或痰液中卫氏并殖吸虫虫卵。

3. 能运用病原学、免疫学等方法综合诊断卫氏并殖吸虫病。

4. 比较不同虫卵检查方法的优缺点，培养辩证思维和独立思考的能力。

【要点解析】

1. 生活史　如图 2－30 所示。

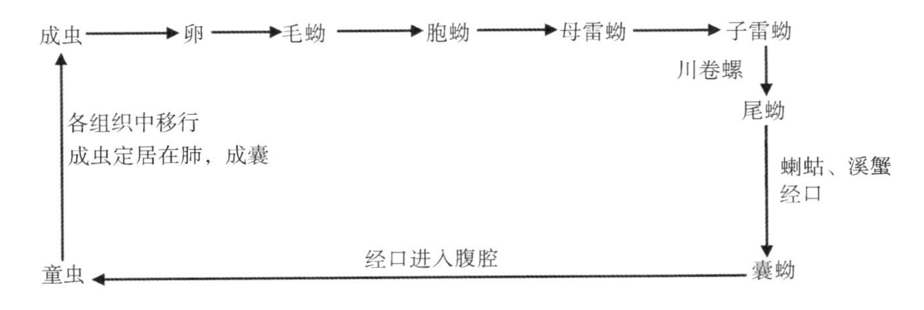

图 2－30　卫氏并殖吸虫生活史模式图

2. 要点

（1）宿主　终宿主：人、犬、猫、虎等；第一中间宿主：川卷螺；第二中间宿主：淡水蟹、蝲蛄等。

（2）感染阶段　囊蚴。

（3）感染途径　经口感染。

（4）致病阶段　成虫、幼虫。

（5）病原学检查　经痰液或经粪便排出的虫卵。

【实验示教与指导】

1. 成虫

（1）瓶装浸制标本　虫体椭圆形，呈半粒黄豆状，虫体肥厚，背面略隆起，腹面扁平；大小一般为(7.5～12)mm×(4～6)mm；灰白色，半透明。

（2）染色玻片标本　①口、腹吸盘大小相等，腹吸盘位于虫体中部的体中横线前。②两支单管型肠管沿虫体两侧形成3～4个弯曲达到虫体后端，末端为盲端。③两个指状分支睾丸左右并列于虫体后部1/3处；分叶状的卵巢与盘旋成团的子宫左右并列于虫体中部，子宫内充满虫卵。

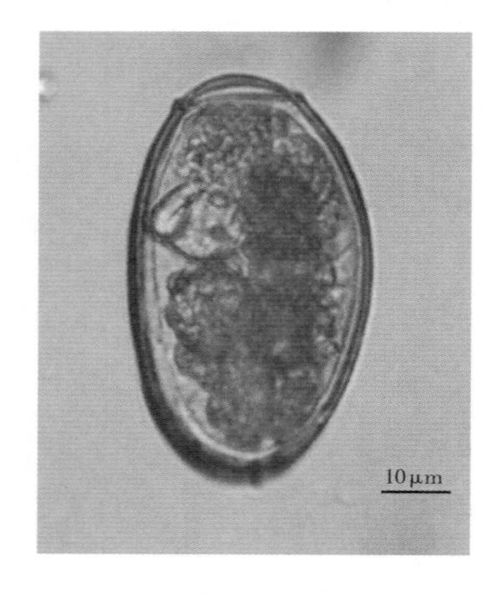

图2－31　卫氏并殖吸虫卵（×400）

2. 虫卵（玻片标本）　①形状：长椭圆形，不规则。②大小：平均（80～118）μm×（48～60）μm。③颜色：金黄色；④卵壳特点：厚薄不均，卵盖大，常倾斜，有的虫卵卵盖已脱落。⑤卵内含物：未分裂的1个卵细胞和十多个卵黄细胞（图2－31）。

3. 囊蚴　圆球形或椭圆形，平均直径400μm；乳白色；内外两层囊壁，外薄内厚；内含一个卷曲的幼虫，两侧可见波浪状肠管，中央是充满黑色颗粒的大排泄囊。

4. 中间宿主（示教）　第一中间宿主为川卷螺，中等大小，壳高10～20mm，壳质坚硬，塔锥形，具6～7个螺层，壳顶常残缺不齐，呈黄褐色、褐色或黑色。第二中间宿主为溪蟹、蝲蛄等。

【实验步骤】

1. 虫卵检查

（1）直接涂片法　在洁净载玻片上滴加1滴生理盐水，取少许咳出的带铁锈色的痰液涂布均匀，加上盖片，依次用低倍镜和高倍镜观察。

（2）虫卵浓集法　收集患者24小时的痰液，倾入量杯中，加等体积10% NaOH溶液，摇匀，静置6～8小时，倾去上清液，取沉渣镜检。

2. 免疫学检测　ELISA见综合性实验部分。

【实验结果】

1. 虫卵检查结果　见本实验中描述的卫氏并殖吸虫虫卵特征。

2. ELISA免疫学检测结果　见综合性实验部分。

【注意事项】

1. 虫卵标本固定后，由于放置时间久可能会导致卵内卵细胞和卵黄细胞钙化，观察不到清晰的卵细胞和卵黄细胞。

2. 卫氏并殖吸虫虫卵卵盖有时会脱落，导致虫卵变形，内容物丢失。

3. 第一中间宿主为川卷螺，应注意与其他人体寄生吸虫的螺类中间宿主进行比较鉴别。

【实验报告】

1. 绘制卫氏并殖吸虫虫卵图，并标出主要结构。
2. 标注卫氏并殖吸虫成虫形态结构名称。

三、布氏姜片吸虫（*Fasciolopsis buski*）

【实验目的】

1. 准确认识布氏姜片吸虫虫卵、成虫及其成虫的寄生部位、致病特点等。
2. 能独立运用生理盐水法和集卵法检查布氏姜片吸虫虫卵。
3. 能运用病原学、免疫学等综合诊断布氏姜片吸虫病。
4. 比较不同虫卵检查方法的优缺点，培养辩证思维和独立思考的能力。

【要点解析】

1. 生活史 如图 2－32 所示。

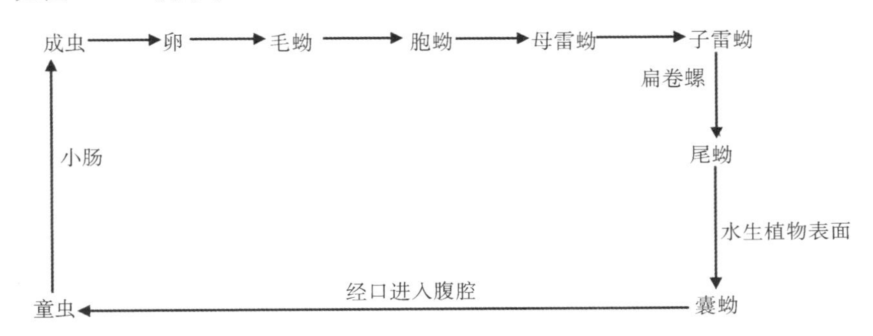

图 2－32 布氏姜片吸虫生活史模式图

2. 要点

（1）宿主 终宿主：人、猪。中间宿主：扁卷螺。媒介：水生植物。

（2）感染阶段 囊蚴。

（3）感染途径 经口感染。

（4）致病阶段 成虫。

（5）病原学检查 虫卵、成虫。

【实验示教与指导】

1. 成虫

（1）瓶装浸制标本 ①形状：虫体长椭圆形，形似姜片，虫体肥厚，前窄后宽，背腹扁平。②虫体大小：(20～75)mm×(8～20)mm×(0.5～3)mm。③颜色：灰褐色。④口吸盘小，位于虫体前端。⑤腹吸盘大，靠近口吸盘后方，肌肉发达，呈漏斗状，肉眼可见（图 2－33，图 2－34）。

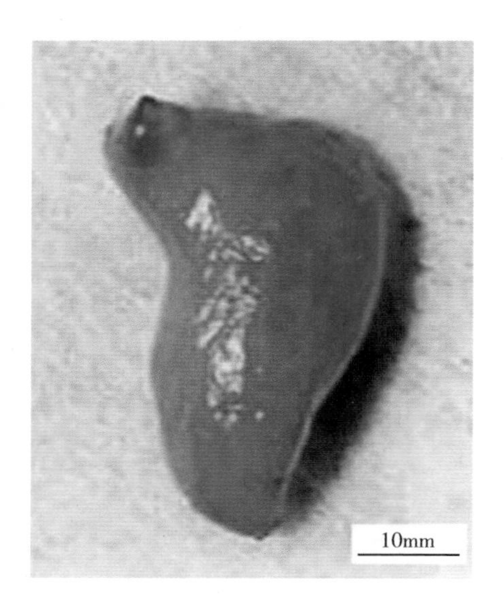

图 2－33　布氏姜片吸虫成虫（活体）

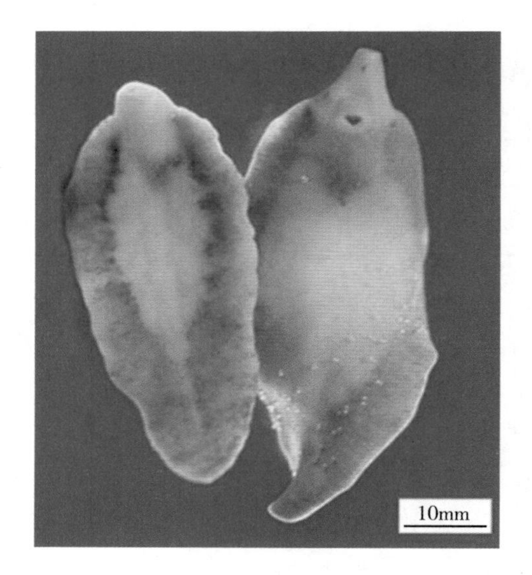

图 2－34　布氏姜片虫成虫（死后虫体）

（2）染色玻片标本　①两肠支呈波浪状弯曲，向后延伸至虫体末端，以盲端终。②两个睾丸呈珊瑚状高度分枝，前后排列于虫体后半部。③卵巢位于睾丸前，呈佛手状，子宫盘旋在卵巢和腹吸盘之间（图 2－35）。

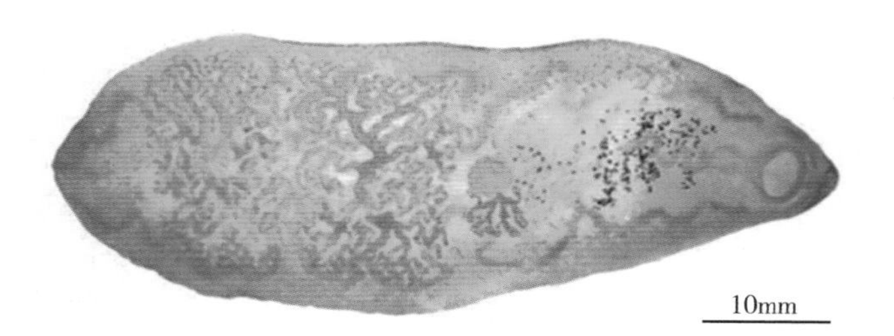

图 2－35　布氏姜片吸虫成虫染色标本（盐酸卡红染色）

2. 虫卵（玻片标本）　①形状：长椭圆形。②大小：为人体常见蠕虫卵最大者，平均（130～140）μm ×（80～85）μm。③颜色：淡黄色。④卵壳特点：薄，卵盖不明显。⑤卵内含物：未分裂的 1 个卵细胞和 20～40 个卵黄细胞（图 2－36）。

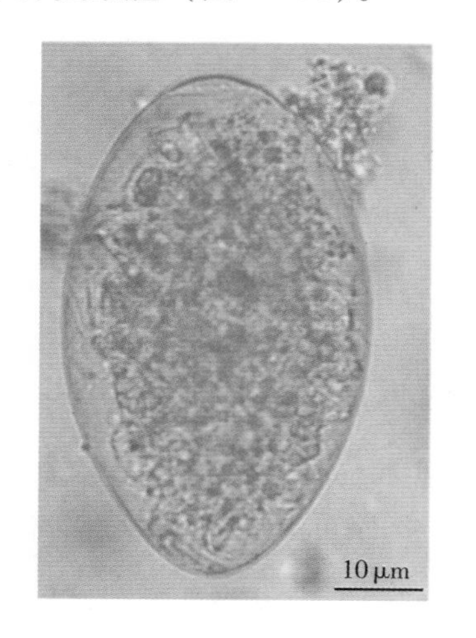

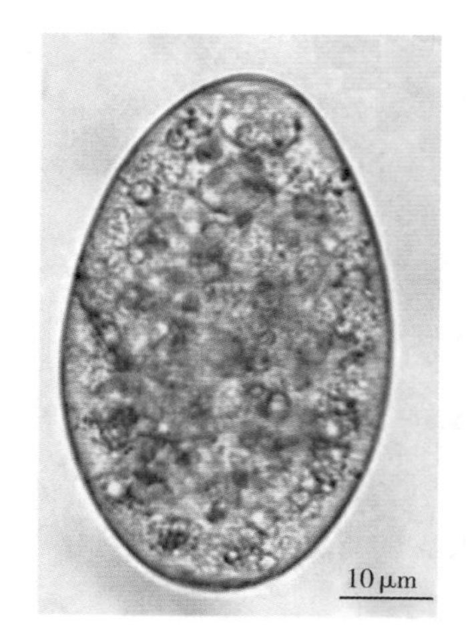

图 2－36　布氏姜片吸虫虫卵（×400）

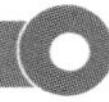

3. 中间宿主（示教）　中间宿主为扁卷螺，扁圆盘状，右旋、壳光滑，成螺直径不超过 10mm，厚度不超过 4mm，褐色或红褐色。

4. 植物媒介　水生植物，如荸荠、菱角、茭白等。

【实验步骤】

虫卵检查　直接涂片法：在洁净载玻片上滴加 1 滴生理盐水，取少许粪便涂布均匀，加上盖片，依次用低倍镜和高倍镜观察。

【实验结果】

虫卵检查结果：见本节中描述的布氏姜片吸虫虫卵特征。

【注意事项】

1. 虫卵标本固定后，由于放置时间久可能会导致卵内卵细胞和卵黄细胞钙化，观察不到清晰的卵细胞和卵黄细胞。
2. 布什姜片虫虫卵卵盖有时会脱落，导致虫卵变形，内含物丢失。
3. 中间宿主为扁卷螺，应注意与其他人体寄生吸虫的螺类中间宿主进行比较鉴别。

【实验报告】

1. 绘制布氏姜片吸虫虫卵图，并标出主要结构。
2. 标注布氏姜片吸虫成虫形态结构名称。

四、肝片形吸虫（*Fasciola hepatica*）

【实验目的】

1. 准确认识肝片形吸虫虫卵、成虫的形态特征及其成虫的寄生部位、致病特点等。
2. 能独立运用生理盐水涂片法检查肝片形吸虫虫卵。
3. 能运用病原学、免疫学等方法综合诊断肝片形吸虫病。
4. 比较不同诊断方法的优缺点，培养辩证思维和独立思考的能力。

【要点解析】

1. 生活史　如图 2－37 所示。

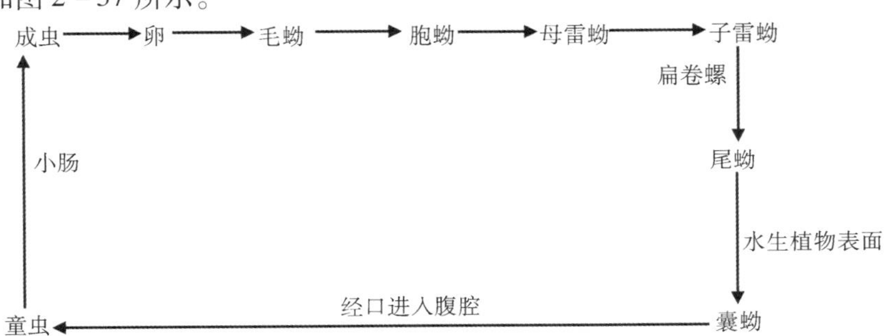

图 2－37　肝片形吸虫生活史模式图

2. 要点

（1）宿主　终宿主：人、牛、羊。中间宿主：椎实螺（截口土蜗最为重要）。媒介：水生植物。

（2）感染阶段　囊蚴。

（3）感染途径　经口感染。

（4）致病阶段　成虫。

（5）病原学检查　虫卵、成虫。

【实验示教与指导】

1. 肝片形吸虫成虫

（1）瓶装浸制标本　虫体形状、大小、颜色与布氏姜片吸虫非常相似。主要形态特征：虫体前端有突出的头锥，腹吸盘不及姜片虫发达。

（2）染色玻片标本　①肠支有很多分支，呈树枝状；②2个睾丸呈珊瑚状高度分枝，前后排列于虫体中部（图2－38）。

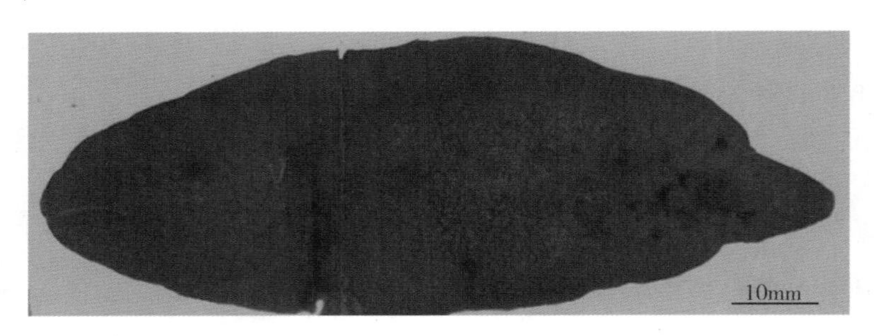

图2－38　肝片形吸虫成虫（盐酸卡红染色）

2. 肝片形吸虫虫卵（玻片标本）　与姜片虫虫卵相似，卵壳薄，分两层，一端有一小盖，不明显。卵内充满卵黄细胞，卵细胞不明显（图2－39）。

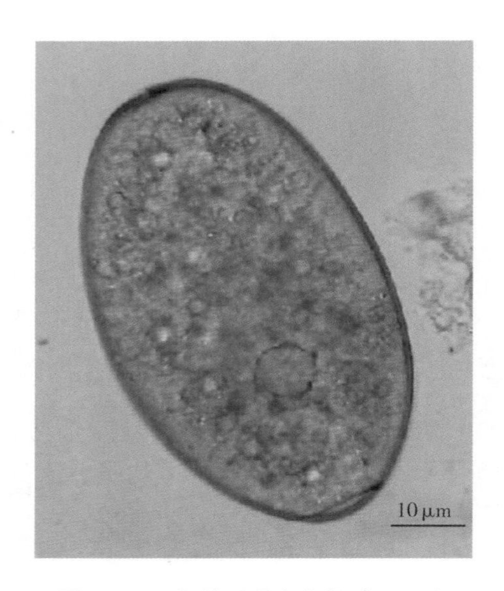

图2－39　肝片形吸虫虫卵（×400）

3. 中间宿主（示教）　中间宿主椎实螺类，已记载7个属26种可作为中间宿主，以截口土蜗最为重要，壳较薄，稍透明，无厣。

4. 媒介　水生植物。

【实验步骤】

1. 虫卵检查　直接涂片法：在洁净载玻片上滴加1滴生理盐水，取少许粪便涂布均匀，加上盖片，依次用低倍镜和高倍镜观察。

2. 免疫学检测　ELISA、IHA和IFA检测患者血清中特异性抗体有较高的敏感性，但与其他吸虫有较多的共同抗原，交叉反应显著。

【实验结果】

1. 虫卵检查结果　见本节中描述的肝片形吸虫虫卵特征。

2. 免疫学检测结果　见综合性实验部分。

【注意事项】

1. 虫卵标本固定后，由于放置时间久可能会导致卵内卵细胞和卵黄细胞钙化，观察不到清晰的卵细胞和卵黄细胞。

2. 肝片形吸虫虫卵卵盖有时会脱落，导致虫卵变形，内容物丢失。

3. 中间宿主为截口土蜗，应注意与其他人体寄生吸虫的螺类中间宿主进行比较鉴别。

【实验报告】

1. 绘制肝片形吸虫虫卵图，并标出主要结构。

2. 标注肝片形吸虫成虫形态结构名称。

（颜　超）

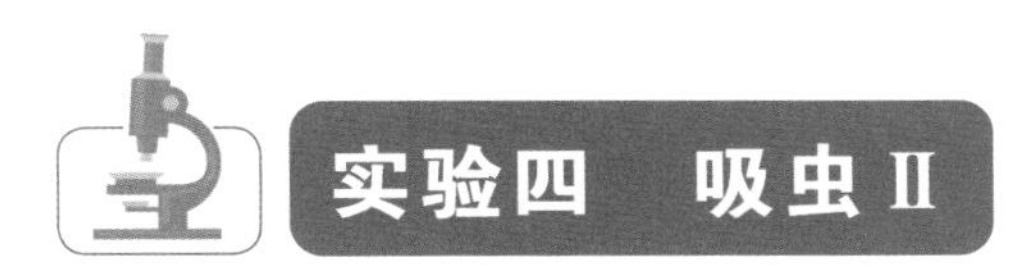

日本血吸虫（*Schistosoma japonicum*）

【实验目的】

1. 正确认识与日本血吸虫感染、致病、诊断有关的各阶段虫期的形态特征。

2. 能运用病原学和免疫学检测方法诊断日本血吸虫病。

3. 能分析不同时期（急性、慢性或晚期）血吸虫病诊治原则和方法。

4. 通过日本血吸虫病的主要致病及对人体的危害，领会我国血吸虫病的防治成就。

【要点解析】

1. 生活史　如图2－40所示。

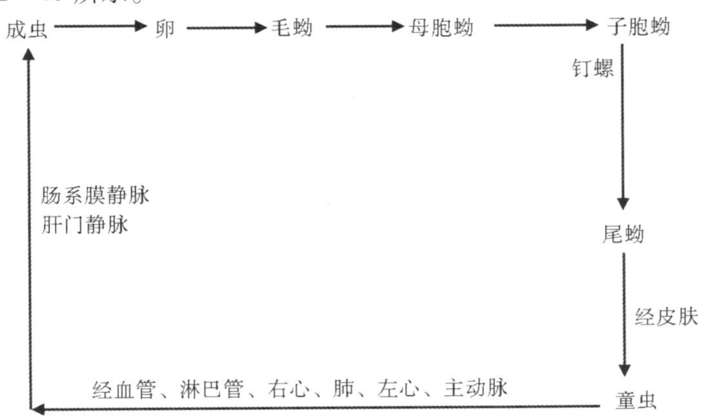

图2－40　日本血吸虫生活史模式图

2. 要点

（1）宿主　终宿主：人和多种哺乳动物。唯一中间宿主：湖北钉螺。

（2）感染阶段　尾蚴。

（3）感染途径　经皮肤感染。

（4）寄生部位　成虫主要寄生于门静脉－肠系膜静脉系统。

（5）致病阶段　日本血吸虫尾蚴、童虫、成虫和虫卵均可对宿主造成损害，但主要致病阶段是虫卵，虫卵沉积在肝脏、结肠等组织内，通过可溶性虫卵抗原（SEA）诱发虫卵肉芽肿导致肝、肠等脏器病变。

（6）虫卵去向　雌虫产卵一部分沉积于肠壁小静脉，一部分随血流经门静脉冲至肝脏等脏器。沉积在肠壁的虫卵内毛蚴分泌物透过卵壳，引发虫卵周围组织和血管壁炎症坏死，随后虫卵可随破溃肠黏膜组织落入肠腔，随粪便排出体外。

（7）病原学检查　粪便直接涂片或毛蚴孵化法是诊断该病的“金标准”。

（8）免疫学检测　血清抗体检测是主要免疫学诊断方法，包括环卵沉淀试验（COPT）、间接血凝试验（IHA）和ELISA等；循环抗原检测可确定现症感染，但抗原含量很低，一般难以检出。

【实验示教与指导】

1. 成虫

（1）瓶装浸制标本　①虫体外形似线虫，呈圆柱状。雄虫较粗短，长10～20mm，宽0.50～0.55mm，背腹扁平，乳白色；雌虫细长，长12～28mm，宽0.10～0.30mm，暗褐色。②雌雄成虫呈合抱状态：雌虫居于雄虫的抱雌沟内。

（2）染色玻片标本　①雄虫口、腹吸盘位于虫体前端，腹吸盘下方虫体身体变扁阔并向腹面内卷曲成沟状，称为抱雌沟；②雄虫睾丸位于腹吸盘下方，7个呈串珠状排列；③雌虫卵巢位于虫体中部，呈长椭圆形，不分叶（图2－41）。

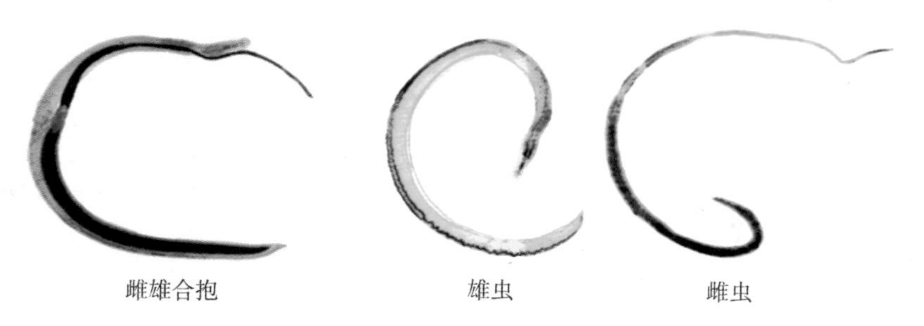

图2－41　日本血吸虫成虫（染色玻片标本）

2. 虫卵（玻片标本）　①形状：成熟虫卵呈椭圆形。②大小：89μm×67μm。③颜色：淡黄色。④卵壳：透明，中等偏薄，无卵盖，一侧有一小棘，表面常附着坏死组织残留物。⑤卵内容物：内含一被胚膜裹着的梨形毛蚴（图2－42）。

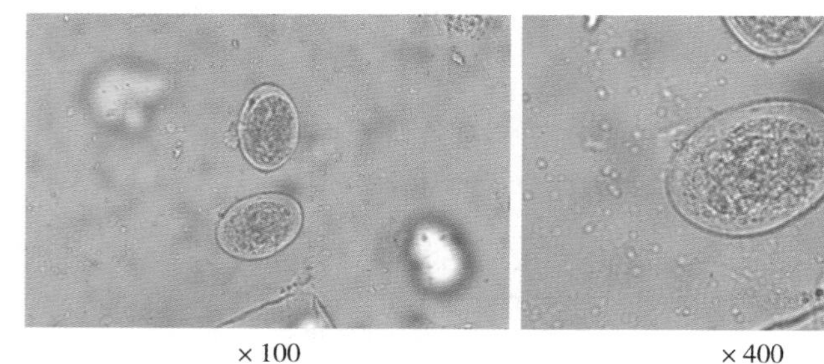

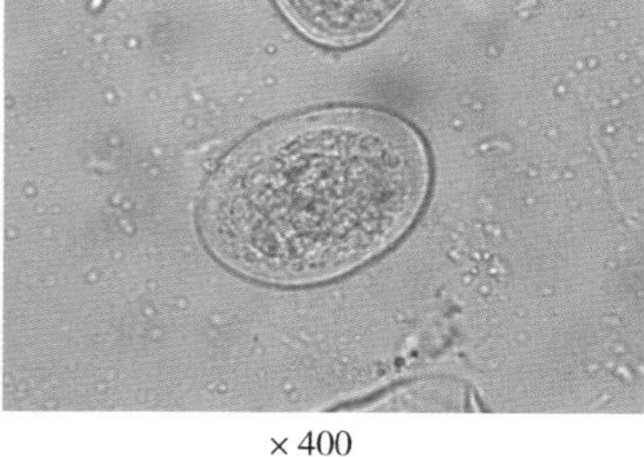

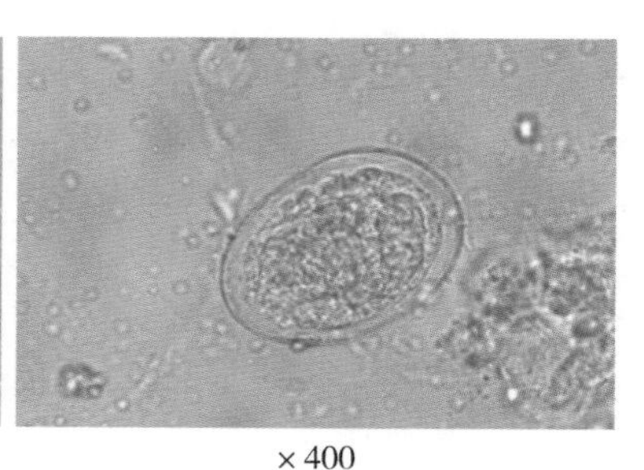

图2－42　日本血吸虫虫卵（玻片标本，显微镜下）

3. 毛蚴　①染色标本（图2－43）：呈梨形，周身被纤毛，前端有一顶腺，两侧各有一侧腺。②毛蚴孵化试验观察活毛蚴：取含活毛蚴的三角烧瓶置于黑色背景处，肉眼或放大镜即可查见接近水面快速运动的灰白色小点，即毛蚴，其运动特点为常朝一个方向做快速且匀速直线运动，碰壁后折回。

4. 尾蚴　①染色标本（图2－44）：虫体分体部和尾部，尾部又分为尾干和尾叉两部分。②观察活尾蚴：尾部扭曲挥动，体部浮贴于水面，尾部悬于水面下并向前弯曲，体态稍呈逗点状。

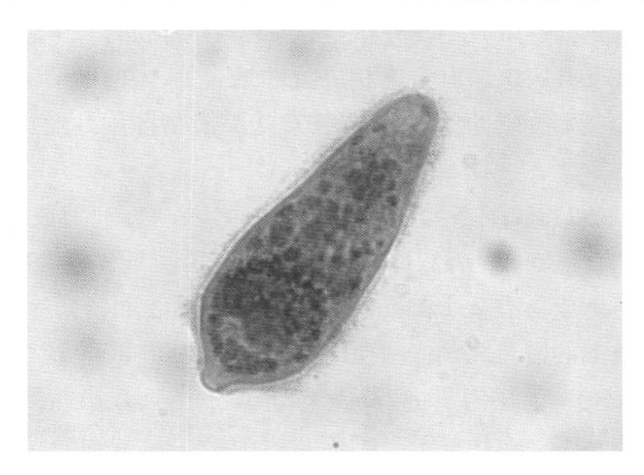

图2－43　日本血吸虫毛蚴（染色标本，×400）

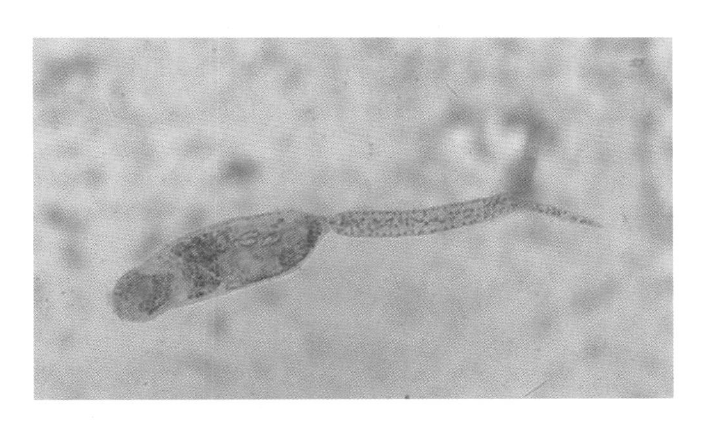

图2－44　日本血吸虫尾蚴（染色标本，×400）

5. 中间宿主　湖北钉螺（*Oncomelania hupenesis*）。①螺壳小呈圆锥形，长约10mm，宽3～4mm，有6～8个右旋螺层。②壳口呈卵圆形，外缘背侧有一粗的隆起称唇嵴，有厣。③平原地区的钉螺螺壳表面有纵肋，称为肋壳钉螺；山丘地区钉螺表面光滑，称为光壳钉螺。

6. 日本血吸虫病动物模型（兔或小鼠）　①解剖日本血吸虫感染小鼠或病兔，观察成虫在门静脉或肠系膜静脉内寄生情况。②肝脏和肠壁上肉眼可见白色虫卵肉芽肿结节。

微课/视频12

7. 日本血吸虫病病理标本　肝脏和肠，肉眼观察病变情况。

8. 日本血吸虫病病理切片　①肝组织肉芽肿病变情况，可见在门静脉分支远端或肝窦内成簇分布的虫卵；②虫卵周围的细胞浸润，可见大量嗜酸性粒细胞；③显微镜下观察肠壁中虫卵形态及排列特征。

【实验步骤】

1. 病原学检查

（1）直接涂片法　取少许福尔马林固定的虫卵悬液置于洁净载玻片上，轻轻加上盖玻片，依次用低倍镜和高倍镜观察。

（2）肝、肠组织压片　自实验感染动物模型病兔或小鼠肝脏表面剪取白色结节，置于洁净载玻片上，用盖玻片轻轻压平，低倍镜下观察虫卵和虫卵肉芽肿形态。

（3）沉淀孵化法　沉淀浓集法和毛蚴孵化法联合应用（见综合性实验部分）。

2. 免疫学检测（IHA、ELISA 见综合性实验部分）　环卵沉淀试验（circumoral precipitin test，COPT）是血吸虫病血清学检测的常用方法，其基本原理为抗原抗体反应。成熟虫卵中的毛蚴分泌、排泄物（SEA）与血吸虫病患者血清中相应抗体结合后，在虫卵周围形成特异性免疫复合物沉淀，显微镜下呈折光性的泡状、块状或条索状黏附物即阳性反应。常用的 COPT 有双面胶纸条法和蜡封片法。

微课/视频 13

（1）双面胶纸条法　①取双面胶纸条（厚度约 300μm）一块，裁剪成 50mm × 23mm 长条，用打孔器打两个相距 8mm 的圆孔（直径 16mm）。双面胶纸条一面有覆盖纸，将含有 50 个圆孔的胶纸条卷成一卷，备用。②取双面胶纸条，剪成含有 2 个圆孔的胶纸条，将粘胶面紧贴在洁净载玻片上，使其与玻片紧密粘牢。③揭去双面胶纸条上的覆盖纸，在圆孔内加入干卵 100 ~ 150 个，然后用定量移液器加入受检者血清 50μl，将血清与干卵混匀。④用镊子将 22mm × 22mm 的盖玻片小心覆盖在圆孔上，并在盖玻片四角稍加压力，使其与胶纸粘牢。将标本片置于 37℃湿盒内经 48 ~ 72 小时孵育后，观察反应结果。

（2）蜡封片法　①用棉签或毛笔蘸取熔化的石蜡，在洁净的载玻片上划 2 条与其长轴垂直的平行线（相距约 20mm），再划 2 条竖线使成正方形。在其间滴加受试者血清 50 ~ 80μl（血清如无溶血及污染，在冰箱保存 10 天对试验无影响）。②用细针挑取血吸虫干卵 100 ~ 150 个加入血清中混匀（虫卵过多或过少都会影响结果）。③覆盖 24mm × 24mm 的盖玻片，四周用石蜡密封（防止蒸发及细菌繁殖），37℃孵育 48 ~ 72 小时，显微镜下观察结果。

【实验结果】

COPT 典型的阳性反应为泡状、指状、片状或细长卷曲状的折光性沉淀物，边缘整齐，与卵壳牢固粘连。对阳性者观察 100 个卵，计算环沉率及反应强度比例（图 2 - 45）。凡环沉率≥5% 者为阳性，1% ~4% 者为弱阳性。环沉率在治疗上具有参考意义。COPT 结果判断见表 2 - 5。

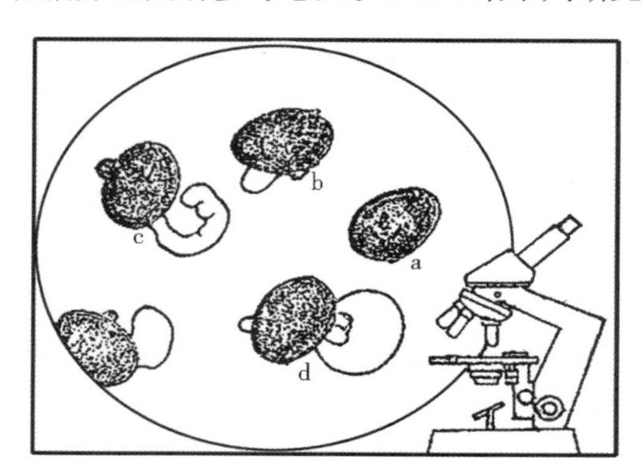

图 2 - 45　日本血吸虫环卵沉淀试验

表 2 - 5　日本血吸虫环卵沉淀试验结果判断

结果判断	镜下所见	结果说明
-	虫卵周围无沉淀物或仅出现直径小于 10μm 的泡状沉淀物者（a）	阴性
+	虫卵外周出现泡状沉淀物，累计面积小于虫卵面积的 1/2；或呈指状的细长卷曲样沉淀物，不超过虫卵的长径（b）	阳性

续表

结果判断	镜下所见	结果说明
＋＋	虫卵外周出现泡状沉淀物的面积大于虫卵面积的1/2；或细长卷曲样沉淀物相当或超过虫卵的长径（c）	中度阳性
＋＋＋	虫卵外周出现沉淀物的面积大于虫卵本身面积；或细长卷曲样沉淀物相当或超过虫卵长径的2倍（d）	强

注：* 根据以上的阳性反应记录环沉率。环沉率是指100个成熟虫卵中出现沉淀物的虫卵数。

【注意事项】

1. 在进行双面胶纸条试验时，应注意胶纸条粘胶面保持洁净，以保证其黏性，确保其与玻片紧贴。试验时用定量移液器加50μl血清于胶纸条圆孔中央，用小针将血清与干卵混匀，加盖玻片时，应避免产生气泡，并需在盖玻片四角稍加压力，使它黏合严密，以免血清挥发，影响试验结果。

2. 蜡封片法进行COPT试验时，划蜡线应将石蜡加热至开始冒烟，再用毛笔或棉签蘸蜡一次划成，以保持蜡线厚薄均匀，蜡线不宜过厚，线间距离不宜小于20mm。在受试者血清中加入干卵数不宜过多，以100～150个为宜，虫卵加入血清后必须使虫卵均匀分散，切勿成团块。

3. 应准确掌握COPT的阳性反应标准，阳性反应特征是在虫卵周围呈现沉淀物，并有明显折光。

4. 计算环沉率时，必须计数100个成熟虫卵的反应，凡是不成熟虫卵或者破壳虫卵，不应计数。

【实验报告】

1. 绘制日本血吸虫虫卵图，并标出主要结构。

2. 标注日本血吸虫成虫形态结构名称。

（王　婷）

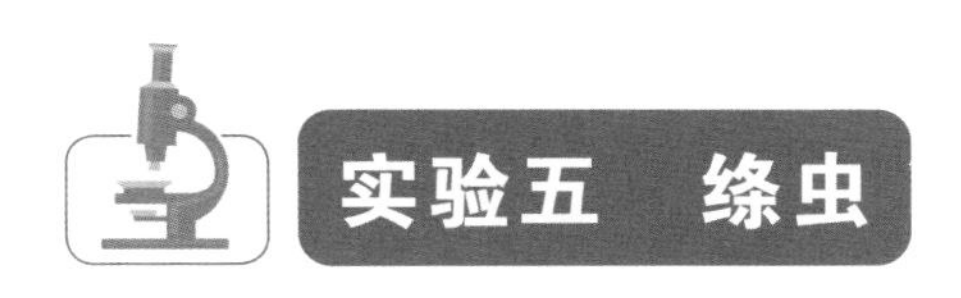

PPT

一、链状带绦虫（*Taenia solium*）

【实验目的】

1. 准确认识猪囊尾蚴病病理标本特征及猪囊尾蚴对人体的危害。

2. 准确认识链状带绦虫与诊断有关的形态学特征。

3. 能分析囊尾蚴病的病原学、免疫学诊断方法的优缺点。

4. 通过分析病原学、免疫学诊断方法的优缺点，明白择善而从、取长补短的道理。

【要点解析】

1. 生活史　如图2－46所示。

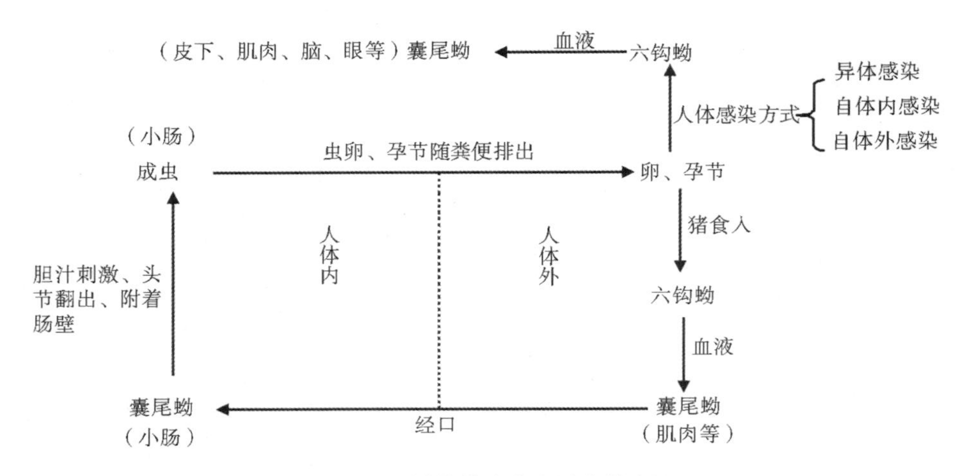

图 2-46 链状带绦虫生活史模式图

2. 要点

（1）宿主　终宿主：人。中间宿主：人、猪、野猪等。

（2）感染阶段　虫卵、囊尾蚴。

（3）感染途径　猪带绦虫病：食入生的或未熟的含活囊尾蚴的猪肉。囊尾蚴病：经口误食自体或异体排出的虫卵、孕节；或因呕吐、反胃，肠逆蠕动使虫卵、孕节返回胃内，致卵内六钩蚴逸出而造成自体内重复感染。

（4）寄生部位　成虫寄生于小肠；囊尾蚴寄生于皮下、肌肉、脑及眼等组织器官。

（5）致病阶段　成虫：引起以夺取营养和肠壁机械损伤的猪带绦虫病，若自体内重复感染可发展为囊尾蚴病（囊虫病）。囊尾蚴：引起以组织器官占位性病变为主的囊虫病。

（6）病原学检查　猪带绦虫病：粪检虫卵及成虫（包括孕节、成节、头节等）。囊虫病：活检囊尾蚴。

【实验示教与指导】

1. 成虫（浸制标本）　①乳白色略透明，长 2~4m，背腹扁平，前端较细，向后渐扁阔，带状分节，有 700~1000 节；②头节近似球形，颈部细短，幼节宽而短，成节略呈方形，孕节呈长方形；③每一节片的侧面有一生殖孔，略突出，不规则地分布于链体两侧（图 2-47）。

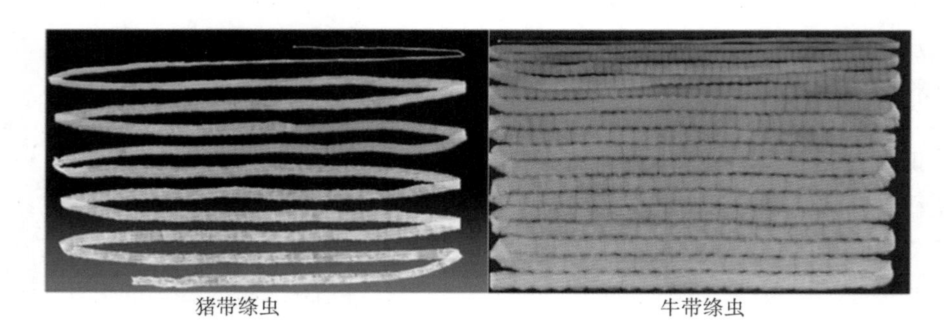

图 2-47 两种带绦虫成虫

2. 头节（染色玻片标本）　头节细小，近似球形，直径 0.6~1mm，有凸出的顶突，其上排列两圈小钩，有 4 个大而深的杯状吸盘（图 2-48）。

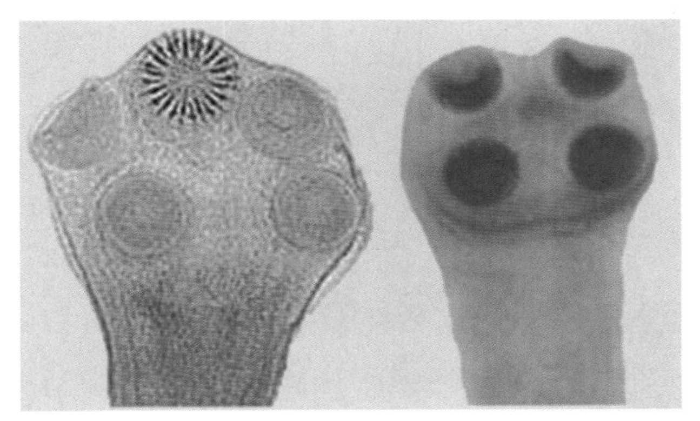

图 2-48　两种带绦虫头节

3. 成节（染色玻片标本）　①节片近方形，雌雄同体，包括成熟雌、雄生殖器官各 1 套。②卵巢分 3 叶，左右侧叶较大，中央一小叶位于子宫与阴道之间。③子宫纵行于节片中央，为一细长盲管。④节片上方及两侧散布数百个呈滤泡状的睾丸。⑤卵黄腺呈块状，位于卵巢之后，生殖孔在节片的一侧（图 2-49）。

4. 孕节（染色玻片标本）　①节片呈长方形，仅含有发达且充满虫卵的子宫，其他器官均已萎缩退化。②子宫分支不整齐，自主干向两侧分支，每侧 7～13 支，侧支再分支呈树枝状。子宫侧支的计数应从主干的基部开始（图 2-50）。

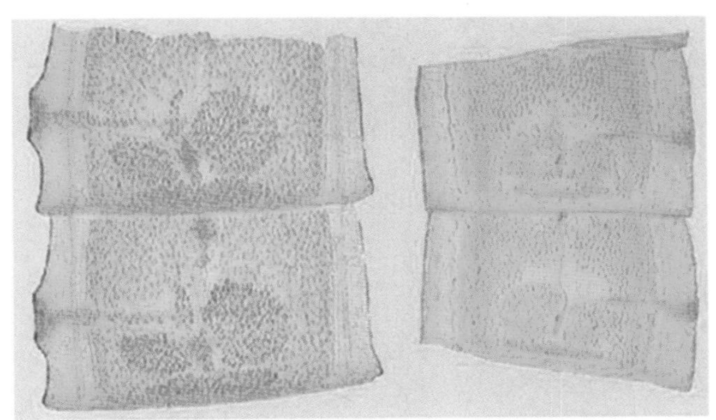

图 2-49　两种带绦虫成节

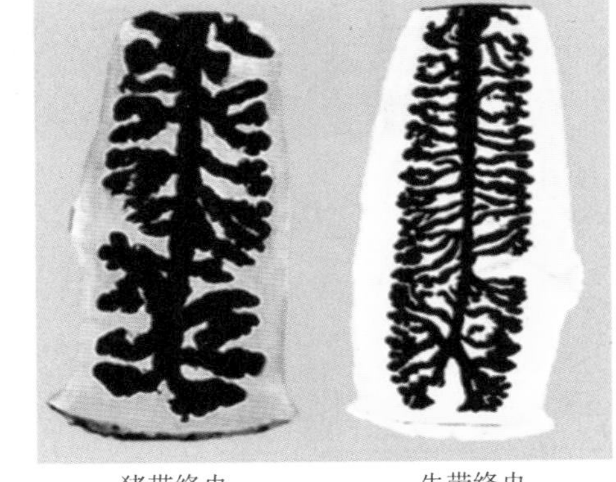

图 2-50　两种带绦虫孕节

5. 囊尾蚴（浸制标本）　①呈卵圆形、黄豆大小、乳白色、半透明的囊状物。②囊壁分两层，外为皮层，内为间质层，囊内充满透明液体，内含一米粒大小的白色向内翻卷收缩的头节，其构造与成虫头节相同（图 2-51）。

6. 囊尾蚴（玻片标本）　低倍镜观察，头节呈圆球形，其上有 4 个杯状的吸盘，吸盘中间有凸出的顶突，其上有两圈小钩。

7. 虫卵（玻片或滴片标本）　①形状：呈圆形或卵圆形。②大小：直径 31～43μm（中等偏小）。③颜色：棕黄色。④卵壳：薄而透明，极易破碎。⑤胚膜：较厚，棕黄色，具放射状条纹，直径 14～20μm，有 3 对小钩，一般镜下仅可见其中的几个。有卵壳的虫卵称为完整虫卵；但多数虫卵自孕节破裂后，卵壳已破裂脱落而不可见，称为不完整虫卵，镜下所见的多数虫卵其最外层即为胚膜（图 2-52，图 2-53）。

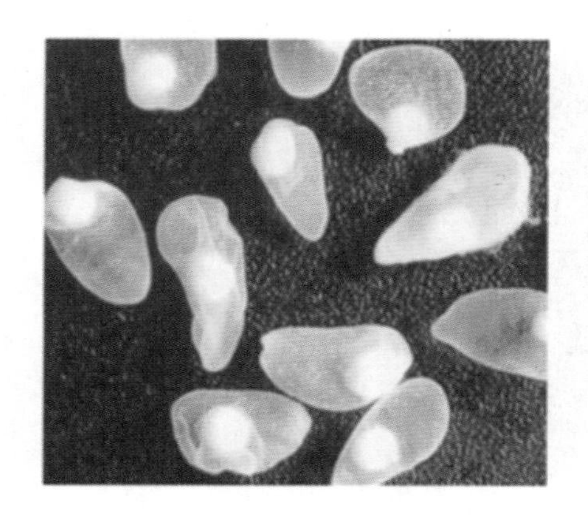

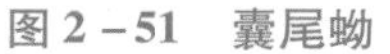
图 2-51 囊尾蚴

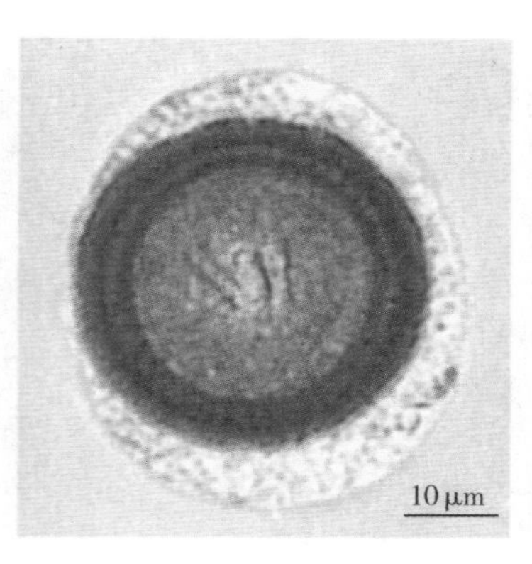

图 2-52 带绦虫卵（完整）

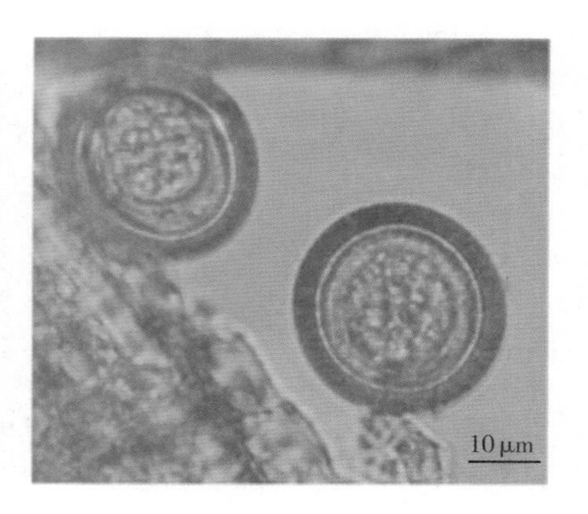

图 2-53 带绦虫卵（不完整）

8. 囊尾蚴（病理标本） ①米猪肉（图 2-54）：肉眼观察猪肉肌纤维间有多个黄豆大小、乳白色的囊状物（猪囊尾蚴）。②囊尾蚴寄生于皮下、肌肉、脑、眼和心脏等病理标本，病变部位可见有椭圆形，乳白色的囊尾蚴。

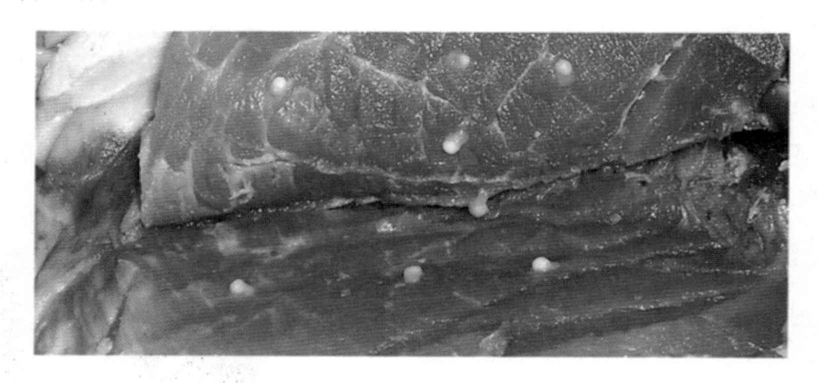

图 2-54 米猪肉

【实验步骤】

1. 病原学检查 可作为带绦虫病、囊尾蚴病的诊断依据。

（1）检查成虫和节片

1）检查粪便内节片 留 24 小时粪便，观察有无白色、蠕动的节片。发现节片后：①将节片平置于两张载玻片之间，轻压后对光观察子宫分支数目，以确定虫种，此法适用于快速检查和虫种鉴定；②当子宫分支不清楚时，可将孕节用清水清洗后，用滤纸吸干虫体表面的水分，用 1ml 注射器（4 号针头），抽取墨汁或卡红液少许，从孕节中央子宫主干处进针，缓慢推注墨汁或卡红液进入子宫腔内，可见染液充满各子宫分支，水洗多余染液，将孕节夹于两载玻片之间，压片观察并计数子宫分支，鉴定虫种。

2）检查粪便内成虫链体或头节 服驱虫药后，收集粪便，查找成虫链体。成虫链体呈乳白色，扁平带状，分节，常断成几段。发现头节后，用眼科镊子或竹签轻挑于载玻片上，加生理盐水 1~2 滴（50~100μl），低倍镜下观察，依据头节等特征鉴定虫种。

（2）检查虫卵 常用的方法有粪便直接涂片法、改良加藤厚涂片法、自然沉淀法、离心沉淀法（见附录一）及肛门拭子法（棉签拭子法或透明胶纸法）等。

透明胶纸条法：将市售透明黏性胶带纸（宽约 13mm 或 25mm），剪成与载玻片等长或稍短，粘于载

 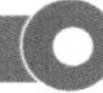

玻片上，用小匙柄将其贴在载玻片的一面。轻轻撕开透明胶带，使其大部分脱离玻片，只留一小部分仍粘在玻片上，将撒开的胶带绕住匙柄的末端。用右手拿着透明胶带绕住的小匙，使玻片紧贴着小匙。用左手分开受检者臀部，使其肛门及附近皮肤皱褶尽量暴露，并用透明胶带拭子（匙端）压迫肛门周围的皱褶皮肤，便于粘着虫卵。将透明胶带粘面再折回贴在玻片上，将玻片置于显微镜下镜检。此法检查到虫卵的机会多于其他虫卵检查方法。

（3）检查囊尾蚴

1）压片法　手术摘取皮下或肌肉组织内的结节，取出内囊，抽出囊液后置于两载玻片之间，轻轻压平，低倍镜下检查有无头节，猪带绦虫囊尾蚴头节的结构与成虫头节相同，近似球形，具有被内外两圈小钩围绕的顶突和 4 个吸盘。

2）囊尾蚴孵化试验　手术摘除结节，轻提远离头节端外囊，剪一小口，剥离内囊，置于 50% 的胆汁生理盐水中，于 37℃温箱中孵化，若为活的囊尾蚴，10 ~ 60 分钟可见头节伸出。此方法可检查囊尾蚴的存活情况。孵化 12 小时若无头节伸出，可在显微镜下观察其结构。

3）病理组织学检查　手术摘除的结节，用 10% 福尔马林液固定后冲洗，用浓度递增的乙醇脱水，石蜡包埋，切片机连续切片，厚度 7 ~ 10μm。切片经二甲苯脱蜡后，苏木素 - 伊红染色，显微镜下观察头节的结构。

2. 免疫学检测　作为囊尾蚴病的实验室辅助诊断。常用酶联免疫吸附试验（ELISA）检测循环抗体等。

样本采集：采集患者静脉血 2ml，分离血清或在无菌条件下行腰椎穿刺取脑脊液 1 ~ 2ml 备检。检测标本及其处理按试剂盒说明进行操作及判断结果。

循环抗体检测具体内容如下。

（1）实验原理　将囊尾蚴抗原包被于固相载体上，与待检血清作抗原 - 抗体特异性反应，再与酶标记第二抗体或酶标记抗原相结合，加入底物显色，比色法测定反应溶液颜色的深浅（吸光度值）。

（2）主要试剂与器材　①10 倍 PBS 储存液：使用时做 1∶10 稀释。②洗涤液（PBS - T）：1000ml PBS 中加入 0. 5ml 吐温 - 20。③血清稀释液（pH 7. 2）：0. 05mol/L Na_2HPO_4 72ml，0. 05mol/L KH_2PO_4 28ml，混合后加入 0. 85g NaCl。④底物：0. 2mol/L Na_2HPO_4 2. 4ml，0. 1mol/L 枸橼酸 2. 6ml，蒸馏水 5ml，混匀后加入 4mg 邻苯二胺，最后加入 H_2O_2 15μl（现配现用）。⑤囊尾蚴抗原。⑥器材：反应板、湿盒、冰箱、孵育箱、微量加样器及酶标仪等。

（3）实验方法　以聚苯乙烯反应板为载体，将 1∶2000 稀释的囊尾蚴抗原分别加入孔内（每孔 0. 2ml），置湿盒内于 37℃孵育 2 小时后，转入 4℃冰箱过夜，次日取出。洗涤 3 次（每次 3 ~ 5 分钟）后，加入 1∶50 稀释的患者血清 0. 2ml，置 37℃孵育 2 小时，同上法洗涤 3 次后，加入 1∶2000 稀释的酶结合物 0. 2ml，置 37℃孵育 3 小时，冲洗 3 次后，加底物溶液 0. 2ml，30 分钟后加终止液，用酶标仪测定吸光度 *A* 值。

【实验结果】

1. 病原学检查　带绦虫病以粪便检查发现带绦虫节片或带绦虫虫卵；或驱虫治疗后检获带绦虫成虫或节片；或肛门拭子法（棉签拭子法或透明胶纸法）等检获带绦虫卵为确诊依据。囊尾蚴病以手术摘除的结节经压片法、囊尾蚴孵化试验和病理组织学检查发现囊尾蚴为确诊依据。

2. 免疫学检测　循环抗体检测结果：待检血清孔 *A* 值≥健康对照血清孔平均 *A* 值的 1. 5 倍为阳性。

【注意事项】

1. 病原学检查

（1）检查成虫和节片　①拣虫时动作要轻，防止头颈节断裂丢失；②鉴定孕节片时应戴橡胶手套以防止虫卵的感染；③送检的节片若已干，可用清水泡软后检查；④使用过的器皿应做消毒处理。

（2）检查虫卵　①对可疑患者应行多次检查以提高检出率；②链状带绦虫卵与肥胖带绦虫卵在光镜下无法区别，检出的虫卵仅诊断为带绦虫卵。

2. 免疫学检测

（1）注意试剂盒的保质期，检测试剂置于4℃保存，使用时应先恢复至室温。

（2）底物溶解后4℃避光可保存1周，应尽快用完。

（3）肉眼判断结果不太鲜明，最好以酶标仪测 *A* 值来判断结果。

（4）样本必须置于－20℃长期保存。

（5）终止液有腐蚀性，应避免与皮肤接触。

【实验报告】

1. 绘制带绦虫虫卵、链状带绦虫头节和孕节图，并标出主要结构。
2. 描述链状带绦虫成节的结构特征。
3. 书写囊尾蚴压片法实验报告。

二、肥胖带绦虫（*Taenia saginata*）

【实验目的】

1. 准确认识肥胖带绦虫虫卵及囊尾蚴的形态特征，并学会病原学检查方法。
2. 准确认识两种带绦虫与诊断有关的形态学特征。
3. 能分析两种带绦虫在致病及实验室诊断等方面的区别。
4. 通过分析两种带绦虫的鉴别要点，领会透过现象看本质的道理。

【要点解析】

1. 生活史　如图2－55所示。

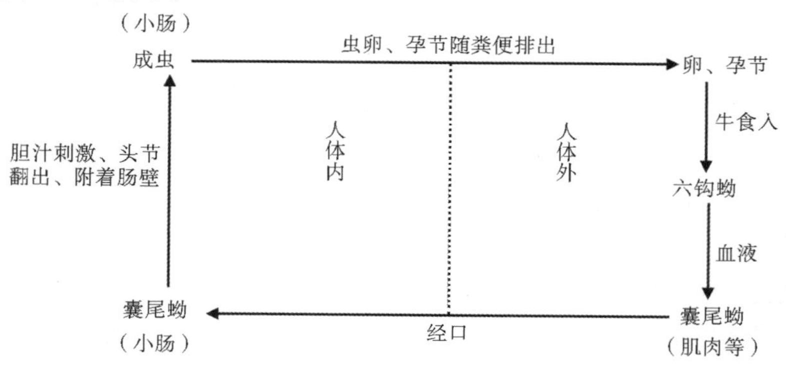

图2－55　肥胖带绦虫生活史模式图

2. 要点

（1）宿主 终宿主：人是唯一终宿主。中间宿主：牛、牦牛、羊、羚羊等食草动物。

（2）感染阶段 囊尾蚴。

（3）感染途径 经口食入生的或半生的含活囊尾蚴的牛肉或其他食草动物的肉类。

（4）寄生部位 成虫寄生于人小肠；囊尾蚴寄生于牛的肌肉等组织。

（5）致病阶段 成虫（夺取营养和肠壁机械损伤引起牛带绦虫病）。

（6）病原学检查 成虫（孕节、成节、头节）及虫卵。

【实验示教与指导】

1. 成虫（浸制标本） 成虫体长4～8m，体壁肥厚微黄不透明，背腹扁平，带状分节，有1000～2000节。虫体由头节、颈部、幼节、成节及孕节组成。肥胖带绦虫外形与链状带绦虫相似，但节片肥厚不透明，虫体更长。

2. 头节（染色玻片标本） 头节略呈方形，直径15～20mm。有4个吸盘。无顶突及小钩。与猪带绦虫头节进行鉴别，如形状、有无顶突及小钩等。

3. 成节（染色玻片标本） 节片近方形，雌雄同体，具雌、雄生殖器官各1套；卵巢分左右2叶，子宫前端常见短小的分支，子宫无开口呈细长盲管；滤泡状睾丸数较猪带绦虫多1倍；卵黄腺位于节片中央后部，生殖孔在节片的一侧。与猪带绦虫成节进行鉴别，如卵巢分叶数及睾丸数等。

4. 孕节（染色玻片标本） 节片呈长方形，仅含有发达且充满虫卵的子宫；子宫分支较整齐，每侧分15～30支。与猪带绦虫孕节进行鉴别，如孕节子宫侧支数。

5. 牛囊尾蚴（浸制标本） 牛带绦虫囊尾蚴肉眼形态与猪带绦虫囊尾蚴相似，不易区别；镜下观其头节构造与成虫头节相似无顶突与小钩，可与猪带绦虫囊尾蚴相区别。

6. 牛囊尾蚴（玻片标本） 低倍镜观察，头节呈方形，其上有4个吸盘，无顶突及小钩，注意与猪带绦虫的囊尾蚴区别。

7. 虫卵（玻片或滴片标本） 与猪带绦虫虫卵极其相似，光学显微镜下不易区别，可以通过分子生物学方法进行鉴定，统称为带绦虫卵。

8. 牛囊尾蚴（病理标本） 观察牛囊尾蚴寄生于牛心脏、肌肉等组织的病理标本。

【实验步骤与结果】

牛带绦虫病原学检查方法与猪带绦虫病原学检查方法相同，也以在粪便内查见成虫、孕节、虫卵等为确诊依据（方法参见猪带绦虫病原学检查）。用透明胶纸法在肛周皮肤上查到虫卵的概率较猪带绦虫高。需要注意牛带绦虫的头节、孕节与猪带绦虫的头节、孕节在形态、结构等方面的主要区别，以便鉴定虫种。

【实验报告】

1. 绘制肥胖带绦虫头节和孕节图，并标出主要结构。
2. 描述肥胖带绦虫成节的结构特征。

三、细粒棘球绦虫（*Echinococcus granulosus*）

【实验目的】

1. 准确认识细粒棘球绦虫成虫、棘球蚴及棘球蚴砂的形态特征。
2. 比较猪带绦虫、牛带绦虫及细粒棘球绦虫形态和生活史的异同点。
3. 能分析包虫病常用的病原学、免疫学诊断方法的优缺点。
4. 通过分析病原学、免疫学诊断方法的优缺点，领会“以人之长补己短，以人之厚补己薄”的道理。

【要点解析】

1. 生活史 如图2－56所示。

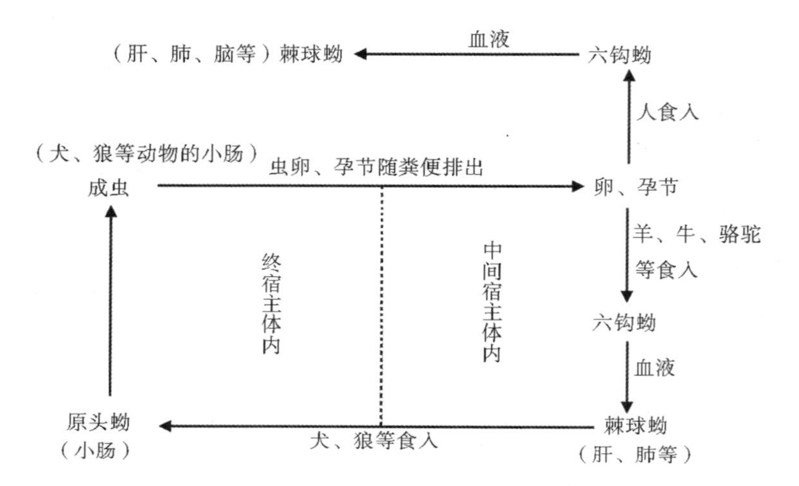

图2－56 细粒棘球绦虫生活史模式图

2. 要点

（1）宿主 终宿主：犬、狼、豺等犬科食肉动物。中间宿主：人，羊、牛、骆驼、马等多种食草类动物，野生动物有鹿、野兔、袋鼠等。

（2）感染阶段 虫卵。

（3）感染途径 经口误食虫卵或孕节。

（4）寄生部位 成虫寄生于犬、狼等终宿主的小肠；棘球蚴寄生于人、羊、牛、骆驼等中间宿主的肝、肺、腹腔、胸腔、脑等多种组织。

（5）致病阶段 棘球蚴（引起以机械损害为主的包虫病，常见于肝、肺等组织）。

（6）病原学检查 棘球蚴。

【实验示教与指导】

1. 成虫（玻片染色标本） 低倍镜下观察：①小型绦虫，长2～7mm，乳白色，多分为头颈部、幼节、成节和孕节4节。②头节：略呈梨形，具顶突及4个吸盘，顶突上有两圈大小相间的小钩，呈放射状排列。③成节：有雌、雄生殖器官各1套，结构与带绦虫相似；生殖孔位于节片一侧中部偏后；睾丸45～65个，均匀地分布于生殖孔水平线前后方。④孕节：长度占虫体全长的1/2；仅见具不规则分支和侧囊的子宫，含200～800个虫卵；生殖孔开口于节片一侧中部。

2. 棘球蚴砂（染色玻片标本）　低倍镜或高倍镜观察原头蚴和生发囊。

微课/视频 14

（1）原头蚴　大小为 170μm ×122μm，有内陷型和外翻型两种类型。①内陷型原头蚴呈椭圆形或圆形，头节内陷使 4 个吸盘、顶突及 2 圈小钩凹入原头蚴体内，顶突不明显，吸盘多因重叠，通常可见 2 个吸盘，后部实质组织中散布有许多钙质颗粒；②外翻型原头蚴头节翻出呈球形，顶突、小钩、吸盘常清晰可见，后部呈带状，内含实质组织、钙质颗粒（图 2－57）。

（2）生发囊　为仅有一层生发层的小囊，直径约 1mm，借小蒂与胚层相连，在小囊壁上可见数量不等的原头蚴，多者可达 30～40 个。

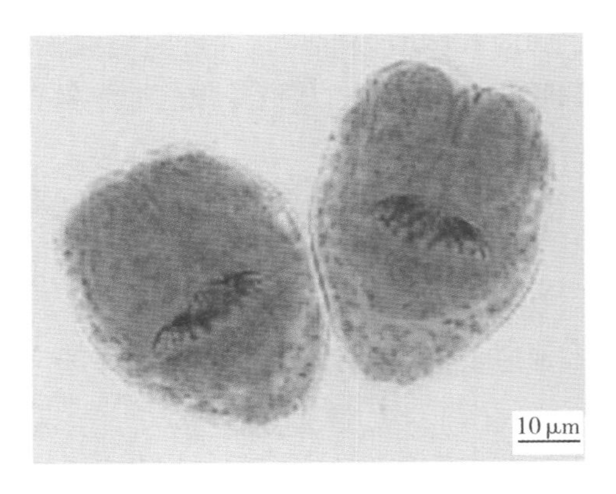

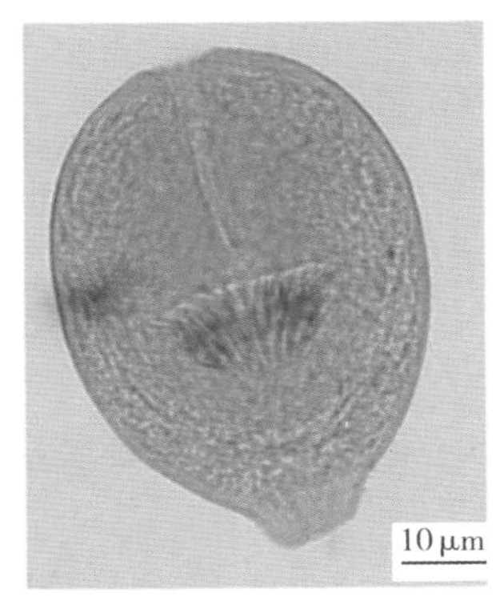

图 2－57　原头蚴

3. 棘球蚴囊壁（组织切片标本）　低倍镜下可见棘球蚴囊壁分为 2 层（合称内囊）：①外层为角皮层，乳白色，厚约 4mm，似粉皮，较脆易破，光镜下无细胞结构，呈多层纹理状；②内层为生发层（又叫胚层），厚约 25μm，含有许多细胞核及少量肌纤维，由胚层向囊内长出许多原头蚴、生发囊和子囊；③棘球蚴外有宿主组织形成的纤维包膜，即外囊。

4. 棘球蚴（浸制标本）　肉眼观察：①虫体为大小不等、乳白色、半透明的圆形或不规则的囊状体；②囊内充满无色透明或淡黄色的囊液；③脱落的原头蚴、生发囊、子囊及孙囊悬浮于囊液中（棘球蚴砂）（图 2－58）。

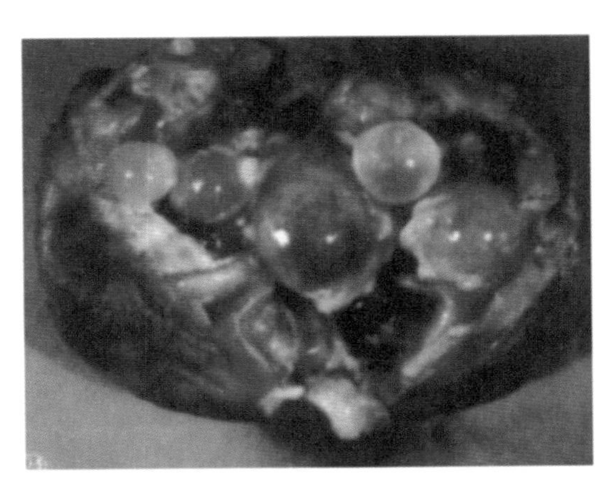

图 2－58　棘球蚴（浸制标本）

5. 虫卵（玻片标本）　同带绦虫卵。

6. 棘球蚴（病理标本）　棘球蚴多寄生于人或羊、牛、骆驼等食草动物的肝、肺等组织。肉眼观察：①在受染脏器表面有一个或数个大小不等的囊状物，其剖面内层可见较厚，乳白色、松脆易破裂、似粉皮样的角皮层，其内为很薄的胚层；②囊壁上可见许多粟粒状突起，即为生发囊；③囊腔内囊液、棘球蚴砂剖开时已流失。

【实验步骤】

1. 病原学检查　手术活检材料、切除病灶或排出物中发现棘球蚴囊壁、子囊、原头蚴或小钩即可确诊。

棘球蚴砂显微镜下检查具体内容如下。

（1）实验原理　肝、肺等脏器内的棘球蚴可因挤压、震动、外伤、手术不慎等造成破裂，大量囊液、囊壁、子囊和原头蚴等可进入胆道、腹腔、肺内和胸腔等部位，偶可随痰液咳出、尿液排出，或引起腹腔积液、胸腔积液等，故取腹腔积液、胸腔积液、痰液、尿液等做病原学检查时，查出原头蚴、子囊或棘球蚴碎片等具有诊断意义。

（2）主要试剂与器材　待检标本、滴管、载玻片、盖玻片、生理盐水、离心管、离心机及显微镜等。

（3）实验方法　①直接镜检：将腹腔积液、胸腔积液、痰液、尿液等标本直接滴在载玻片上，加盖玻片后镜检。②离心浓集镜检：将腹水等标本加适量生理盐水稀释混匀后，2000r/min 离心 10 分钟，吸取沉渣涂片镜检。

2. 免疫学检测　人体包虫病免疫学检测方法以酶联免疫吸附试验（ELISA）最为常用且较敏感，可用于检测包虫特异性抗体、循环抗原（CAg）及循环免疫复合物（CIC）等。

【实验结果】

1. 病原学检查　查见棘球蚴砂或棘球蚴碎片等即可确诊。

2. 免疫学检测　于酶标仪读取 492nm（OPD）或 450nm（TMB/TMBS）吸光度值，以待测样本（S）与阴性对照血清（N）的 S/N 比值≥2.1 为阳性临界值。

【实验报告】

1. 绘制细粒棘球绦虫原头蚴图，并标出主要结构。
2. 描述细粒棘球绦虫棘球蚴的形态特征。

四、曼氏迭宫绦虫（*Spirometra mansoni*）

【实验目的】

1. 准确认识曼氏迭宫绦虫成虫、钩球蚴、原尾蚴、裂头蚴和虫卵的形态特征以及裂头蚴对人体的危害。
2. 比较猪囊尾蚴、牛囊尾蚴、棘球蚴及裂头蚴的形态及致病的异同点。
3. 能分析裂头蚴病的病原学、免疫学检测的优缺点。
4. 通过分析猪囊尾蚴、牛囊尾蚴、棘球蚴及裂头蚴的形态及致病的异同点，明白同中有异，异中有同的道理。

【要点解析】

1. 生活史　如图 2－59 所示。

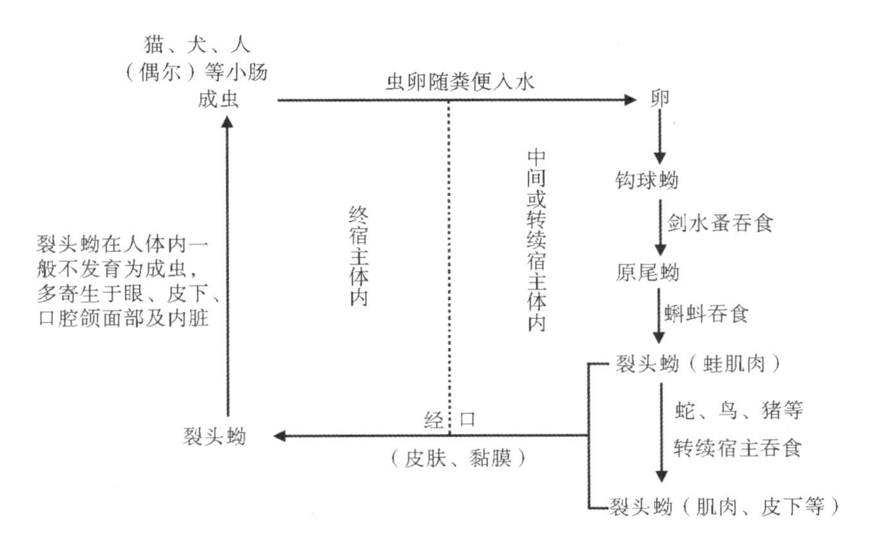

图 2－59　曼氏迭宫绦虫生活史模式图

2. 要点

（1）宿主　终宿主：猫、犬、虎、豹等食肉动物。中间宿主：第一中间宿主为剑水蚤；第二中间宿主为蛙。转续宿主：蛇、鸟、猪等。人可作为曼氏迭宫绦虫的转续宿主，但偶尔也可作为曼氏迭宫绦虫的第二中间宿主，甚至终宿主。

（2）感染阶段　裂头蚴、原尾蚴。

（3）感染途径　贴敷蛙肉经皮肤、黏膜感染；生食或半生食蛙、蛇、鸡等中间宿主或转续宿主的肉类，或饮生水中含已感染原尾蚴的剑水蚤经口感染。

（4）寄生部位　成虫偶可寄生于人体小肠；裂头蚴常见寄生部位为眼、四肢、躯干、皮下、口腔颌面部、脑，也可寄生于生殖系统、消化道、呼吸道等。

（5）致病阶段　裂头蚴（致裂头蚴病，危害严重）、成虫（致曼氏迭宫绦虫病）。

（6）病原学检查　裂头蚴、虫卵、成虫。

【实验示教与指导】

1. 成虫（浸制标本）　①虫体大小(60～100)cm×(0.5～0.6)cm，乳白色，呈带状，分节；②头节细小呈指状，颈节细长，链体约1000个节片；③节片一般宽大于长，但体末端的节片近似正方形；④大部分节片中央可见淡黄色凸起的子宫，其内充满虫卵（图2－60）。

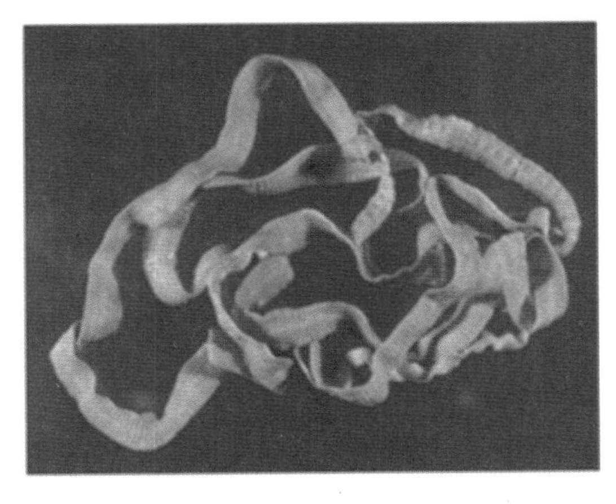

图 2－60　曼氏迭宫绦虫成虫

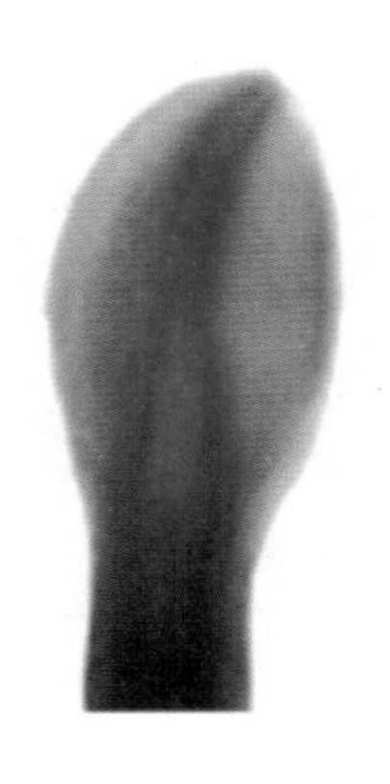

图 2-61　曼氏迭宫绦虫成虫头节

2. 头节（染色玻片标本）　①头节细小，呈指状；②背腹两面各有1纵行的吸槽；③无吸盘、顶突及小钩。注意与圆叶目绦虫在头节方面的区别，如头节指状具吸槽等（图2-61）。

3. 成节与孕节（染色玻片标本）　①成节与孕节的结构基本相似，均具雌、雄生殖器官各1套；②卵巢分2叶，位于节片后部中央；③子宫略突起肉眼可见，位于节片中央，螺旋状盘曲，紧密重叠，呈发髻状，其内充满虫卵，子宫孔开口于阴道之后；④睾丸呈小泡状，散布在节片靠中部的实质中，雄性生殖孔开口于节片前部中央腹面。注意与圆叶目绦虫的区别，如子宫有开口，成节与孕节结构相似等（图2-62）。

4. 虫卵（玻片标本）　①形状：橄榄核状，两端稍尖。②大小：(52～76)μm×(31～44)μm（中等大小）。③颜色：浅灰褐色。④卵壳：较薄，一端有卵盖，呈三角形。⑤内含物：1个不明显的卵细胞和多个卵黄颗粒。曼氏迭宫绦虫虫卵特征似吸虫卵，如有卵盖、内含卵黄颗粒及卵细胞，入水发育等（图2-63）。

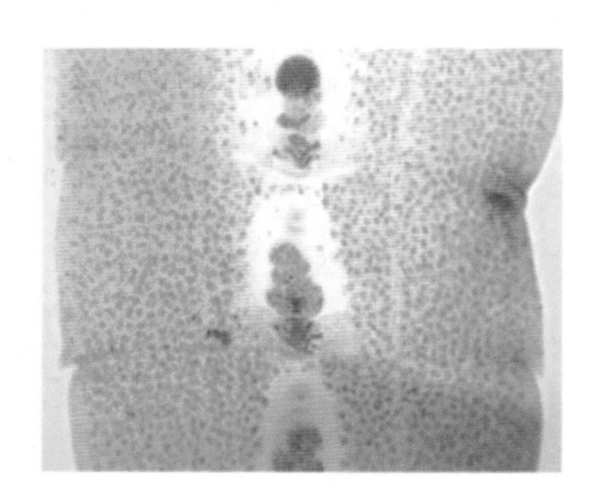

图 2-62　曼氏迭宫绦虫成虫孕节

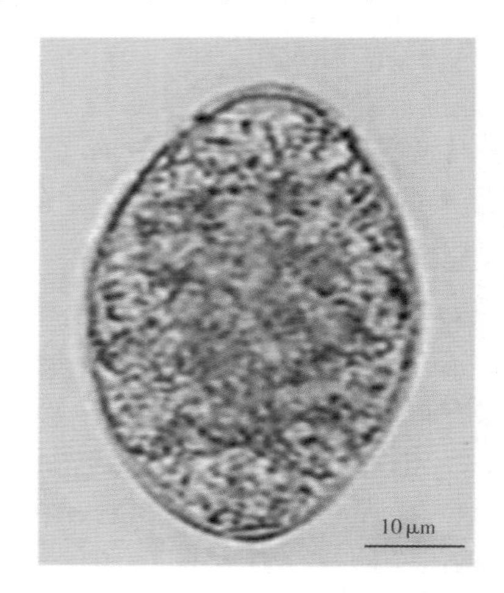

图 2-63　曼氏迭宫绦虫虫卵（×400）

5. 钩球蚴及原尾蚴（玻片标本）　①钩球蚴呈圆形或椭圆形，大小为80～90μm，全身披纤毛；②原尾蚴分体部和尾部两部分，大小为(260～262)μm×(44～100)μm，前端凹陷，活动时伸出如吻状。尾部呈球形，大小为50～40μm，内有6条小钩（图2-64，图2-65）。

6. 裂头蚴（玻片或浸制标本）　①呈扁形面条状，乳白色，长短不一，大小为(30～360)mm×0.7mm；②头端膨大无吸槽，中央有一明显凹陷，与成虫的头节相似；③体不分节，具有不规则横纹，末端多呈钝圆形，活时伸缩能力很强（图2-66）。

微课/视频15

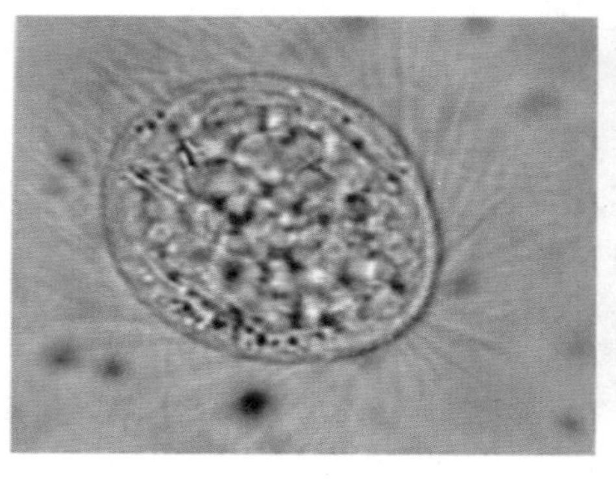

图 2-64　曼氏迭宫绦虫钩球蚴

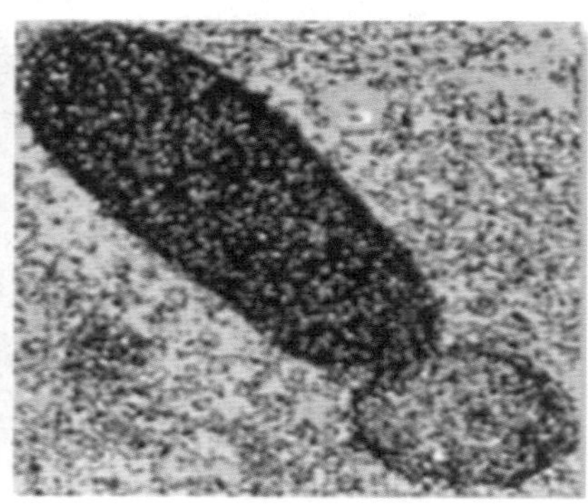

图 2-65　曼氏迭宫绦虫原尾蚴

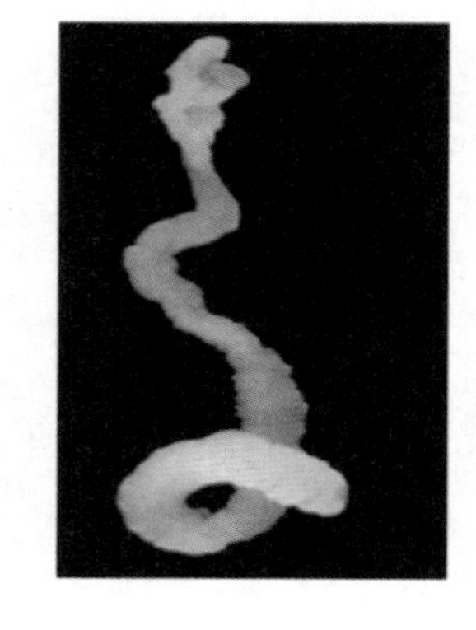

图 2-66　曼氏迭宫绦虫裂头蚴

7. 裂头蚴（切片标本）　①表皮较厚，无体腔和消化道；②最前端有一凹陷；③体不分节，但有横裂结构，体内有许多钙颗粒。

8. 第一中间宿主（玻片标本）　剑水蚤血腔内有多个原尾蚴寄生，多时可达 20~25 个。

9. 第二中间宿主（浸制标本）　观察蛙肌肉内裂头蚴寄生情况，裂头蚴多在蛙类大腿内侧皮下寄生。

10. 转续宿主（浸制标本）　观察蛇体内及皮下裂头蚴寄生情况，或观察其他转续宿主体内裂头蚴寄生情况。

【实验步骤】

1. 病原学检查　曼氏迭宫绦虫成虫感染以粪便检出虫卵或节片为确诊依据，方法同带绦虫检查。

2. 免疫学检测　常采用酶联免疫吸附试验（ELISA）和胶体金免疫渗滤法（DIGFA），有较高的敏感性和特异性。

【实验结果】

1. 病原学检查　裂头蚴病以在眼、皮下等寄生部位手术检出裂头蚴为确诊依据。

2. 免疫学检测　ELISA 检测结果：待检血清 A 值≥ 健康对照血清（50 人份）A 值平均值 +2SD 判为阳性。

【实验报告】

1. 绘制曼氏迭宫绦虫虫卵图，并标出主要结构。
2. 描述曼氏迭宫绦虫裂头蚴的形态特征。

五、微小膜壳绦虫（*Hymenolepis nana*）

【实验目的】

1. 准确认识微小膜壳绦虫成虫、虫卵、孕节及似囊尾蚴的形态特征。
2. 能分析微小膜壳绦虫虫卵与带绦虫虫卵的形态鉴别要点。
3. 通过分析微小膜壳绦虫虫卵与带绦虫虫卵的形态鉴别要点，领会发现问题、分析问题、解决问题的重要性。

【要点解析】

1. 生活史　如图 2-67 所示。

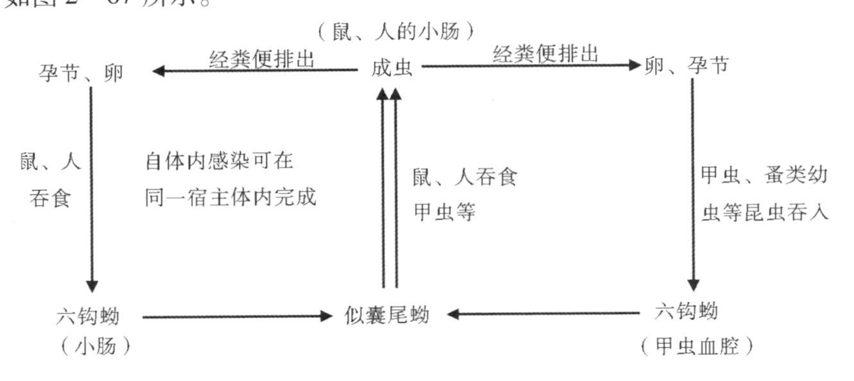

图 2-67　微小膜壳绦虫生活史模式图

2. 要点

（1）宿主　终宿主：鼠、人。中间宿主：面粉甲虫、蚤类幼虫及拟谷盗等昆虫。

（2）感染阶段　虫卵、似囊尾蚴。

（3）感染途径　误食虫卵、孕节或含似囊尾蚴的甲虫、蚤等昆虫经口感染；或自体内重复感染。

（4）寄生部位　成虫寄生于小肠，似囊尾蚴可寄生于同一宿主的肠绒毛内。

（5）致病阶段　成虫（引起微小膜壳绦虫病）。

（6）病原学检查　粪检虫卵、成虫（孕节、成节）。

【实验示教与指导】

1. 成虫（浸制标本）　①虫体纤细，属小型绦虫，大小为(5～80)mm×(0.5～1)mm；②呈乳白色，分节带状；③颈部较长而纤细，链体有100～200个节片，多者可达近千节，节片宽短；④生殖孔位于节片的同一侧。

2. 头节、链体（染色玻片标本）

（1）头节　①细小呈球形，直径0.13～0.4mm；②具有4个吸盘和1个短而圆可自由伸缩的顶突；③顶突上有小钩20～30个，排成1圈。

（2）成节　①有3个椭圆形睾丸，横向排列在节片中部；②储精囊发达；③卵巢呈分叶状，位于节片中央；④卵黄腺呈球形，位于卵巢后方的腹面。

（3）孕节　①最大；②子宫呈袋状，其内充满虫卵。

3. 虫卵（玻片或滴片标本）　①形状：圆球形或近圆球形。②大小：(48～60)μm×（36～48)μm（中等偏小）。③颜色：无色透明。④卵壳与胚膜特点：卵壳较薄、透明，其内具有较厚的透明胚膜，胚膜两端稍隆起，并各自发出4～8根丝状物（极丝），弯曲地延伸在卵壳和胚膜之间。⑤内含物：1个六钩蚴。镜下观察虫卵时光线不宜太强。陈旧性虫卵极丝一般不易看到（图2－68）。

4. 似囊尾蚴（玻片标本）　①全长为320～384μm；②分囊体和尾部两部分，囊体与尾部界线明显；③囊体呈圆形或椭圆形，宽201～208μm，头节缩入囊腔内，呈倒伏状，有吻突和吻钩；④尾部囊泡状，含六胚钩，两侧各1对，后部中央有1对（图2－69）。

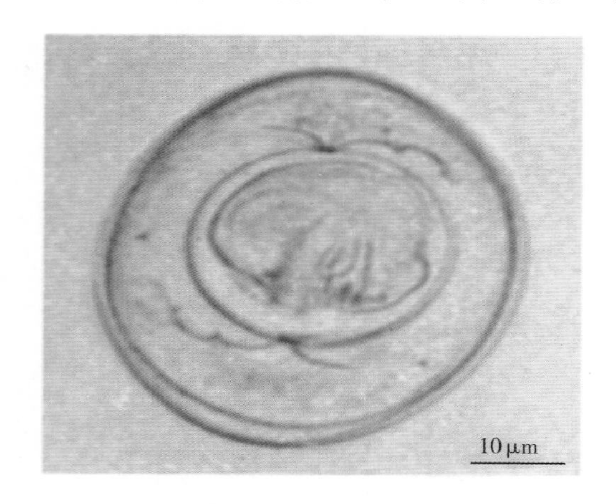

图2－68　微小膜壳绦虫虫卵（×400）

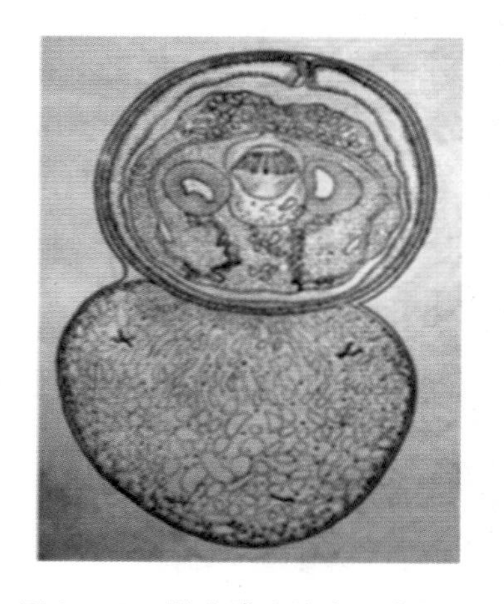

图2－69　微小膜壳绦虫似囊尾蚴

【实验步骤与结果】

粪便查到虫卵或虫体、孕节可确诊。

【实验报告】

1. 绘制微小膜壳绦虫虫卵图，并标出主要结构。
2. 描述微小膜壳绦虫头节、成节与孕节的结构特征。

六、缩小膜壳绦虫（*Hymenolepis diminuta*）

【实验目的】

1. 准确认识缩小膜壳绦虫成虫、虫卵及孕节的形态特征。
2. 能分析微小膜壳绦虫虫卵与缩小膜壳绦虫虫卵的形态鉴别要点。
3. 能分析缩小膜壳绦虫病常用病原学检查方法。
4. 通过分析微小膜壳绦虫虫卵与缩小膜壳绦虫虫卵的形态鉴别要点，明白失之毫厘、谬以千里的道理。

【要点解析】

1. 生活史　如图 2－70 所示。

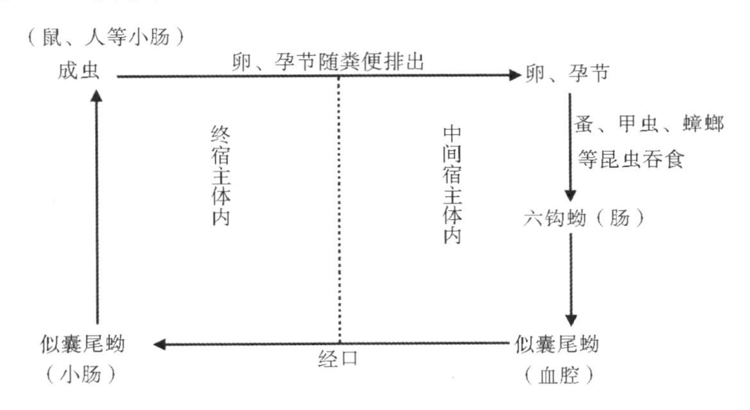

图 2－70　缩小膜壳绦虫生活史模式图

2. 要点

（1）宿主　终宿主：鼠类等啮齿动物，偶尔寄生于人体。中间宿主：蚤类、面粉甲虫等 20 余种昆虫。

（2）感染阶段　似囊尾蚴。

（3）感染途径　误食含似囊尾蚴的蚤类、面粉甲虫、蟑螂等昆虫经口感染。

（4）寄生部位　小肠。

（5）致病阶段　成虫（引起缩小膜壳绦虫病）。

（6）病原学检查　粪检虫卵、成虫（孕节、成节）。

【实验示教与指导】

1. 成虫（浸制标本） ①属中型绦虫，虫体较微小膜壳绦虫大且长，大小为(200～600) mm×(35～40)mm；②分节带状，节片800～1000个，节片均宽大于长；③生殖孔大多位于节片的同一侧。

2. 头节、链体（染色玻片标本）

（1）头节 ①细小呈球形，在较细的一端；②顶突凹入，不能伸缩，无小钩；③吸盘4个，较小。

（2）成节 ①大多有3个圆球形睾丸，横向排列在节片中部；②卵巢呈分叶状，位于节片中央；③卵黄腺呈球形，位于卵巢后方的腹面。

（3）孕节 ①最大；②子宫袋状边缘不整齐，四周向内凹陷呈瓣状，其内充满虫卵。

3. 虫卵（玻片或滴片标本） ①形状：圆形或椭圆形。②大小：(60～79)μm×(72～86)μm，中等大小。③颜色：黄褐色。④卵壳与胚膜特点：卵壳较厚，其内具胚膜，胚膜两端无极丝，卵壳和胚膜之间有一空隙，充满透明胶状物。⑤内含物：1个六钩蚴。虫卵较大，有色，卵壳较厚，无极丝等可与微小膜壳绦虫虫卵相区别（图2－71）。

4. 似囊尾蚴 长为597～832μm，较微小膜壳绦虫似囊尾蚴大，也分囊体和尾部两部分，但囊体与尾部无明显界线。囊体呈椭圆形，宽208～240μm，尾部细长，长度为352～567μm（图2－72）。

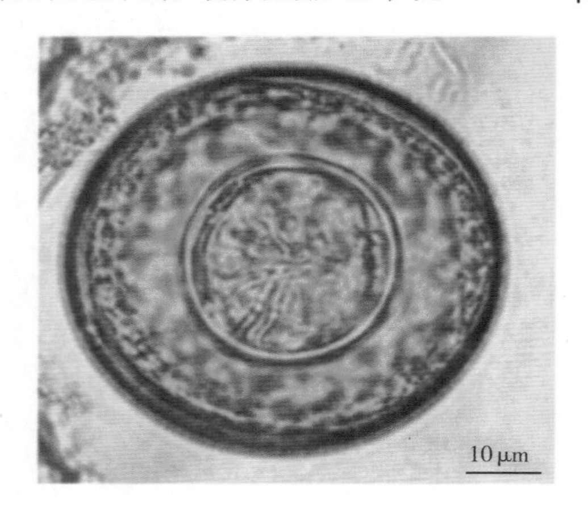

图2－71 缩小膜壳绦虫虫卵（×400）

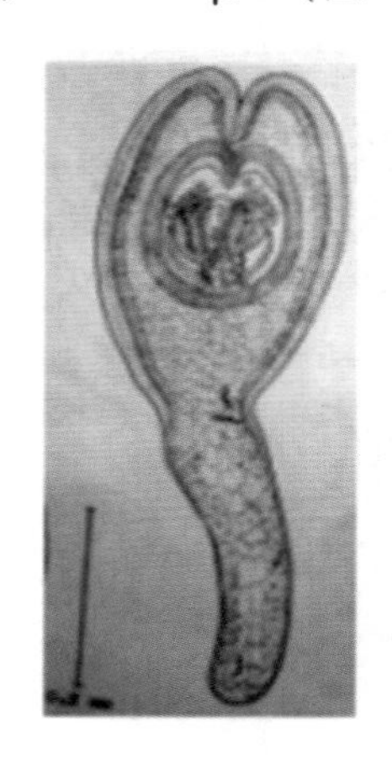

图2－72 缩小膜壳绦虫似囊尾蚴

【实验步骤与结果】

病原学检查方法同微小膜壳绦虫。

【实验报告】

1. 绘制缩小膜壳绦虫虫卵图，并标出主要结构。
2. 描述缩小膜壳绦虫头节、成节与孕节的结构特征。

（陈金铃）

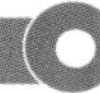

实验六　原虫Ⅰ

PPT

一、溶组织内阿米巴原虫（*Entamoeba histolytica*）

【实验目的】

1. 准确认识溶组织内阿米巴滋养体和包囊形态特点及与其他非致病性阿米巴形态鉴别点。
2. 学会粪便生理盐水涂片法查滋养体和碘液染色法查包囊。
3. 通过学习病原学检查的注意事项，领会细致耐心的工作的重要性。

【要点解析】

1. 生活史　如图2－73所示。

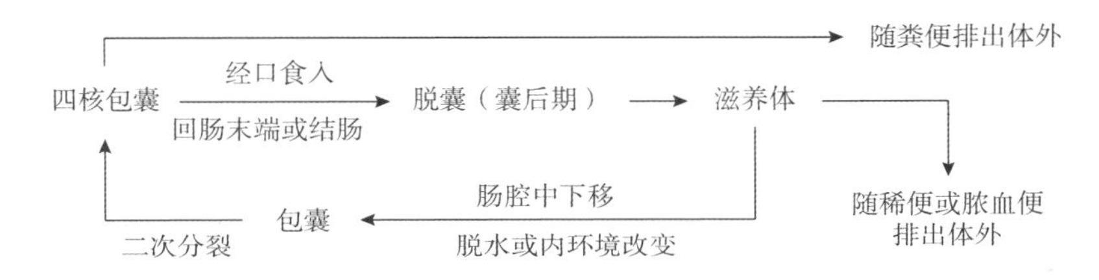

图2－73　溶组织内阿米巴原虫生活史模式图

1. 要点

（1）宿主　人为溶组织内阿米巴的终宿主，猫、犬及鼠等也偶有自然感染，蝇和蟑螂可起机械传播作用。

（2）感染阶段　四核包囊。

（3）感染途径　经口传播。

（4）滋养体　寄居于结肠肠腔，可移行至肝、肺、脑、皮肤等处。

（5）致病阶段　滋养体为溶组织内阿米巴的致病阶段，可侵入肠壁或肠外组织引起肠阿米巴病和肠外阿米巴病。

（6）病原学检查　滋养体与包囊。

【实验示教与指导】

1. 溶组织内阿米巴滋养体

（1）生理盐水直接涂片标本　①运动活泼，形态多变；②直径12～60μm；③内外质分界清楚；外质透明，向外伸出舌状或指状伪足；内质颗粒状，内含一个球形泡状核，直径4～7μm，内质中常见被吞噬的红细胞、白细胞和细菌。

（2）铁苏木素染色标本　①不规则的椭圆形或圆形；②直径12～60μm；③细胞核呈蓝黑色、泡状，核膜内侧缘有一层排列整齐、大小均匀的核周染色质粒，核仁小，常居中，核仁与核膜之间隐约可见纤细的丝状结构（图2－74，图2－75）。

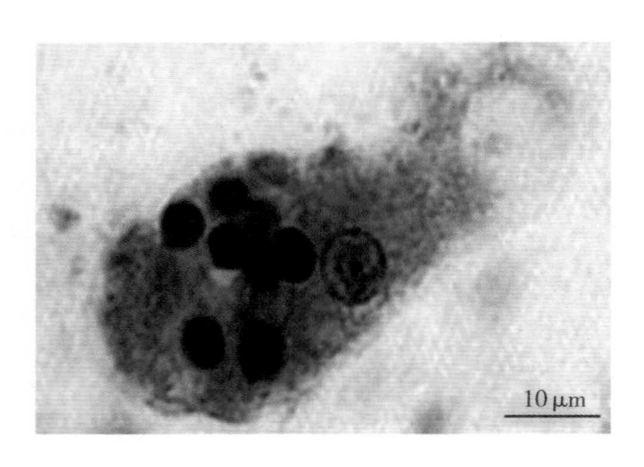

图 2－74　溶组织内阿米巴滋养体－1（×1000）

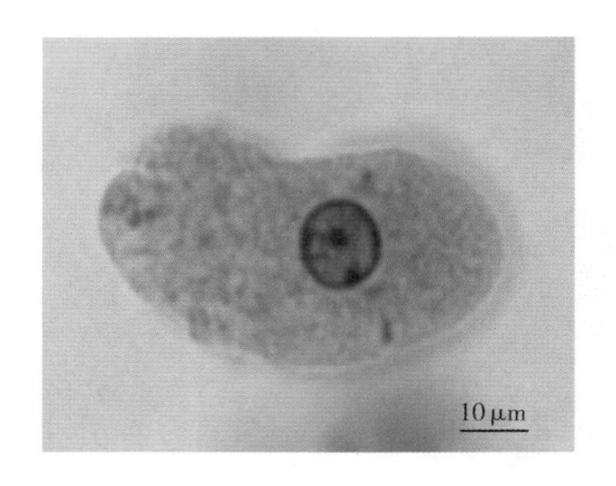

图 2－75　溶组织内阿米巴滋养体－2（×1000）

2. 溶组织内阿米巴包囊

（1）碘液染色标本　①圆形，棕黄色；②直径 10～20μm；③棕黄色；④囊壁较薄、光滑透明；⑤胞质呈细颗粒状，内含 1～4 个泡状核，核仁居中；未成熟包囊含核 1～2 个，有糖原泡，呈棕黄色，拟染色体呈棒状；成熟包囊有 4 个核，糖原泡和拟染色体多已消失。

（2）铁苏木素染色标本　①圆形；②直径 10～20μm；③囊壁不着色；④未成熟包囊含 1～2 个核，核结构清楚，拟染色体为蓝黑色棒状，两端钝圆，有块状糖原（可被染液溶解形成糖原泡）（图 2－76）。

3. 结肠内阿米巴包囊（碘液染色标本）　①圆形；②直径 10～35μm；③有 1～8 个核，成熟包囊含 8 个核，核仁偏位，核周染色质分布不均，未成熟包囊胞质内可见糖原泡和草束状拟染色体（图 2－77）。

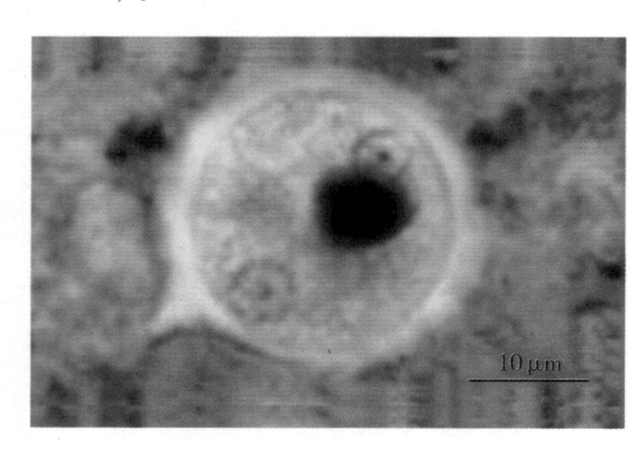

图 2－76　溶组织内阿米巴包囊（×1000）

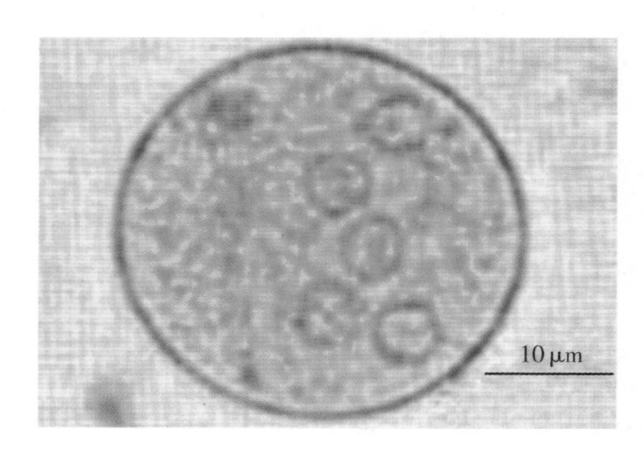

图 2－77　结肠内阿米巴包囊（×1000）

4. 患者大肠壁溃疡（病理标本及病理切片标本）　①溃疡口小底大，呈烧瓶状；②周围组织可见到肠腔型滋养体；③红细胞和白细胞浸润。

5. 阿米巴肝脓肿（病理标本）　①肝右叶，常为单个；②脓腔周围组织坏死，腔壁不整齐；③脓腔内有部分未被溶解的结缔组织，形成肝组织支架。

【实验步骤与结果】

1. 病原学检查

（1）生理盐水涂片法　①适用于急性肠阿米巴病患者。②新鲜取材，取稀便或脓血便，立即做生理盐水涂片；加盖玻片先用低倍镜观察找到活动滋养体或包囊后；转高倍镜仔细观察。③注意事项：虫体在外界抵抗力很弱，滋养体离体后会迅速死亡，室温下仅能存活 30 分钟，故应用新鲜粪便迅速检测，注意保温。盛标本的容器要清洁、干燥，不要混入化学药物、尿液或其他生物，防止虫体活力降低或死亡。

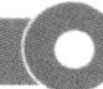

微课/视频 16

（2）碘染色法　①适用于带虫者或慢性患者症状间歇期成形粪便检查。②在玻片上滴1滴碘液，取粪便标本涂成薄片；加盖玻片，高倍镜下观察。③一次涂片检查阳性率较低，应反复多次检查，以提高检出率。

2. 免疫学检测　由于阿米巴病病原学检查容易漏检，免疫学检测具有重要的辅助诊断价值，尤其是对于肠外阿米巴病的诊断。常用的方法有酶联免疫吸附试验（ELISA）、胶体金试验等，现症患者可检出高滴度的抗体，治愈后特异性 IgG 抗体可在患者血液中存在数年，对结果的分析应结合临床。

3. 分子生物学检测　针对溶组织内阿米巴设计特异性引物，应用 PCR 等核酸扩增法对患者的排泄物、穿刺物及活体组织等提取的 DNA 进行扩增反应，结合电泳分析，从而鉴别溶组织内阿米巴和其他阿米巴原虫。

【实验报告】

绘制溶组织内阿米巴滋养体及包囊图，并标出主要结构。

二、杜氏利什曼原虫（*Leishmania donovani*）

【实验目的】

1. 准确认识杜氏利什曼原虫无鞭毛体及前鞭毛体的形态学特点。
2. 学会杜氏利什曼原虫的常用检查方法。
3. 通过分析病原学、免疫学、分子生物学诊断方法的优缺点，学会取长补短。

【要点解析】

1. 生活史　如图 2－78 所示。

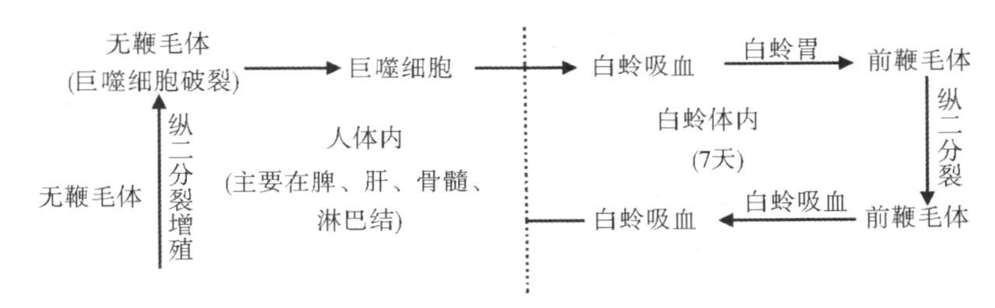

图 2－78　杜氏利什曼原虫生活史模式图

2. 要点

（1）宿主　终宿主为人或哺乳动物；传播媒介为白蛉。

（2）感染阶段　前鞭毛体。

（3）感染途径　当白蛉叮刺健康人时，前鞭毛体随白蛉唾液进入人体。

（4）寄生部位　无鞭毛体寄生在人和哺乳动物的巨噬细胞内，前鞭毛体寄生在白蛉消化道。

（5）致病阶段　无鞭毛体，在巨噬细胞内繁殖，使巨噬细胞大量破坏和增生。

（6）病原学检查　无鞭毛体、前鞭毛体。

【实验示教与指导】

1. 无鞭毛体（瑞氏染色标本）　①卵圆形；②大小为（2.9～5.7）μm×（1.8～4.0）μm；③原虫

细胞质呈淡蓝或淡红色，内有 1 个较大的圆形核，呈红色或紫红色；④动基体 1 个，位于核旁，着色较深，细小、杆状；⑤虫体前端从颗粒状的基体发出 1 根基丝（图 2 - 79）。

注意事项：①虫体寄生于巨噬细胞内，一个细胞内一般可见 20 ~ 100 个不等；②感染数量较多时，常可见到游离于细胞外的无鞭毛体，应与血片中的血小板区别。

2. 前鞭毛体 ①成熟的虫体呈梭形或长梭形，前端有一根伸出体外的鞭毛。②虫体大小为(14.3 ~20) μm ×(1.5 ~1.8) μm；③核位于虫体中部，动基体在前部（图 2 - 80）。

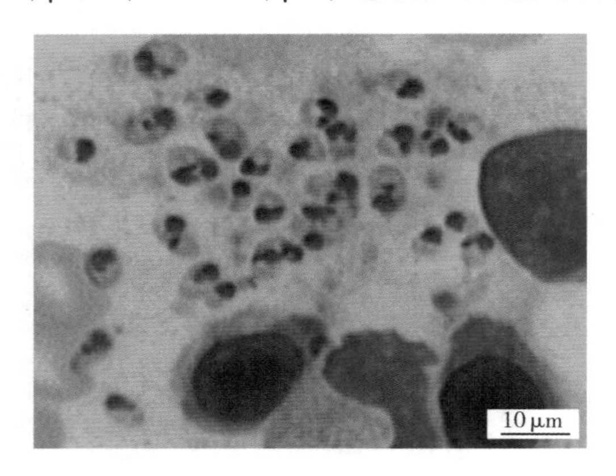

图 2 - 79 杜氏利什曼原虫无鞭毛体（×1000）

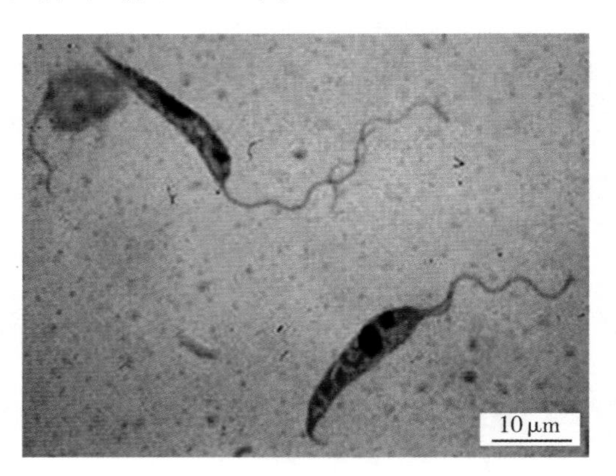

图 2 - 80 杜氏利什曼原虫前鞭毛体（×1000）

【实验步骤与结果】

1. 病原学检查

（1）穿刺检查 以骨髓穿刺涂片法最为常用，穿刺部位多选择髂骨穿刺，其次是淋巴结穿刺或淋巴结活检。脾脏穿刺检出率较高，但不安全，一般少用或不用。

（2）皮肤活组织检查 在皮肤结节处用消毒针头刺破皮肤，取少许组织液，或用手术刀刮取少许组织做涂片，染色镜检。

注意事项：应注意与播散型组织胞浆菌病鉴别，骨髓涂片所见到的组织胞浆菌与利什曼原虫相似但无动基体。

（3）体外培养 涂片中无鞭毛体数量少，虫体小，又无明显运动，鉴别有一定困难，将上述穿刺物接种于 NNN 培养基，22 ~25℃培养 1 周，可获得大量运动活泼的前鞭毛体，容易鉴别。

（4）动物接种 将上述穿刺物接种于易感动物（金黄地鼠、仓鼠）腹腔内，1 ~2 个月后取动物脾脏、肝脏做印片涂片，瑞氏染色、镜检。

2. 免疫学检测

（1）检测血清 抗体酶联免疫吸附试验（ELISA）、间接血凝试验（IHA）、间接荧光抗体试验（IFA）、Dip - stick 等方法均具有较高的阳性检出率，但由于存在假阳性，仅用于辅助诊断，但抗体短期内不易消失。

（2）利什曼素皮内试验 将含有前鞭毛体的抗原进行皮下注射，用等量抗原稀释液作为对照，48 小时后观察结果，注射部位出现红色团块或团块大于对照者为皮试阳性。该法不能用于诊断，但可用于黑热病流行病学调查，确定疫区，判断流行程度和趋势。疗效考核以及黑热病基本消灭后的监测，目前多不使用此方法。

3. 分子生物学检测 应用 PCR 法检测利什曼原虫 DNA，特异性、敏感性均较高，并可用于鉴别利什曼原虫地理株。

【实验报告】

绘制无鞭毛体及前鞭毛体图，并标出主要结构。

三、蓝氏贾第鞭毛虫（*Giardia lamblia*）

【实验目的】

1. 准确认识蓝氏贾第鞭毛虫滋养体及包囊形态特点。
2. 学会蓝氏贾第鞭毛虫病原学检查方法。
3. 通过分析病原学、免疫学、分子生物学诊断方法的优缺点，培养批判性思维和创新能力。

【要点解析】

1. 生活史　如图 2－81 所示。

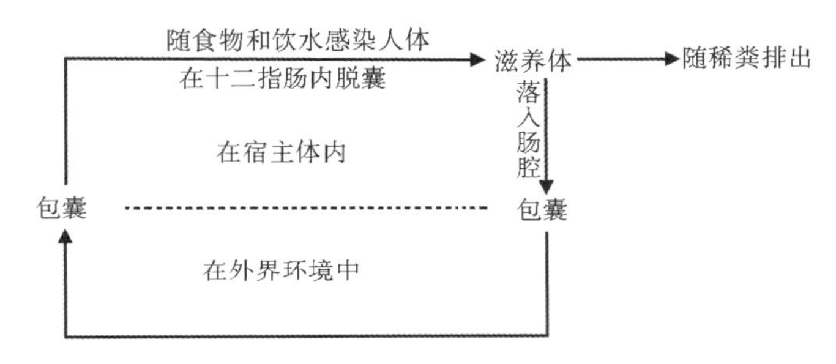

图 2－81　蓝氏贾第鞭毛虫生活史模式图

2. 要点

（1）宿主　人（肠道）。

（2）感染阶段　四核包囊，包囊随污染食物和饮水进入人体。

（3）致病阶段　滋养体，主要通过吸盘吸附于肠黏膜造成肠壁的刺激与损伤。

（4）寄生部位　主要寄生在人的十二指肠内，有时也可在胆道。

（5）病原学检查　滋养体、包囊。

【实验示教与指导】

1. 滋养体（染色玻片标本）　①呈倒置梨形，前端宽，向后渐尖细，腹面前半部向内凹陷形成吸盘状陷窝；②虫体长 9.5～21μm，宽 5～15μm，厚 2～4μm；③可见有 1 对并列在吸盘陷窝的底部卵形的泡状细胞核，各核内有 1 个大的核仁；④有鞭毛 4 对，分别为前侧鞭毛、后侧鞭毛、腹鞭毛和尾鞭毛，依靠鞭毛的摆动，虫体可做活泼的翻滚运动；⑤尾鞭毛从虫体前端基体发出后，从前到后延伸过程，将虫体分为均等的两半，一对呈爪锤状的中体与该部分 1/2 处相交（图 2－82）。

2. 包囊（铁苏木素染色玻片标本）　①椭圆形；②大小为(10～14)μm×(7.5～9)μm；③囊壁较厚，囊壁与虫体间有明显的空隙；④成熟包囊内具 4 个核，未成熟包囊内具 2 个核，多偏于一侧，有时可见到黑色的丝状物和弯形的付基体；⑤囊内可见鞭毛、中体的早期结构（图 2－83）。

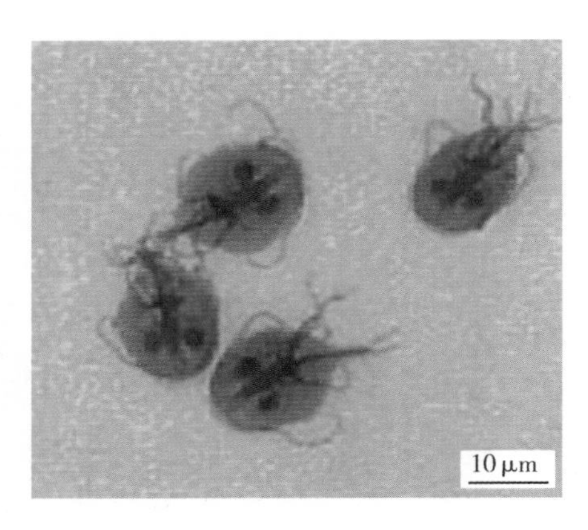

图 2－82　蓝氏贾第鞭毛虫滋养体（×1000）

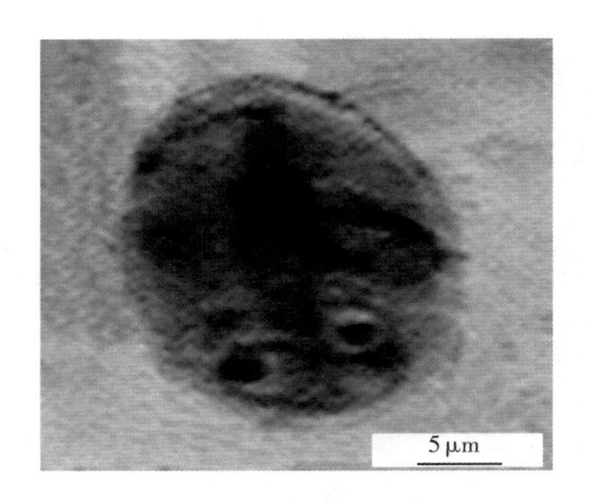

图 2－83　蓝氏贾第鞭毛虫包囊（×1000）

【实验步骤与结果】

1. 病原学检查

（1）粪便检查　①用生理盐水涂片法检查滋养体，经碘液染色涂片检查包囊，也可用甲醛乙醚沉淀或硫酸锌浓集法检查包囊；②通常在成形粪便中检查包囊，而在水样稀便中查找滋养体；③由于包囊形成有间歇性的特点，故在检查时以隔天粪检并连续 3 次以上为宜。

（2）十二指肠液或胆汁检查　粪便多次检查阴性者，可采用此方法提高阳性检出率。

2. 免疫学检测　ELISA 具有较高的敏感性和特异性，适用于流行病学调查。

3. 分子生物学检测　使用 PCR 法检测粪便中特异性的贾第鞭毛虫 DNA，具有较高的敏感性和特异性。

【实验报告】

1. 绘制蓝氏贾第鞭毛虫滋养体正面及侧面图。
2. 绘制蓝氏贾第鞭毛虫成熟包囊图，并标出主要结构。

四、阴道毛滴虫（*Trichomonas vaginalis*）

【实验目的】

1. 准确认识阴道毛滴虫滋养体的形态学特点。
2. 学会阴道毛滴虫的常用检查方法。
3. 通过形态学识别，培养认真细致的工作作风。

【要点解析】

1. 生活史　如图 2－84 所示。

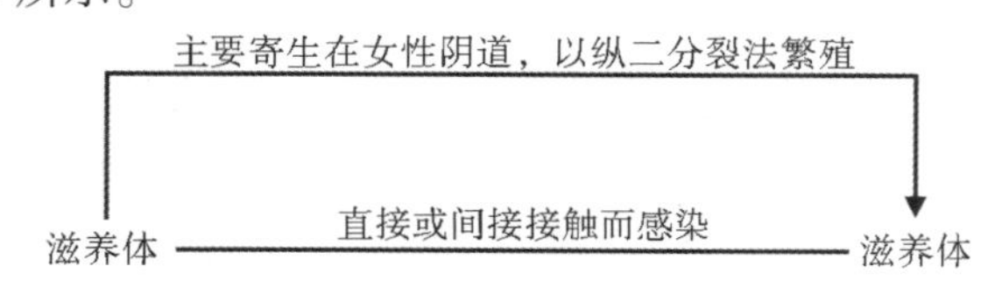

图 2－84　阴道毛滴虫生活史模式图

2. 要点

（1）宿主　人（阴道、尿道）。

（2）感染阶段和致病阶段　阴道毛滴虫生活史仅有滋养体期，故其感染阶段和致病阶段均为滋养体。

（3）感染途径　通过直接或间接接触而感染。

（4）寄生部位　滋养体主要寄生在女性阴道，以阴道后穹隆多见，也可在尿道内发现。男性感染者一般寄生于尿道、前列腺，也可在睾丸、附睾或包皮下寄生。

（5）病原学检查　滋养体。

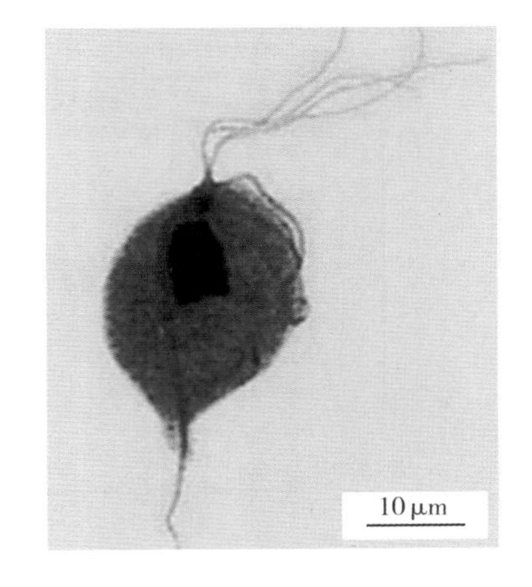

图 2-85　阴道毛滴虫（×1000）

【实验示教与指导】

阴道毛滴虫滋养体（瑞氏染色标本）　①滋养体呈梨形或椭圆形；②大小为（10～30）μm×（5～15）μm；③染成紫红色；④具4根前鞭毛和1根后鞭毛，后鞭毛向后伸展与虫体波动膜外缘相连，波动膜位于虫体前1/2处；⑤胞核位于虫体前1/3处，为椭圆形泡状核，染成紫红色，核上缘有5颗基体，排列形环状，由此发出5根鞭毛；⑥轴柱纵贯虫体，并伸出于体后；⑦胞质内有深染颗粒，沿轴柱平行排列（图2-85）。

【实验步骤与结果】

病原学检查　生理盐水涂片法：①在玻片上滴加生理盐水1滴；②取阴道后穹隆的分泌物、尿液沉淀物或前列腺液标本与生理盐水进行混合涂片；③在显微镜下观察，先在低倍镜下进行观察，找到呈摇摆方式运动的虫体后转高倍镜进行观察；④虫体呈倒置梨形，无色透明，有折光性，25～42℃运动活泼，顶端有前鞭毛4根。

【实验报告】

绘制阴道毛滴虫滋养体图，并标出主要结构。

（孙德华）

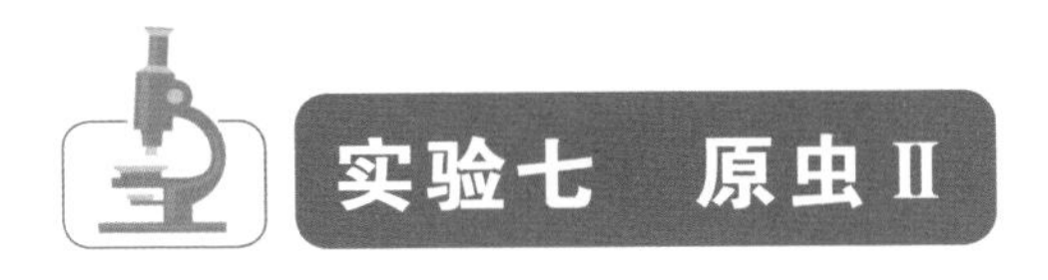

实验七　原虫Ⅱ

PPT

疟原虫（*Plasmodium*）

【实验目的】

1. 准确认识疟原虫在人体红细胞内各期形态特征及鉴别要点。
2. 能独立制作厚、薄血膜涂片法检测疟原虫。
3. 能分析疟原虫病原学、免疫学诊断方法的优缺点。
4. 分析厚、薄血膜的优缺点，领会尺有所短，寸有所长的道理。

【要点解析】

1. 生活史 如图2－86所示。

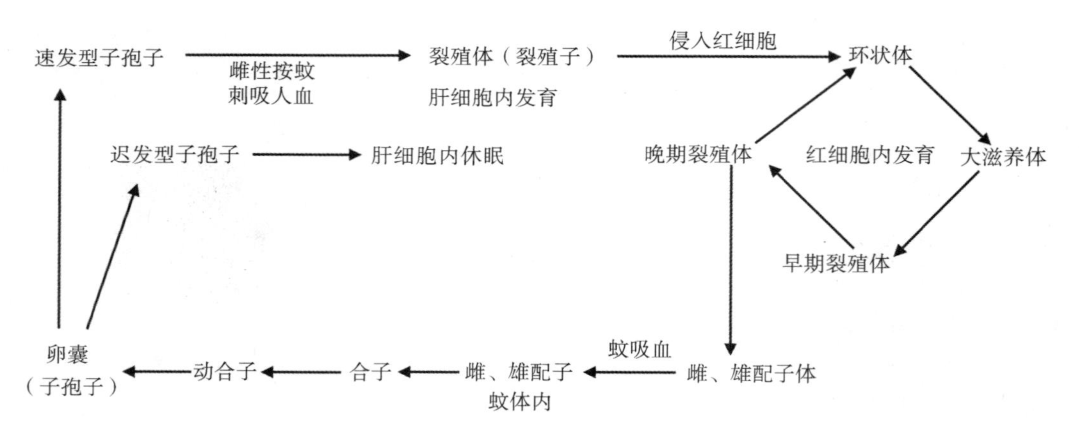

图2－86 疟原虫生活史模式图

2. 要点

（1）宿主 人是疟原虫的中间宿主，雌性按蚊是疟原虫的终宿主。

（2）感染阶段 子孢子是疟原虫的感染期。

（3）感染途径 按蚊叮人吸血，子孢子经皮肤进入人体；血中携红内期者可经输血感染。

（4）发育阶段 在人体内的发育分红细胞外期发育和红细胞内期发育2个阶段。

（5）致病阶段 疟原虫的红内期裂体增殖是其主要致病阶段。

（6）致病 疟疾发作表现为周期性的寒战、发热、出汗退热。患者常出现贫血、脾大等现象。

（7）病原学检查 采患者外周血，制成厚、薄血涂片，查到红内期疟原虫即可确诊。

【实验示教与指导】

1. 红细胞内期疟原虫（染色玻片标本）

（1）间日疟原虫（*Plasmodium vivax*）

1）小滋养体（环状体） 纤细环状，大小直径约为正常红细胞的1/3。细胞质染成蓝色，呈环状，有一深红色的核偏于环的一边，中间为空泡，形似红宝石戒指。被寄生的红细胞一般无明显变化（图2－87）。

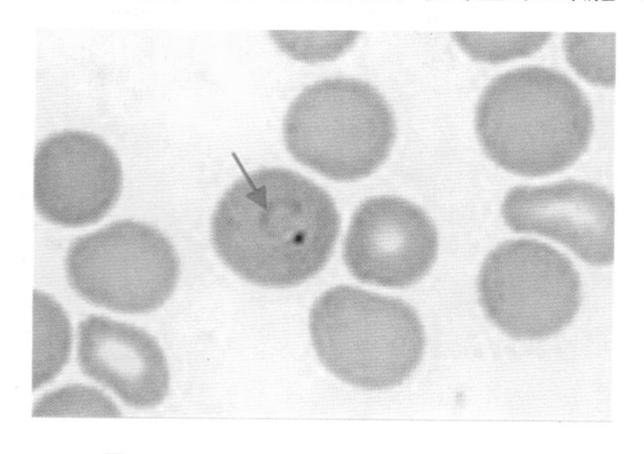

图2－87 间日疟原虫环状体（×1000）

2）大滋养体　虫体核变大，胞质增多，出现伪足，胞质内有黄棕色烟丝状疟色素。被寄生的红细胞胀大，颜色变淡，内含有被染成淡红色的小点，称为薛氏点（图2－88）。

3）裂殖体　未成熟（早期）裂殖体仅见核分裂而无胞质分裂；成熟裂殖体含12～24个椭圆形裂殖子，排列不规则。红细胞胀大，疟色素集中在其中央。胞质内含薛氏点（图2－89）。

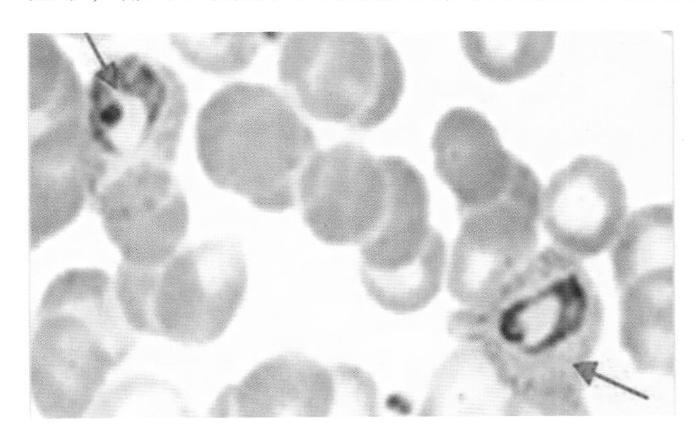

图2－88　间日疟原虫大滋养体（×1000）

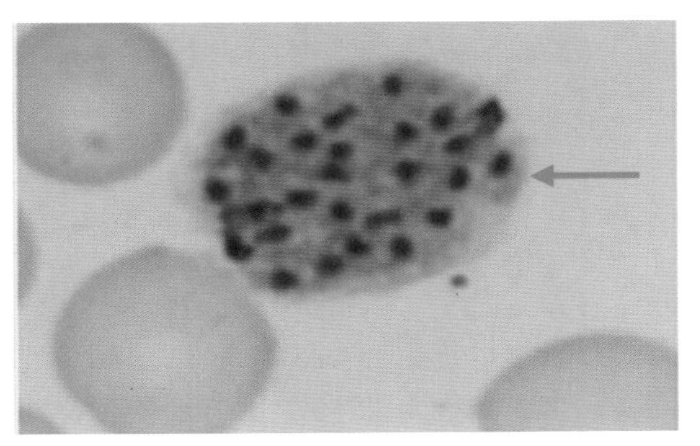

图2－89　间日疟原虫成熟裂殖体（×1000）

4）配子体

雄配子体：配子体核较大，疏松，淡红色，位于虫体的中央。细胞胞质呈紫蓝色，疟色素分散（图2－90）。

雌配子体：配子体核较小，致密，深红色，偏于一侧。细胞胞质染成蓝色，疟色素分散，虫体占满胀大的红细胞（图2－91）。

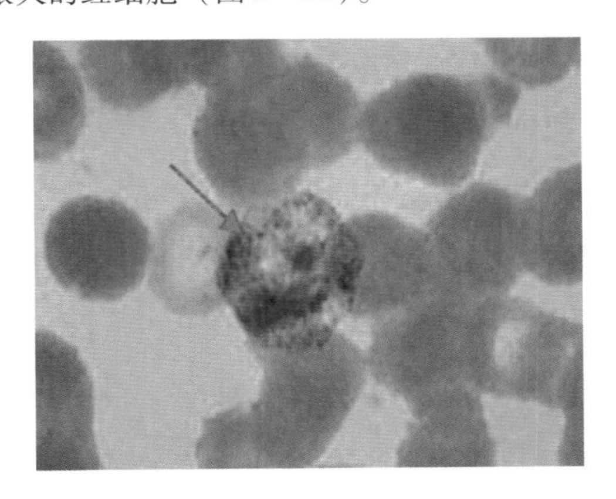

图2－90　间日疟原虫雄配子体（×1000）

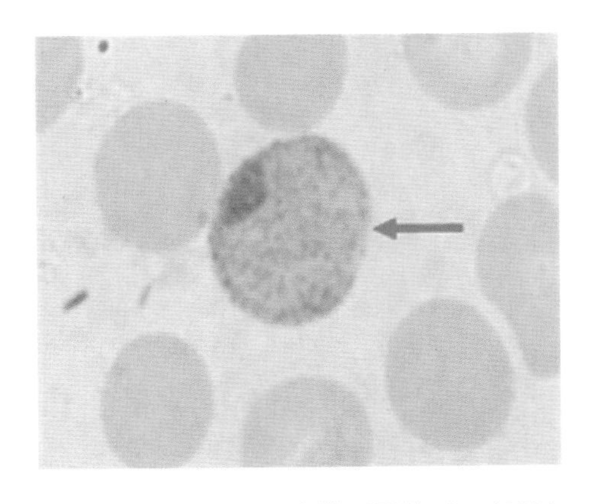

图2－91　间日疟原虫雌配子体（×1000）

（2）恶性疟原虫（*Plasmodium falciparum*）

1）小滋养体（环状体）　虫体小，大小直径为红细胞的1/6～1/5。常见多个虫体寄生在1个红细胞内。有时1个虫体有2个核，有的不呈环状（图2－92）。

2）配子体

雄配子体：腊肠形，两端钝圆。胞质色蓝略带红，核疏松，位于中央、淡红色。疟色素黄棕色，小杆状，在核周围较多（图2－93）。

雌配子体：新月形，两端较尖。胞质蓝色，核致密，较小，位于中央，深红色。疟色素深褐色，多在核周围（图2－94）。

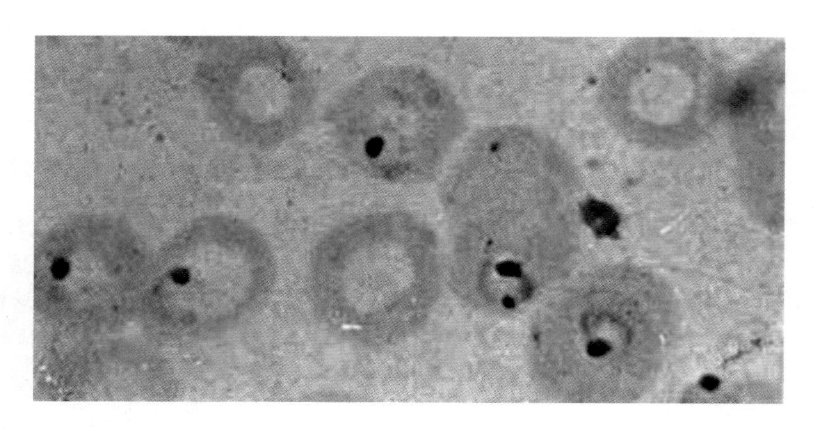

图 2-92 恶性疟原虫环状体（×1000）

（3）三日疟原虫（*Plasmodium malariae*）

1）小滋养体（环状体） 环较粗大，大小约为红细胞直径的 1/3，胞质深蓝色。

2）滋养体 胞质横贯红细胞呈带状或卵圆形，胞质内少有空泡，少见伪足，胞质分布不均匀，可呈大环状，中有 1 个大空泡；疟色素出现早，深褐色，颗粒状，沿虫体边缘分布。被寄生的红细胞大小无改变。

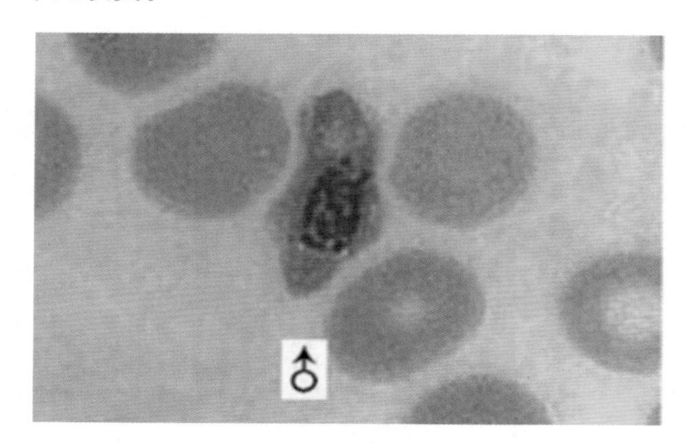

图 2-93 恶性疟雄配子体（×1000）

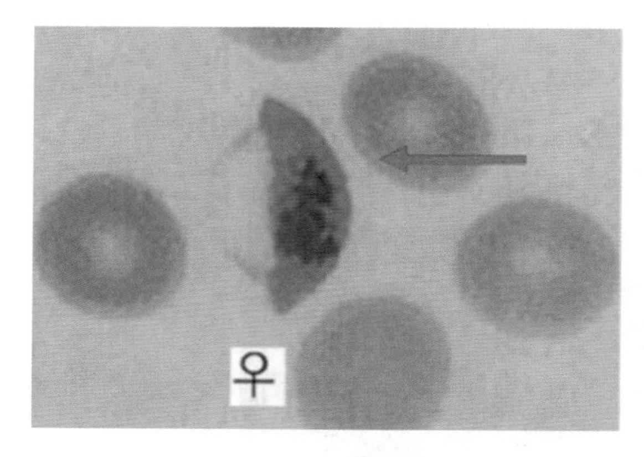

图 2-94 恶性疟雌配子体（×1000）

3）裂殖体 成熟裂殖体含有 6～12 个裂殖子，排列规则，呈花瓣状，疟色素集中在中央，颗粒粗大，呈深棕色，红细胞大小无改变。

4）配子体 与间日疟原虫配子体相似，但虫体外形较规则，多呈圆形。疟色素多而粗大。红细胞大小无改变。

2. 红细胞外期疟原虫

（1）按蚊胃壁上的卵囊（玻片标本） 低倍镜观察，按蚊胃壁上有突出圆形的囊状物即为卵囊。

（2）子孢子（玻片标本） 虫体细长如梭形，两端尖细，稍弯曲，核染成紫红色，位于中央，胞质呈天蓝色。

【实验步骤】

微课/视频 17

1. 厚血膜和薄血膜涂片法

（1）血涂片制作 取待检静脉血 1～2 滴，分两处置于同一张载玻片中央偏右一端，相隔约 1cm。以推片的一角将右侧血滴由里向外划圈涂成直径 0.8～1cm 的圆形厚血膜。厚血膜的厚度以一个油镜视野内可见到5～10个白细胞为宜。厚血膜晾干后进行溶血处理。用干棉球抹净推片角上的血渍，然后将推片下缘接触载玻片上的左端血滴，使推片与载片成30～45°角，待血液沿推片下缘展开后，匀速快捷向左推进，即成薄血膜。理想的薄血膜应呈舌形，厚薄适宜，头、体、尾分明，边缘留有空隙（图2－95）。薄血膜滴上1～2滴甲醇，固定血膜，防止溶血。

图2－95 薄、厚血膜大小和位置模式图

（2）厚血膜和薄血膜染色

1）吉姆萨染色法　此法染色效果好，血膜褪色慢，保存时间久，但染色时间较长。

方法：用蜡笔在涂有血膜的玻片上划出染色范围，取蒸馏水或PBS缓冲液2ml加吉姆萨染液1～2滴，混匀，将混匀后的染液滴于薄、厚血膜上，室温置20～30分钟后，水洗晾干后镜检。

2）瑞氏染色法　此法操作简便，多用于临床快速诊断，但保存时间短。

方法：血膜晾干后，滴几滴蒸馏水在厚血膜上，溶血5分钟，倾去溶血液。在薄血膜上加瑞氏染色液5～8滴，覆盖整片血膜，1～2分钟后滴加等量磷酸盐（pH 6.4～6.8）缓冲液，用吸耳球轻吹玻片使液体混匀后，把染液引到厚血膜上，染色10盖章，用流水缓慢从玻片一端冲洗（不可先倒去染液后再冲洗）数秒，晾干镜检。

2. 胶体金免疫层析（colloidal gold immunochromatography，ICT）法　胶体金免疫层析法（疟原虫抗原检测试剂盒）使用的是薄膜免疫层析技术，用单克隆抗体检测静脉血、末梢血中的恶性疟原虫抗原和间日疟原虫抗原，这两种抗体与对照抗体固定到膜支持物上形成3条不同的线。标本中存在的疟原虫抗原与抗疟原虫抗体结合物结合，形成检测线。固定的对照抗体捕获对照结合物，形成对照线。操作方法如下：在进行检测前必须先完整阅读使用说明书，并将检测试剂盒和样本恢复至室温。将试剂盒置于干净平坦的台面上，用塑料吸管垂直滴加1滴血液样本于加样孔中，再滴加2～3滴样本稀释液于加样孔中，等待结果。结果需在15分钟内读取，20分钟后判定无效。

【实验结果】

1. 厚血膜和薄血膜涂片法结果　厚血膜上疟原虫数量多，容易查到，但虫体变形，不能鉴定疟原虫虫种。薄血膜中，虫体结构完整，可鉴别虫种。着色较好的血膜，红细胞呈淡红色，嗜酸性粒细胞颗粒呈鲜红色，嗜中性粒细胞核呈紫蓝色，淋巴细胞及疟原虫胞浆呈蓝色或淡蓝色，疟原虫核呈红色。除环状体外，其他各期均可查见疟色素。吖啶橙染色后疟原虫和白细胞的核呈现黄绿色荧光，胞浆呈橘红色荧光。制作质量高的薄血膜片，在显微镜下观察可见到红细胞均匀平铺，没有重叠现象。

2. 胶体金免疫层析法检测结果　在检测区（*P. f*）、（*P. v*）和控制区（C）都出现了紫红色条带，表明：被检样本中含有间日疟抗原和恶性疟抗原。检测区（*P. f*）和（*P. v*）只有一条紫色条带出现，控制区（C）也出现紫色条带，表明样本中只含有日疟抗原或恶性疟抗原。仅在控制区（C）出现一条紫红色条带，在检测区（*P.f*）和（*P.v*）无紫红色条带出现，表明结果为阴性。若控制区（C）也未出现紫红色条带，表明结果无效。

【注意事项】

1. 制作血膜的玻片要洁净，无油脂。

2. 制作薄血膜时，血量要适中，以防血膜过厚或过薄；推速均匀，不要卡顿，以防出现条状横纹。
3. 厚血膜溶血前必须先用甲醇固定薄血膜，以避免薄血膜接触水而使红细胞溶解。
4. 滴加染料切忌太多，否则染料残渣粘在血膜上无法洗净，影响观察效果。

【实验报告】

1. 绘制间日疟原虫红内期各阶段形态图，并标出主要结构。
2. 记录厚、薄血膜涂片法实验操作步骤，对实验结果进行分析与总结。

（战廷正）

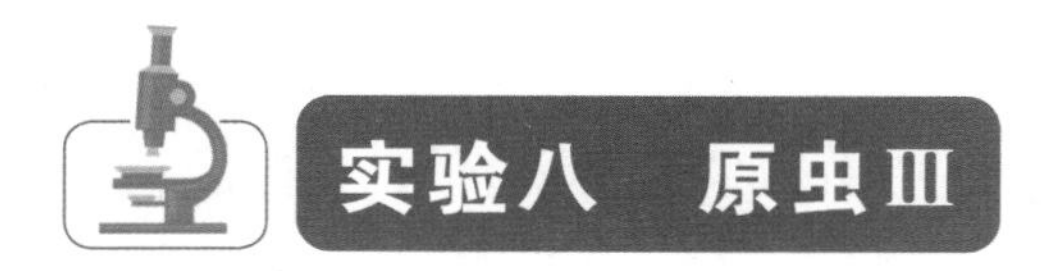

实验八　原虫Ⅲ

PPT

一、刚地弓形虫（*Toxoplasmagondii*）

【实验目的】

1. 准确认识弓形虫速殖子、包囊和卵囊的形态特征。
2. 分析病原学检查、免疫学和分子生物学检测在刚地弓形虫临床诊断中的优缺点。
3. 通过比较不同检测方法的优缺点，学会在临床检验中权衡利弊。

【要点解析】

1. 生活史　如图2－96所示。

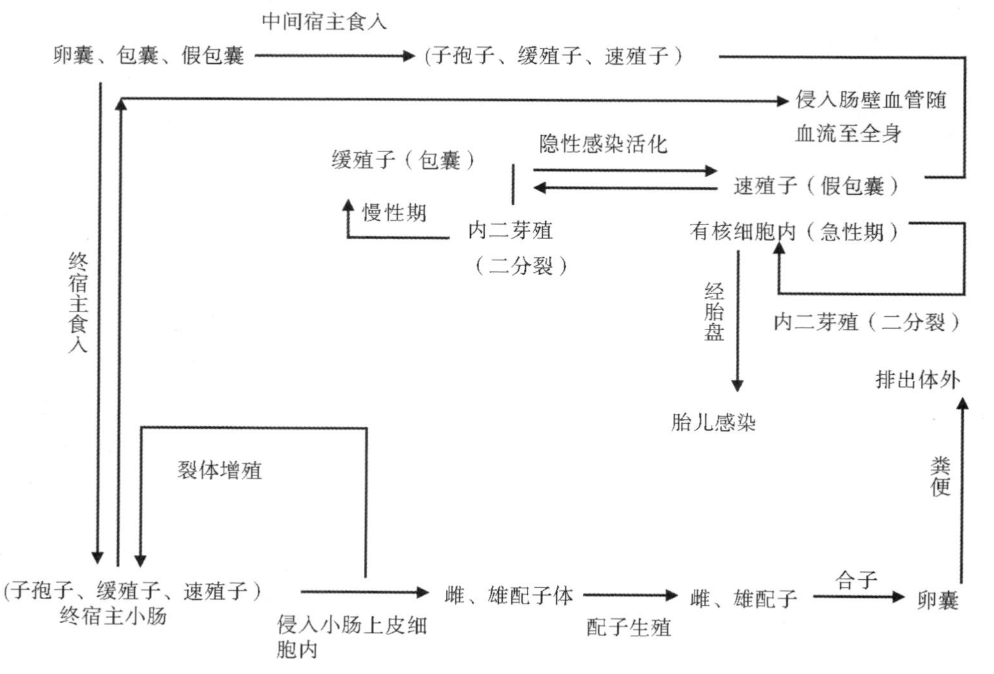

图2－96　刚地弓形虫生活史模式图

2. 要点

（1）生活史 5种不同形态的阶段，包括在中间宿主（人及其他动物）体内的滋养体、包囊和在终宿主（猫科动物）小肠上皮细胞内的裂殖体、配子体、卵囊。

（2）感染阶段 弓形虫在有核细胞均可寄生，感染阶段有卵囊、包囊或假包囊。

（3）致病阶段 速殖子是弓形虫的主要致病阶段。弓形虫还可经胎盘垂直传播，引起死产、流产、畸胎及精神发育障碍等。

（4）病原学检查 采用胸腔积液、腹腔积液、羊水、脑脊液、血液、脑组织和其他可疑病变活检标本做涂片染色或组织切片检查，查到虫体即可确诊。但病原学检查阳性率不高。免疫学检测主要检测血清中循环抗原和抗弓形虫特异性抗体 IgG 和 IgM。

【实验示教与指导】

1. 滋养体（瑞氏染色玻片标本） 虫体呈弓形，月牙状，一端较钝圆，一端较尖细，一侧扁平，一侧较弯。胞质染成蓝色，胞核染成红色，在核与尖端之间有染成浅红色的颗粒即副核体。假包囊为有核细胞内含有多个速殖子的集合体，宿主细胞核常被挤向一边（图2－97）。

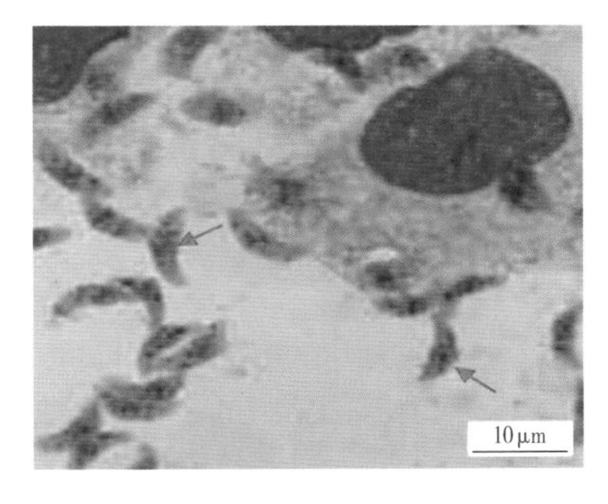

图2－97 刚地弓形虫滋养体（×1000）

2. 包囊（瑞氏染色玻片标本） 包囊呈圆形或卵圆形，大小差别很大（直径5～100μm），囊壁不着色，囊内含数个或数千个缓殖子（滋养体）（图2－98，图2－99）。

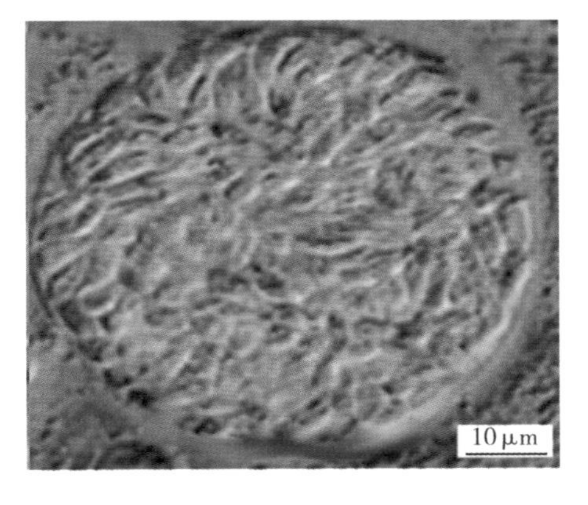

图2－98 刚地弓形虫包囊（×1000）

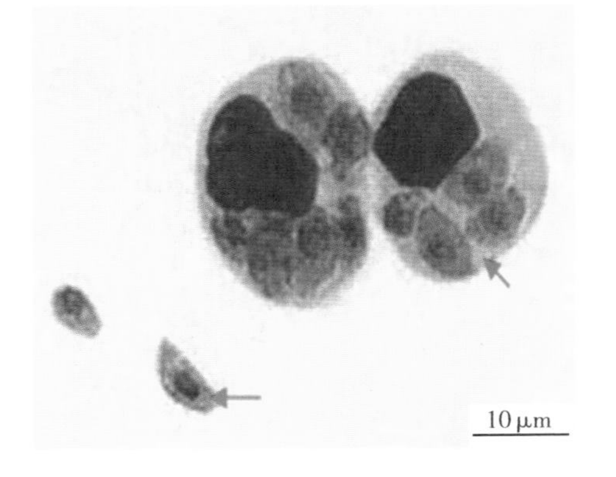

图2－99 刚地弓形虫假包囊（×1000）

3. 卵囊（猫粪生理盐水涂片） 高倍镜观察，圆形或椭圆形，大小为10～12μm；具2层光滑透明的囊壁，内充满均匀小颗粒。成熟卵囊含2个孢子囊，每个分别由4个子孢子组成，相互交错在一起，呈新月形。

【实验方法】

1. 病原学检查 直接涂片或组织切片检查：用脑脊液、羊水、肺泡灌洗液或骨髓、血液、淋巴结、胎盘、心内膜组织、脑组织和其他可疑的病变活检标本，做涂片染色或组织切片检查弓形虫。做瑞氏或吉姆萨染色镜检可找到滋养体或包囊（染色方法参见疟原虫染色），但阳性率不高。亦可做直接免疫荧光染色法观察特异性反应，可提高虫体检出率。

2. 免疫学检测 血清学检测是弓形虫病诊断、流行病学调查的常用方法。

（1）检测抗体　由于弓形虫在人体细胞内可长期存在，故检测抗体一般难以区别现症感染或以往感染，可根据抗体滴度的高低变化加以判断。

1）IgG 抗体测定　测定 IgG 抗体常用的方法有 ELISA、IFA 和改良直接凝集试验等。

2）IgM 抗体测定　IgM 抗体的出现和消失均比 IgG 抗体早，IgM 是急性感染发生时较早出现的敏感标志，因此广泛应用于诊断急性感染和判别孕妇的感染是发生在孕前还是在怀孕期间。测定 IgM 的方法有 IFA、ELISA 等。

（2）检测抗原　用免疫学方法检测宿主细胞内的病原（速殖子或包囊）、在血清及体液中的代谢或裂解产物（循环抗原），是早期诊断和确诊的可靠方法。

3. 分子生物学检测　PCR 扩增技术具有敏感、特异、快速、可重复和操作简便等优点，它可测定液体和组织中的弓形虫 DNA，从而用于诊断先天性弓形虫病、眼弓形虫病、脑弓形虫病和弥漫性弓形虫病。PCR 技术检测羊水中的弓形虫 DNA 对产前诊断胎儿的先天性弓形虫病有重要的临床意义，既有早期诊断价值又不伤及胎儿。PCR 技术还可测定艾滋病患者的脑组织、脑脊液、玻璃体液、房水、支气管肺泡灌注液和血液中的弓形虫 DNA。

【实验报告】

1. 绘制弓形虫滋养体形态图，并标出主要结构。
2. 记录免疫学实验操作步骤，对实验结果进行分析与总结。

二、隐孢子虫（*Cryptosporidium*）

【实验目的】

1. 准确认识隐孢子虫卵囊的形态特点。
2. 分析病原学检查、免疫学和分子生物学检测的优缺点，理解其在隐孢子虫感染诊断中的应用。
3. 通过比较不同检测方法的优缺点，学会在临床检验中如何优选最佳方法。

【要点解析】

1. 生活史　如图 2－100 所示。

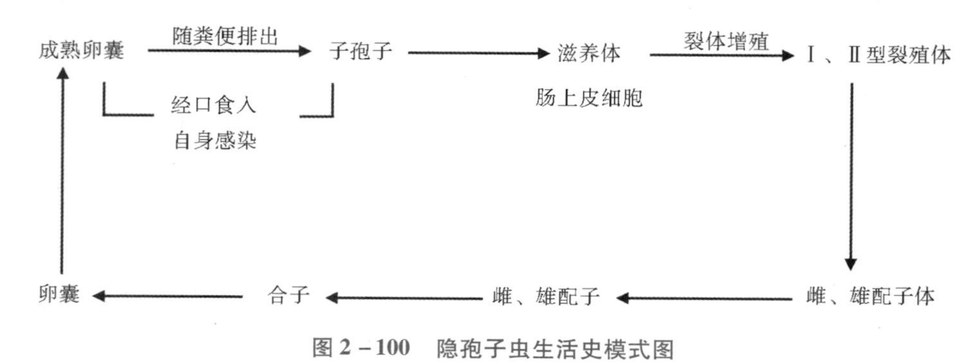

图 2－100　隐孢子虫生活史模式图

2. 要点

（1）宿主　隐孢子虫生活史中有裂体增值、配子生殖和孢子生殖，均在同一宿主体内完成。人、牛、羊、猫、犬为适宜宿主（不需要更换宿主）。

（2）感染阶段　卵囊为隐孢子虫的感染阶段和实验室检查阶段。

（3）致病　隐孢子虫是机会致病原虫，水样腹泻是隐孢子虫病的主要临床特征。

（4）病原学检查　粪便中查出隐孢子虫卵囊即可确诊，检查方法多用粪便直接涂片染色法。免疫学检测方法主要是采用 ELISA、IFA 方法检测患者血清中特异性抗体，或用特异性抗体的间接荧光抗体试验检测卵囊抗原。

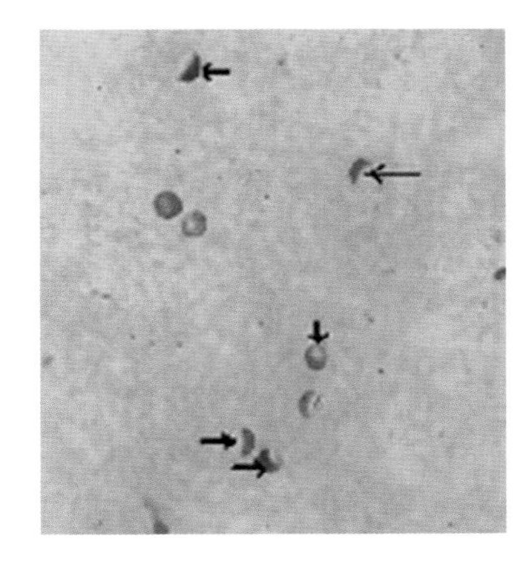

图 2－101　改良抗酸染色隐孢子虫卵囊（×1000）

【实验示教与指导】

卵囊（金胺－酚－抗酸染色玻片标本）　卵囊圆形或椭圆形，直径 4～6μm，成熟卵囊内含 4 个裸露的子孢子，子孢子为月牙形，卵囊为玫瑰红色，背景为蓝绿色，内部结构清晰（图 2－101）。

【实验方法】

1. 病原学检查　检查方法多用粪便直接涂片染色法。常采用金胺－酚－改良抗酸染色法检查隐孢子虫卵囊（见综合性实验部分）。

2. 免疫学检测　常用 ELISA、IFA 检测患者血清中特异性抗体，可以检测人畜粪便、血清、十二指肠液中的 IgG、IgM、IgA 水平（见综合性实验部分）。

3. 分子生物学检测　在隐孢子虫卵囊检测、隐孢子虫病的诊断、流行病学调查及虫种鉴定和虫株分型中已得到应用。

【实验报告】

1. 绘制隐孢子虫卵囊形态图，并标出要结构。
2. 记录免疫学实验操作步骤，对实验结果进行分析与总结。

三、结肠小袋纤毛虫（*Balantidium coli*）

【实验目的】

1. 准确认识结肠小袋纤毛虫滋养体及包囊的形态特点。
2. 分析病原学检查在结肠小袋纤毛虫临床诊断中的适用性。
3. 通过实验认识到细致观察和精确操作的重要性，培养严谨的科学态度。

【要点解析】

1. 生活史　如图 2－102 所示。

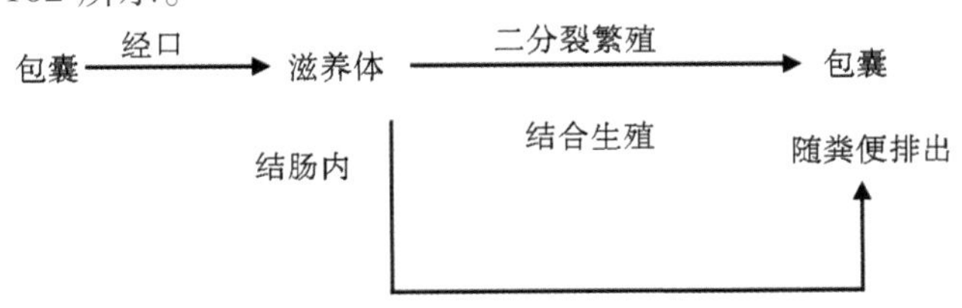

图 2－102　结肠小袋纤毛虫生活史模式图

2. 要点

（1）宿主　结肠小袋纤毛虫为人体最大的寄生原虫，不需要中间宿主，人、猪为适宜宿主。

（2）感染阶段　包囊。

（3）感染途径　包囊随污染的食物、饮水经口感染宿主。

（4）生活史　结肠小袋纤毛虫生活史有滋养体和包囊两个阶段。

（5）寄生部位　结肠小袋纤毛虫主要寄生在结肠，也可寄生于回肠，引起结肠小袋纤毛虫性痢疾。

（6）病原学检查　粪便直接涂片法查到滋养体或包囊可确诊。

【实验示教与指导】

1. 滋养体（铁苏木素染色玻片标本）　虫体呈椭圆形，无色透明或淡灰略带绿色，大小为(30～200)μm×(25～120)μm，体表有较多的纤毛，活的滋养体可借纤毛的摆动呈迅速旋转式移动。虫体极易变形，前端有一凹陷的胞口，虫体中、后部各有一伸缩泡，苏木素染色后可见核2个，1个肾形的大核和1个圆形的小核，后者位于前者的凹陷处（图2－103）。

2. 包囊（铁苏木素染色玻片标本）　呈圆形或椭圆形，直径为40～60μm，淡黄或淡绿色，囊壁较厚而透明，分内外两层，囊内细胞质呈颗粒状，染色后可见胞核（图2－104）。

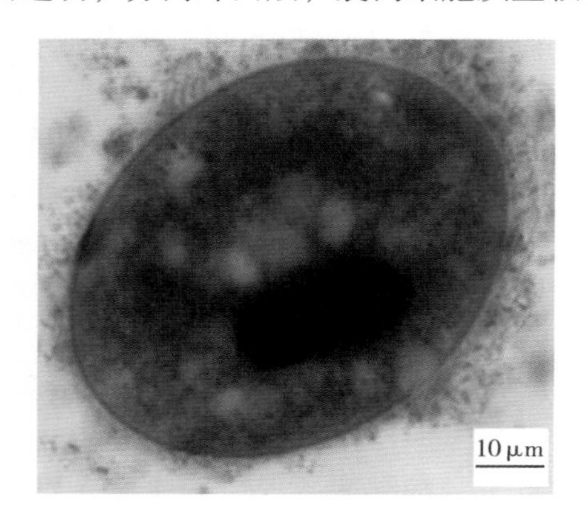

图2－103　结肠小袋纤毛虫滋养体（×1000）

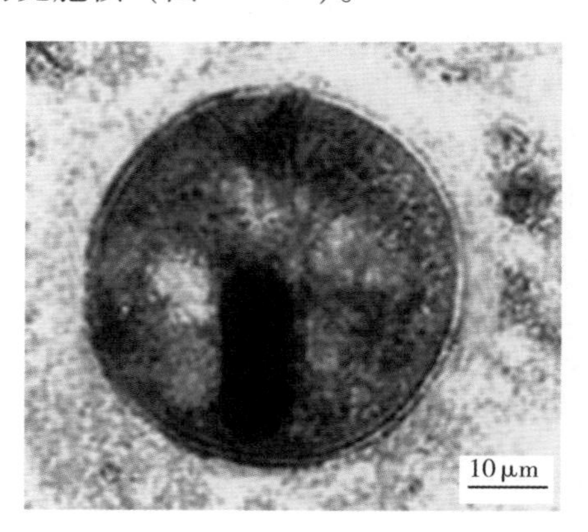

图2－104　结肠小袋纤毛虫包囊（×1000）

【实验步骤】

病原学检查：粪便直接涂片法查到滋养体或包囊可确诊。标本宜新鲜，反复送检可提高检出率。由于虫体较大，一般不易漏检。

常采用铁苏木素染色方法检查滋养体或包囊。

1. 涂片　将粪便标本少许加水调稀，用棉签蘸取均匀涂抹于洁净载玻片上；若粪便标本较稀，可直接涂片。涂片晾干备用。

2. 染色液的配制　1%苏木素溶液10ml，29%氯化铁溶液4ml，25%盐酸1ml，蒸馏水95ml，混合后使用。

3. 染色　先用甲醇固定涂片，再用染色液染色数分钟，水洗，晾干镜检。

【实验结果】

光学显微镜下观察经铁苏木素染色后的滋养体或包囊形态特征。

【实验报告】

1. 绘制结肠小袋纤毛虫滋养体形态图，并标出主要结构。

2. 绘制结肠小袋纤毛虫包囊形态图，并标出主要结构。

（黄 萍）

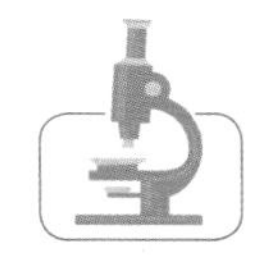

实验九 医学节肢动物Ⅰ

PPT

一、蝇蛆（maggot）

【实验目的】

1. 准确认识重要蝇类的蝇蛆形态特征。
2. 能区分蝇蛆病的危害及临床分型。
3. 能通过病原学检查方法独立鉴定蝇蛆。
4. 认识不同的蝇种及其传播的疾病，增强环保和卫生管理意识。

【要点解析】

1. 生活史 如图 2－105 所示。

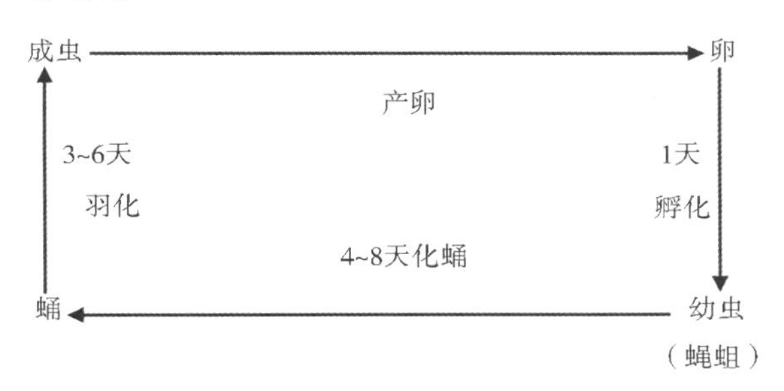

图 2－105 蝇生活史模式图

2. 要点

（1）生活史 蝇蛆是蝇幼虫的俗称。蝇是完全变态昆虫，其生活史需经历卵、幼虫、蛹、成虫 4 个时期。蝇幼虫分为 3 个龄期（图 2－106）。

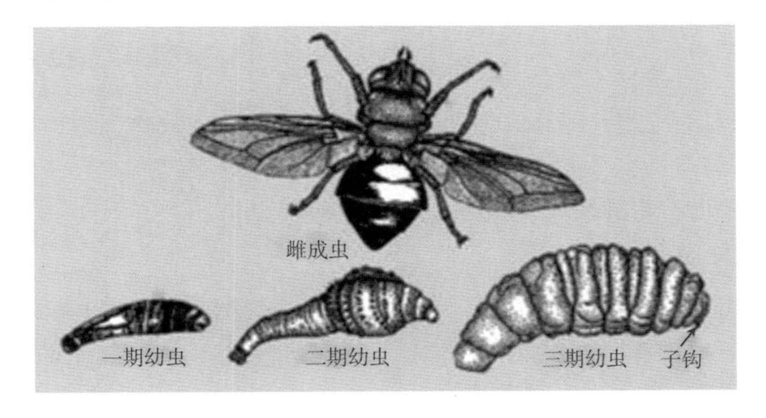

图 2－106 蝇幼虫 3 个龄期形态

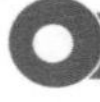

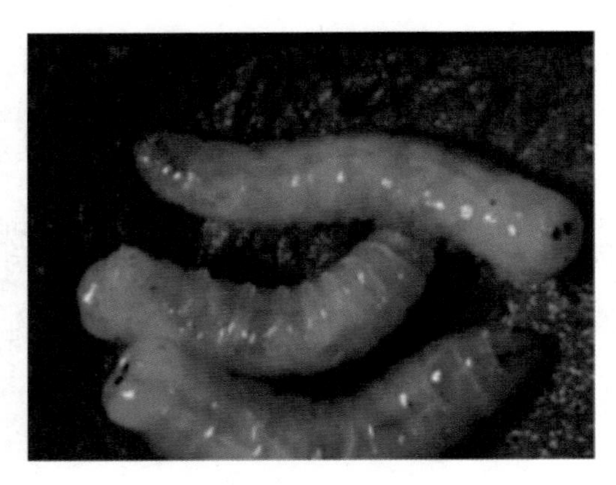

图 2－107　营自由生活状态的蝇蛆

(2) 分类　蝇蛆滋生地类型多样，因蝇种而异。营自生生活的蝇蛆多选择有机物质丰富的场所为其滋生地，依滋生地性质不同可分为粪便型、垃圾型、腐败的植物质型、腐败的动物质型 4 类（图 2－107）。营寄生生活的蝇蛆因虫种不同而各有其适宜宿主。

(3) 寄生部位　有些种类的蝇蛆可寄生于人体或动物的组织或腔道内而引起蝇蛆病。临床上按蝇蛆的寄生部位不同，分为眼蝇蛆病、皮肤蝇蛆病、口腔、耳、鼻咽蝇蛆病、胃肠蝇蛆病、泌尿生殖道蝇蛆病、创伤蝇蛆病等。

(4) 诊断依据　蝇蛆病的诊断以从患处查获蝇蛆而确诊。蝇蛆幼虫向皮肤表面穿掘，出口处先有疖样红肿，局部疼痛，破溃后可流出被黏液包裹的蝇蛆和脓液。蝇种鉴定的主要依据是 3 龄幼虫后气门的形状、结构和 2 个后气门的间距。

(5) 常见蝇种　我国的主要蝇种有家蝇（*Musca domestica*）、丝光绿蝇（*Lucilia sericata*）、大头金蝇（*Chrysomyia megacephala*）、巨尾阿丽蝇（*Aldrichina grahami*）、尾黑麻蝇（*Bellieria melanura*）、厩腐蝇（*Muscina stabulans*）、厩螫蝇（*Stomoxys calcitrans*）等。

【实验示教与指导】

1. 示教内容

(1) 蝇蛆（浸制标本）　①形状：圆柱形，前端尖细，后端钝齐。②大小：3 龄幼虫长 8 ~ 10mm。③颜色：乳白色或灰白色。④结构特点：无足，无眼；虫体分 14 节，头节 1 节，胸节 3 节，腹节 10 节。

(2) 蝇蛆（玻片标本）　头节的前端有骨质化黑色口钩 1 对。第 1 胸节两侧有前气门 1 对。第 8 腹节后截面中央有棕黄色后气门 1 对。后气门由气门环、气门裂及纽孔组成，其形态结构是蝇种分类上的重要依据。

注意事项：蝇蛆第 9 腹节及第 10 腹节小不易见，位于第 8 腹节腹面。

2. 蝇蛆的虫种鉴定　从患部取出蝇蛆虫体，切取后端尾部，经 10% 氢氧化钾溶液煮沸几分钟消化虫体内肌肉组织。水洗后用醋酸溶液中和残余碱液，再次清水洗涤后，依次经 70%、80%、90%、95%、100% 乙醇逐级脱水，二甲苯透明后封片。体视显微镜镜检鉴定虫种。重点观察后气门，如后气门的外形和间距，气门环是否完整，纽孔的位置和发育程度，气门裂的形状、排列和位置等（图 2－108）。

注意事项：如蝇蛆处于 1 龄期或 2 龄期，则必须培养至 3 幼龄期幼虫才可做虫种鉴定。

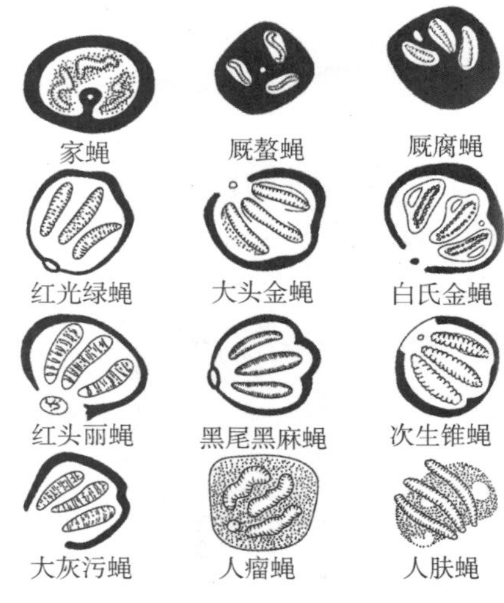

图 2－108　常见蝇蛆后气门形态结构

【实验报告】

1. 绘制所观察蝇种 3 龄期幼虫后气门图。
2. 定种所观察蝇蛆并列出鉴别定种的主要依据。

二、虱（louse）

【实验目的】

1. 准确认识虱卵、人虱和耻阴虱成虫形态特征。
2. 能区分人虱和耻阴虱成虫。
3. 学会病原学检查方法鉴定人虱和耻阴虱成虫、虱卵。
4. 认识虱传播的主要疾病，增强卫生管理意识。

【要点解析】

1. 生活史　如图 2－109 所示。

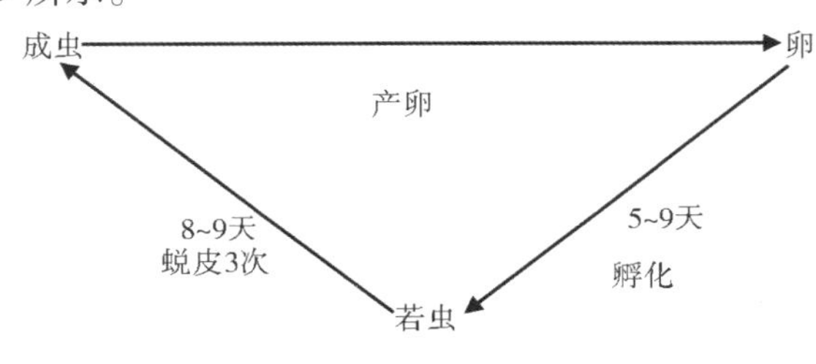

图 2－109　虱生活史模式图

2. 要点

（1）生活史　虱是不完全变态昆虫，其生活史包括卵、若虫、成虫 3 个阶段。

（2）分类　虱是小型体外寄生虫，寄生于人体的虱有人虱（*Pediculushumanus*）和耻阴虱（*Pthirus pubis*）2 种，人虱又分为人体虱（*P. h. corporis*）和人头虱（*P. h. capitis*）2 个亚种。

（3）寄生部位　虱是永久性寄生虫，其全部发育过程均在宿主体表进行。人头虱多寄生于耳后发根；人体虱主要寄生于贴身内衣裤内面缝隙；耻阴虱则多寄生于阴毛处。虱卵俗称虮子，黏附于毛发或衣物纤维上。

（4）感染途径　虱的若虫和成虫均叮刺人体吸血而致直接损害，且边吸血边排粪。人体虱还可以传播流行性斑疹伤寒、回归热、战壕热等疾病。

（5）诊断依据　诊断以查获虫体或虫卵为确诊依据。

【实验示教与指导】

1. 示教内容

（1）成虫（玻片标本）

1）人虱（玻片标本）　①形状：虱体狭长，背腹扁平，无翅，口器特化，适于穿刺和吮吸，各足利于紧抓毛发。②大小：人体虱较大，雌虱体长 2.4～3.6mm，可达 4.4mm，雄虱体长 2.0～3.5mm；人头虱较小。③颜色：灰黑色或灰白色，人体虱色较淡，人头虱色较深。④结构特点：头部略呈菱形，头前端具可伸缩的刺吸式口器，触角1对，分5节，眼1对位于头部两侧突出处；胸部3节融合，3对足大小相似，足跗节末端有一弯曲的爪，胫节末端内侧有一指状胫突，与爪相对，形成强有力的攫握器；腹部通常可见 7 节，雄虱腹部末端钝圆，近似“V”字形，有交合刺伸出，雌虱腹部末端分 2 叶，呈“W”形（图 2－110）。

注意事项：人头虱除体较小、较黑外，其他形态学特征与人体虱相似。

2）耻阴虱（玻片标本）　虫体粗短，形似蟹状；雌虱体长 1.5～2mm，雄虱体长 0.8～1.2mm，胸比腹宽；足3对，前足和爪均相对细小，中、后足胫节和爪明显粗大。腹部第1～4节愈合，第5～8节侧缘有圆锥形疣状突起，上有刚毛（图2－111）。

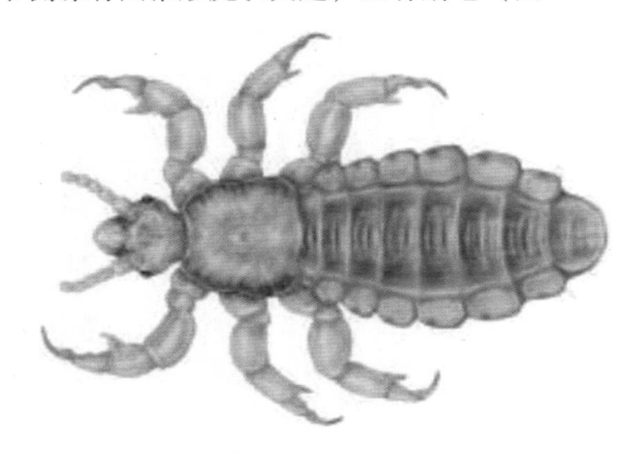

图2－110 人体虱形态

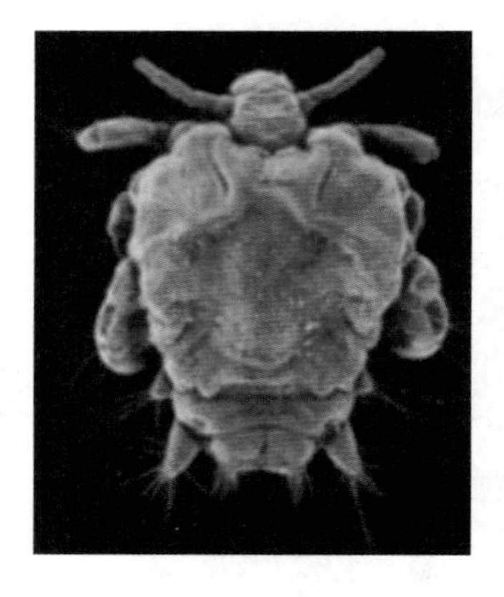

图2－111 耻阴虱形态

（2）卵（玻片标本） 呈长卵圆形，大小约为0.8mm×0.3mm，白色，稍透明，一端有小盖，其上有微孔，卵壳上常有纹饰，多黏附于毛发或衣物纤维上。

（3）若虫（玻片标本） 有3个龄期，形态基本与成虫相似，体较小。生殖器官未发育成熟。

2. 病原学检查 从寄生部位检查到虱卵、若虫或成虫均可确诊。检查时应该着重从患者有皮疹和瘙痒处附近的头发、体毛、内衣裤、阴毛、睫毛等上收集标本。成虫可根据形态特征而区分人体虱、人头虱或耻阴虱。

注意事项：对含血食的虱，必须饲养适当的时间，待胃血消化以后再制作成标本，进行虫种鉴定。

【实验报告】

绘制虱卵图。

三、蚤（flea）

【实验目的】

1. 准确认识蚤的形态特征。
2. 能区分蚤生活史各期的一般形态及我国常见的几种蚤类。
3. 能通过病原学检查方法独立鉴定潜蚤。
4. 认识蚤传播的主要疾病，增强健康意识。

【要点解析】

1. 生活史 如图2－112所示。

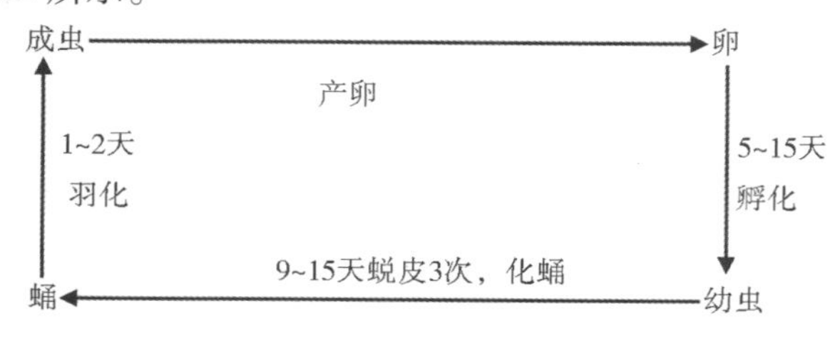

图2－112 蚤生活史模式图

2. 要点

（1）生活史 蚤是完全变态昆虫，其生活史有卵、幼虫、蛹、成虫4个时期。

（2）宿主 蚤成虫营寄生生活，其宿主为恒温动物，包括以啮齿目为主的哺乳动物以及鸟类。雌潜蚤则钻入宿主皮下，营永久性寄生生活。

（3）特点 蚤吸取宿主的血液为食，耐饥力强。对宿主体温变化反应敏感，滋生地多为宿主的窝巢和活动场所。

（4）感染途径 蚤对人体的危害除叮刺吸血外，还是鼠疫、地方性斑疹伤寒等自然疫源性疾病的重要传播媒介。潜蚤寄生于宿主可引起潜蚤病。

（5）诊断依据 潜蚤病的诊断以从皮损处肿块内查获虫体而确诊。

（6）常见蚤种 蚤是鼠疫的传播媒介，我国各鼠疫自然疫源地内发现自然感染的蚤类总共200余种或亚种，主要蚤种有印鼠客蚤（*Xenopsylla cheopis*）、致痒蚤（人蚤，*Pulex irritans*）等。

【实验示教与指导】

1. 示教内容

（1）成虫（玻片标本） ①形状：虫体左右两侧扁平，无翅，分头、胸、腹三部分，体表有许多向后突生的鬃毛、刺。②大小：长约3mm。③颜色：棕黄色或深褐色。④结构特点：头部侧面观略呈三角形，刺吸式口器位于头部前端腹面，头部两侧有黑色单眼1对（盲蚤无），眼前方或下方有1根鬃毛称为眼刚毛，触角1对分3节，位于眼后方的触角窝内，有的蚤类颊部具有梳状的棘刺称为颊栉；胸部分前、中、后胸3节，有的蚤类前胸背片上有前胸栉，3对足粗壮，后足特别发达；腹部10节，雄蚤的第8～9节，雌蚤的第7～9节变形为外生殖器，第10节为肛节，雄蚤尾端较尖，外生殖器包括上抱器、下抱器各1对，并可见卷曲的阴茎弹丝，雌蚤尾端钝圆，透过腹片可清晰见到几丁质受精囊（图2－113）。

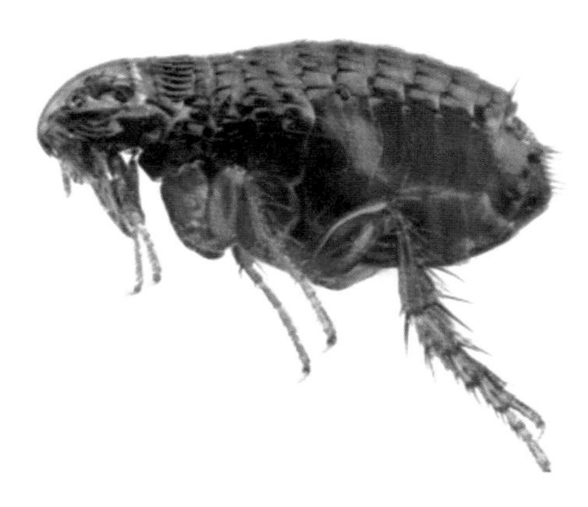

图2－113 印鼠客蚤成虫形态

注意事项：眼的有无和眼刚毛的位置、颊栉及前胸栉的有无、雄蚤外生殖器的构造以及雌蚤受精囊的形状等，均为蚤种分类鉴别的重要依据。

（2）卵（玻片标本） 椭圆形，大小约为0.5mm×0.34mm，白色，无盖，表面光滑。

（3）幼虫（玻片标本） 外形似蛆，体细长，灰白或灰黄色，无足无眼，咀嚼式口器。体分13节，各节均有长鬃。

（4）蛹（玻片标本） 乳白色，虫体已经具有头、胸、腹的雏形。蛹外有茧，茧外粘有尘土碎屑等。

2. 病原学检查 潜蚤病由潜蚤属的雌蚤钻入皮下寄生引起，多发于人脚趾的柔软部位，也可寄生于手臂、肘部和腋下，患者皮肤上红斑状丘疹的中央有黑凹、肿块内查获虫体即可确诊。

注意事项：该病仅分布于中、南美洲和非洲的热带地区，我国尚未见报道。因此，是否有疫区工作、生活、旅游等病原接触史对诊断有重要意义，对疑似患者应首先进行流行病学调查。

【实验报告】

绘制蚤卵图。

四、疥螨（itch mite）

【实验目的】

1. 准确认识疥螨成虫的形态特征。
2. 了解疥疮的临床症状。
3. 通过病原学方法独立鉴定疥螨。
4. 依据疥螨生活史制定疥疮防治措施，增强综合分析和解决问题的能力。

【要点解析】

1. 生活史 如图 2－114 所示。

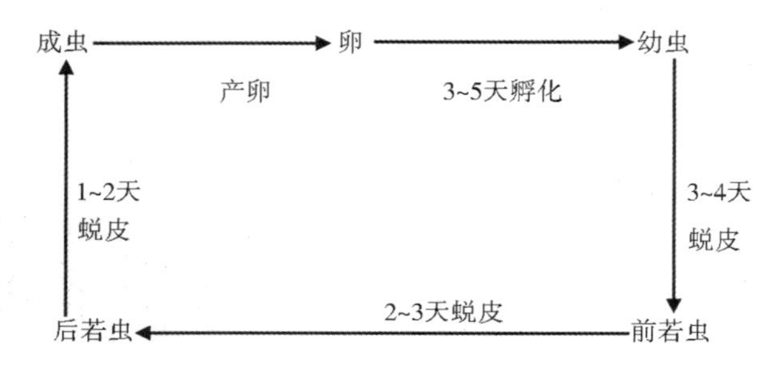

图 2－114 疥螨生活史模式图

2. 要点

（1）生活史 疥螨生活史有卵、幼虫、前若虫、后若虫、成虫 5 个时期。

（2）寄生部位 寄生于人体的疥螨为人疥螨（*Sarcoptes scabiei*）。疥螨是永久性寄生螨，寄生在人体皮肤表皮角质层深处，多见于皮肤薄嫩处。疥螨以角质组织和淋巴液为食，挖掘 1 条与皮肤平行的蜿蜒隧道。

（3）致病 疥螨对人体的危害是引起疥疮。剧烈瘙痒是疥疮的主要临床症状。

（4）感染途径 疥螨的感染方式主要通过直接接触传播，也可以经间接接触传播。

（5）病原学检查 疥螨的诊断以从皮肤患处查获虫体而确诊。

【实验示教与指导】

1. 示教内容

（1）生活史 如图 2－115 所示。

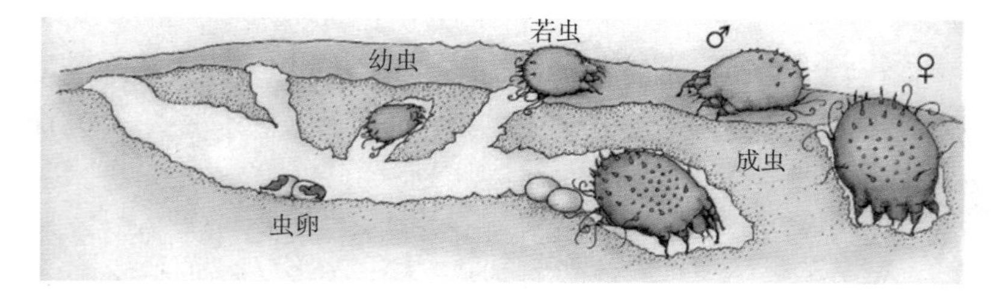

图 2－115 疥螨生活史图

（2）成虫（玻片标本）　①形状：虫体外形似龟，略呈圆形或椭圆形，背面隆起，无眼，无气门，虫体分为颚体和躯体两个部分（图2－116）。②大小：雄螨长0.2～0.3mm；雌螨长0.3～0.5mm。③颜色：乳白色或淡黄色。④结构特点：颚体短小，由螯肢，触须各1对组成，螯肢呈钳状，尖端具小齿，须肢粗短，分3节；体表遍布波状横纹，躯体背面有鳞片状皮棘及成对的杆状刚毛和长鬃，腹面有足4对，粗短呈圆锥状，分为前后2组，组间距离较大。前2对足跗节上有爪突，末端均有带长柄的吸垫。后两对足末端雌雄不同，雌螨后2对足的末端均为长鬃，而雄螨的第3对足末端具长鬃，第4对足末端为带长柄的吸垫（图2－117）。

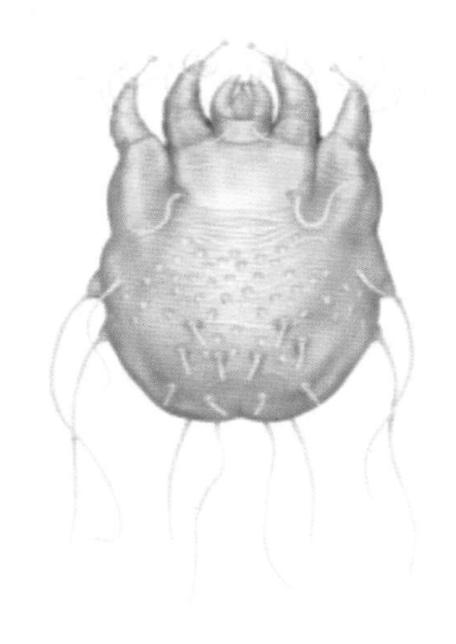

图2－116　雌疥螨成虫背面形态

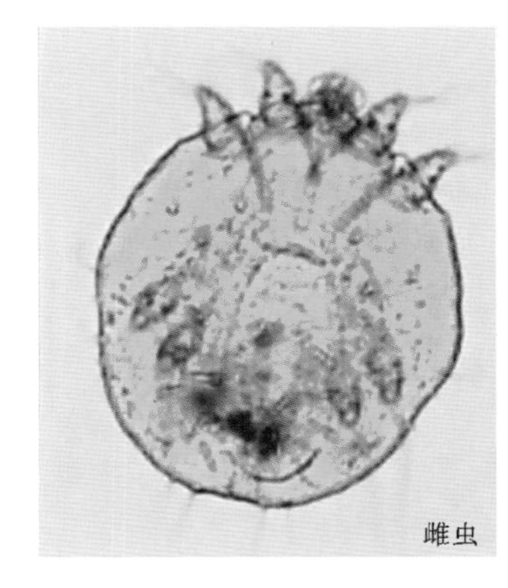

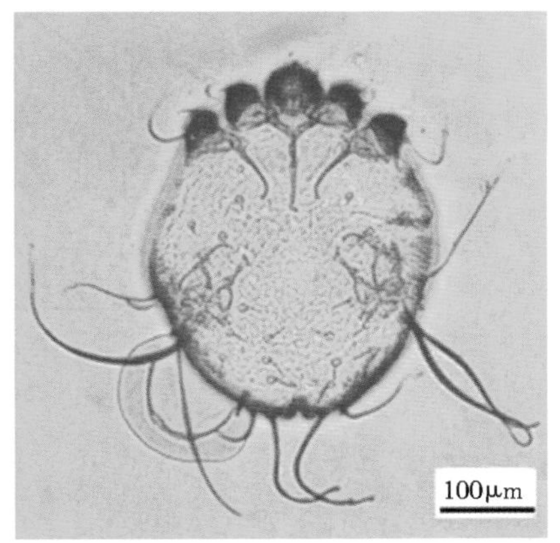

图2－117　疥螨成虫腹面形态

（3）卵（玻片标本）　呈长椭圆形，大小约为180μm×80μm，乳黄色，壳薄。

（4）幼虫（玻片标本）　形似成虫，大小为（120～160）μm×（100～150）μm，3对足，前2对足末端具有吸垫，后1对足末端为长鬃。

（5）若虫（玻片标本）　形似成虫，前若虫长约0.16mm，后若虫长0.22～0.25mm，躯体腹面第4对足之间具生殖毛2对，第1～3对足各有转节毛1根。

2. 病原学检查

（1）材料　消毒的甘油或矿物油、消毒的注射器针头或外科手术刀片、载玻片、盖玻片、酒精灯。

（2）操作方法

1）刮片法　在未经抓破的皮肤丘疹处滴少许消毒的矿物油，用消毒的外科手术刀片平刮数下，直至油滴内有小血点为度。如此连刮数个丘疹后，将刮取物合并移至载玻片上的油滴内，加盖片镜检。

2）针挑法　用消毒的注射器针头沿隧道从外向内挑破皮肤直至隧道尽端。光亮处可挑出针尖大小灰白色疥螨，置载玻片上，滴加甘油或矿物油，加盖片镜检。

3）体视镜镜检法　让患者将手及掌腕部置于体视显微镜下，检查者利用45°角入射的强光源，在其指侧及掌腕等嫩薄皮肤的皮损处观察，可看到患者的疥螨隧道及其内的疥螨形态。

（3）注意事项　①镜下查见疥螨成虫或卵均可确诊；②刮片法刮检的丘疹应是新出的未经搔抓的炎性丘疹；③使用的注射器针头或外科手术刀片均需在酒精灯火焰上消毒。

【实验报告】

描述疥螨的病原学检查方法。

五、蠕形螨（demodectic mites）

【实验目的】

1. 准确认识蠕形螨成虫的形态特征。
2. 能区分毛囊蠕形螨和皮脂蠕形螨。
3. 依据蠕形螨生活史制定防治措施，增强综合分析和解决问题的能力。

【要点解析】

1. 生活史 如图 2－118 所示。

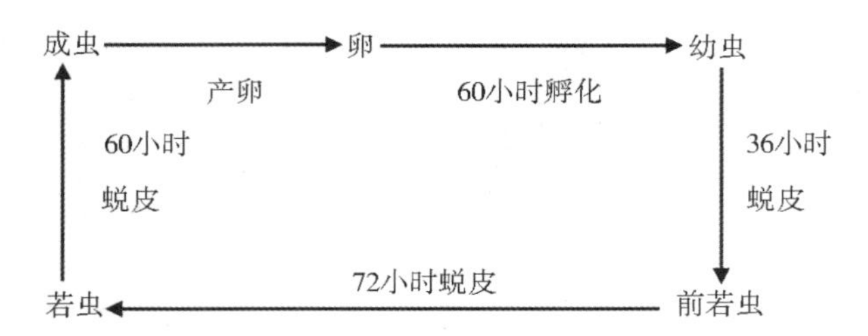

图 2－118 蠕形螨生活史模式图

2. 要点

（1）生活史 蠕形螨生活史有卵、幼虫、前若虫、若虫、成虫 5 个时期（图 2－119）。

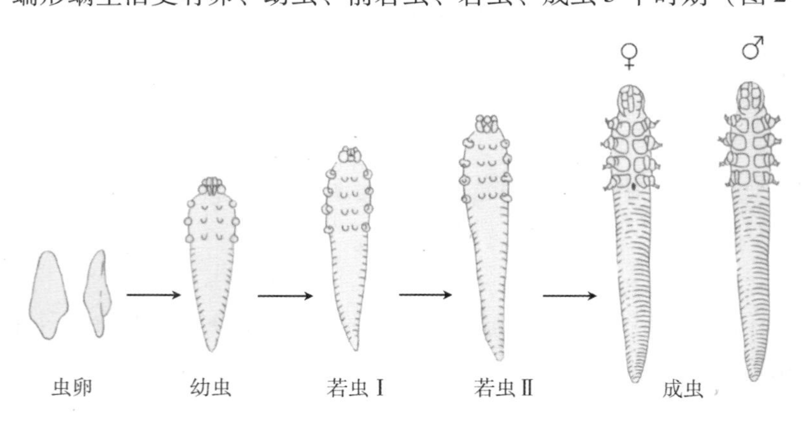

图 2－119 毛囊蠕形螨生活史图

（2）分类 寄生于人体的蠕形螨包括毛囊蠕形螨（*Demodex folliculorum*）和皮脂蠕形螨（*Demodex brevis*）2 种。

（3）寄生部位 蠕形螨是永久性寄生螨，多寄生在人体皮脂腺发达的部位，以颜面部为主。毛囊蠕形螨常多个群居于毛囊，皮脂蠕形螨则多单个寄生于皮脂腺或毛囊内。

（4）感染途径 蠕形螨的感染方式主要通过直接接触传播，也可以经间接接触传播。

（5）致病 蠕形螨是条件致病性螨，感染者一般无自觉症状。

（6）病原学检查 蠕形螨的诊断以从毛囊或皮脂腺分泌物中查获虫体为依据。

【实验示教与指导】

1. 示教内容　成虫（玻片标本）　①形状：虫体细长、蠕虫状。虫体分为颚体和躯体两个部分，躯体又可分为足体和末体。②大小：长 0.1～0.4mm，雌螨略大于雄螨。③颜色：乳白色，半透明。④结构特点：颚体宽短呈梯形，针状螯肢 1 对，须肢 1 对分 3 节；足体腹面有足 4 对，粗短呈芽突状；末体体表有明显的环状横纹（图 2－120，图 2－121）。

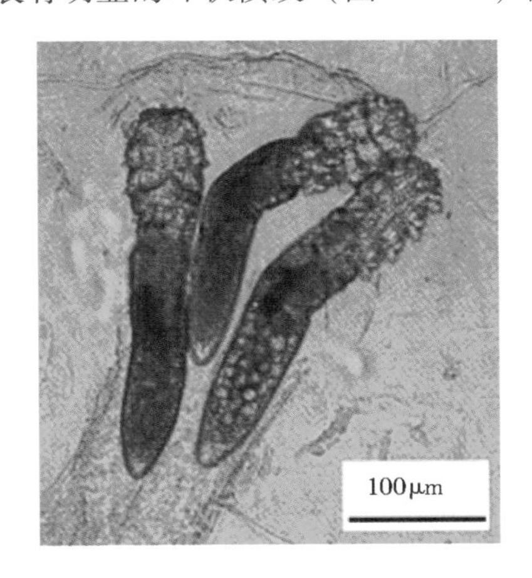

图 2－120　毛囊蠕形螨

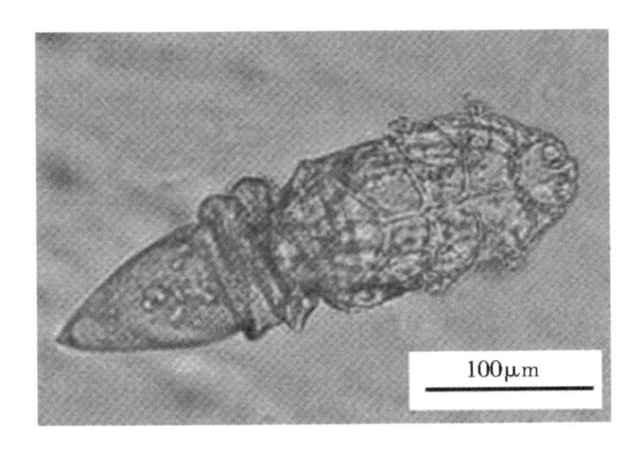

图 2－121　皮脂蠕形螨

注意事项：毛囊蠕形螨较长，末体占躯体长度的 2/3～3/4，末端较钝圆；皮脂蠕形螨较粗短，末体约占躯体长度的 1/2，末端略尖，呈锥状。

2. 病原学检查

（1）材料　甘油或花生油、消毒的弯镊子、载玻片、盖玻片、酒精灯、酒精棉球、透明胶纸。

（2）操作方法

1）挤压刮拭涂片法　用拇指、示指挤压检查者鼻翼两侧或面部其他部位皮肤，然后用消毒的弯镊子将挤压出的皮脂腺分泌物或刮下的皮屑挑至载玻片上，加 1 滴甘油或花生油，盖上盖玻片，用小镊子轻压盖玻片使油脂均匀摊开，静置 20 分钟后镜检。

2）透明胶纸法　于睡前洗净面部，将与载玻片等长的透明胶纸粘贴在额、鼻尖、鼻沟、鼻翼等部位。次晨取下胶纸覆贴在载玻片上，镜检。

微课/视频 18

（3）注意事项　①镜下查见蠕形螨即可确诊；②挤压刮拭涂片法操作时可用痤疮压迫器、回形针、耳勺或沾水钢笔尖的钝端等代替弯镊子，但使用前均必须消毒；③滴加甘油后静置 20 分钟再镜检，可使虫体更加清晰。

【实验报告】

描述蠕形螨的病原学检查方法。

六、粉螨（flour mite）

【实验目的】

1. 准确认识粉螨成虫的形态特征及粉螨对人体的危害。
2. 通过病原学检查方法独立鉴定粉螨。
3. 依据粉螨生活史制定防治措施，增强综合分析和解决问题的能力。

【要点解析】

1. 生活史 如图 2－122 所示。

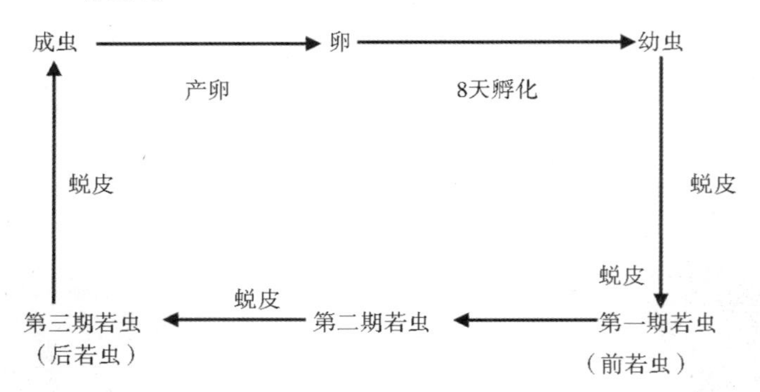

图 2－122 粉螨生活史模式图

2. 要点

（1）生活史 粉螨生活史有卵、幼虫、第一期若虫（前若虫）、第二期若虫、第三期若虫（后若虫）、成虫 6 个时期，有时第二期若虫缺失。

（2）寄生部位 粉螨绝大多数种营自由生活，少数可寄生在人体皮肤和体内。粉螨个体小，分布广泛，主要以谷物、食品、药材、室内尘埃等为滋生场所。

（3）致病 粉螨非特异侵入人体可引起螨性皮炎、肺螨病、肠螨病、尿螨病等疾病。

（4）病原学检查 粉螨的诊断以从痰液、尿液、粪便中查获虫体为依据。

（5）常见螨种 重要的螨种有腐食酪螨（*Tyrophagus putrescentiae*）、粗脚粉螨（*Acarussiro*）等。

【实验示教与指导】

1. 示教内容

成虫（玻片标本） ①形状：长椭圆形，粉末状。②大小：长 120 ~ 500μm。③颜色：白色半透明。④结构特点：体表常有大量的长毛，角皮薄，半透明。前端背面有一盾板，无气门及气门沟，前后体之间有一明显的凹陷。螯肢呈钳状，腹面足 4 对，跗节末端有一爪。

2. 病原学检查 从粪便、痰液、尿液中查获粉螨虫体即可作为肠螨病、肺螨病、尿螨病的确诊依据。粪便检查可以采用直接涂片法或沉淀浓集法；痰液检查可采用消化沉淀法：收集患者清晨深咳咳出的痰液或留取患者 24 小时痰液，加等量 10% NaOH 消化 2 小时，离心后取沉渣镜检；尿液可采用离心沉淀法，取离心后沉渣镜检。

注意事项：收集痰液、尿液等标本的容器必须清洁，以免受到污染而影响检查结果。

【实验报告】

1. 绘制粉螨成虫图。
2. 描述粉螨的病原学检查方法。

（覃 芳）

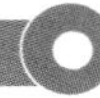

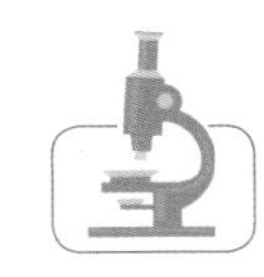

实验十 医学节肢动物Ⅱ

PPT

一、蚊（mosquito）

【实验目的】

1. 准确认识三属蚊（按蚊、库蚊和伊蚊）的形态特征。
2. 能对常见病媒蚊种进行鉴别。
3. 认识不同蚊种及其传播的疾病，理解多样性和适应性在生物进化和疾病传播中的重要性。

【要点解析】

1. 生活史 如图2－123所示。

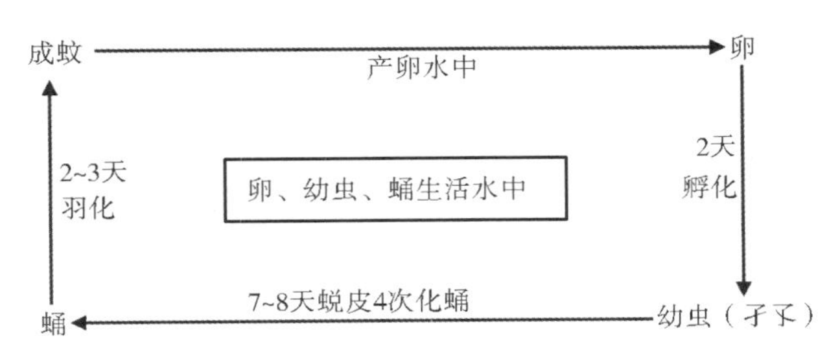

图2－123 蚊生活史模式图

2. 要点

（1）生活史 蚊是完全变态昆虫，其生活史需经历卵、幼虫（孑孓）、蛹、成虫4个阶段。

（2）分类 蚊滋生地因种属不同而选择不同类型的水体。按蚊多选择大型清水水体；库蚊多选择污水水体；伊蚊常以小型清水水体为其滋生地。

蚊的栖息习性可以分为家栖、半家栖、野栖三种类型。多数蚊种在清晨、黄昏和夜晚活动，伊蚊多在白天活动。

雌蚊吸血习性因种而异。有些种类偏嗜人血，有的种类偏嗜动物血，偏嗜人血的蚊可兼吸动物血，偏嗜动物血的蚊也可兼吸人血。

（3）致病 蚊除叮人吸血直接危害人体外，更严重的是作为媒介传播多种传染病，如疟疾、丝虫病、流行性乙型脑炎、登革热、黄热病等。

（4）常见种类 我国的主要传病蚊种有中华按蚊（*Anopheles sinensis*）、嗜人按蚊（*An. anthropophagus*）、微小按蚊（*An. mininus*）、大劣按蚊（*An. dirus*）、淡色库蚊（*Culex pipiens pallens*）、致倦库蚊（*Cx. quinquefasciatus*）、三带喙库蚊（*Cx. tritaeniorhynchus*）、白纹伊蚊（*Aedes albopictus*）和埃及伊蚊（*Aedes aegypti*）等。

【实验示教与指导】

1. 成蚊 ①外形：分头、胸、腹三部分，口器（喙）尖细，翅窄长，足细长，体表被有鳞片。

②大小：体长1.6～12.6mm。③颜色：灰褐色、棕褐色或黑色，因种而异。④结构特点：头部呈半球形，其上有复眼1对，触角1对，触角分15节，其上着生轮毛，雄蚊轮毛长而密，雌蚊轮毛短而稀，触须1对，位于喙两侧，可见4节，头前下方有一针状的喙，为刺吸式口器；胸部分为前胸、中胸、后胸3节，中胸最发达，有膜质翅1对，后胸有已退化为平衡棒的后翅1对，每个胸节着生足1对；腹部分为11节，第1节不易见，第2～8节明显可见，第9～11节变形为外生殖器，雄蚊尾端有钳状的抱器，雌蚊尾端有尾须1对（图2－124）。

2. 蚊卵（玻片标本） 舟形、圆锥形或橄榄形，因种属而异，长0.5～1mm，卵壳分内外两层，内层深黑色，外层透明（图2－125）。

3. 幼虫（玻片标本） 分头、胸、腹三部分，周身被有丛毛（图2－126）。

4. 蛹（玻片标本） 形似逗点，分为头胸部和腹部，头胸部背面有呼吸管1对（图2－127）。

注意事项：三属蚊生活史各期的形态差别较大，其主要形态学鉴别特征比较见表2－6。

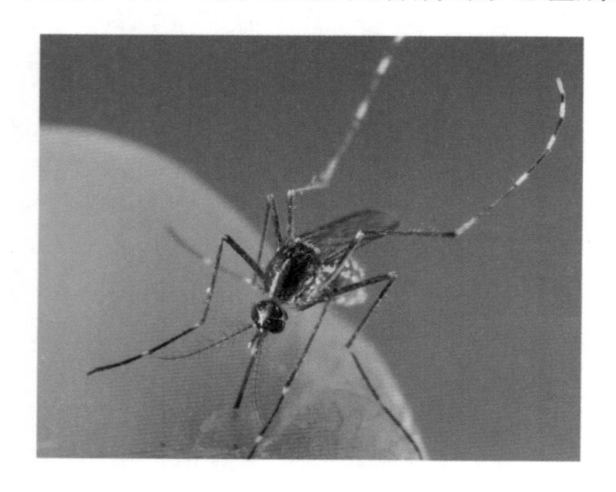

图2－124 蚊成虫

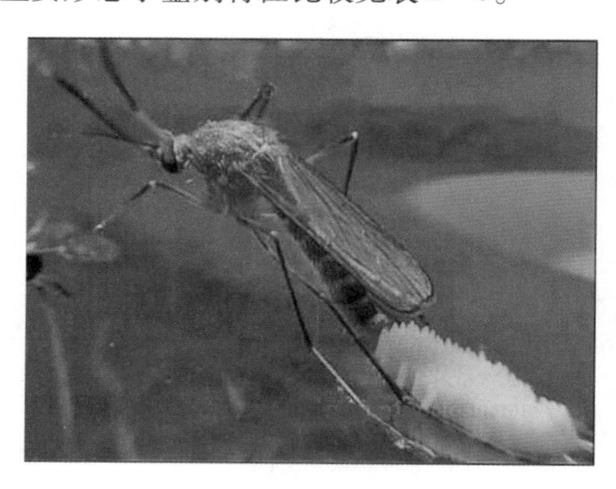

图2－125 蚊产卵

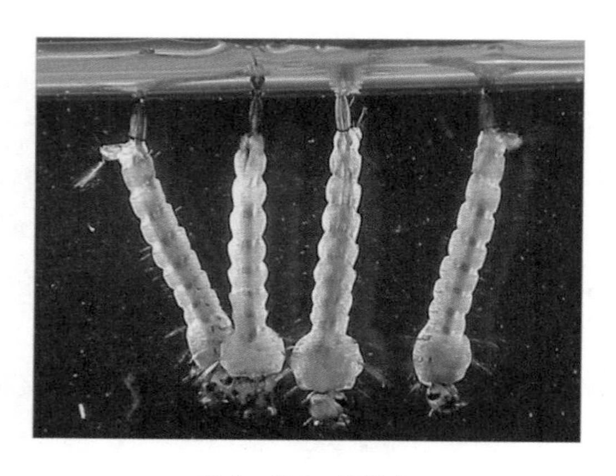

图2－126 蚊幼虫

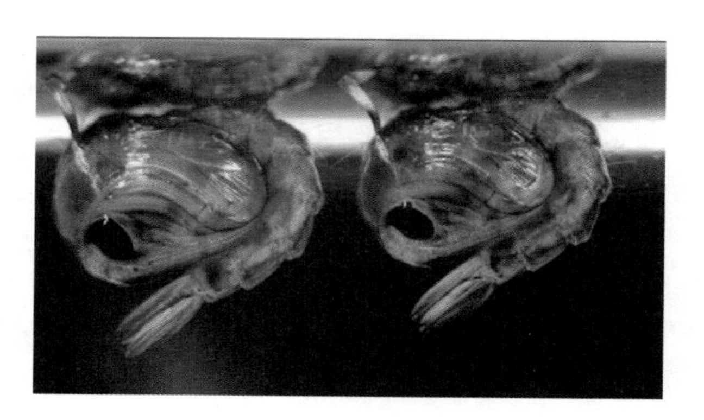

图2－127 蚊蛹

表2－6 三属蚊生活史各期主要形态学特征比较

特征		按蚊	库蚊	伊蚊
成蚊	体色	灰褐色	淡棕黄色	黑色，足有白环
	触须	雄：与喙等长，末端膨大 雌：与喙等长	雄：长于喙 雌：甚短	雄：与喙等长 雌：甚短
	翅	多有翅斑	多无翅斑	无翅斑
	停落姿态	体与喙成直线 体与停落面成锐角	体与喙成钝角 体与停落面平行	同库蚊
蚊卵		舟形，有浮囊，单个浮于水面	圆锥形，集结成筏，浮于水面	橄榄形，单个沉于水底

续表

特征		按蚊	库蚊	伊蚊
蚊幼虫	呼吸管	具气门，无呼吸管	呼吸管细长	呼吸管粗短
	掌状毛	第1～7腹节背面两侧有掌状毛	无掌状毛	同库蚊
	水中静息状态	浮于水面下，体与水面平行	头部朝下悬于水面	同库蚊
蚊蛹		呼吸管粗短，口阔，漏斗状，具深裂隙	呼吸管细长，口狭小，管状，无裂隙	呼吸管宽短，口斜向或呈三角，无裂隙

【实验报告】

比较三属蚊的主要形态学特征。

二、蜱（tick）

【实验目的】

1. 认识蜱成虫的形态特征，硬蜱、软蜱的主要形态鉴别特征。
2. 能独立使用显微镜进行蜱的形态学鉴定。
3. 依据蜱生活史制定蜱的防治措施，增强综合分析和解决问题的能力。

【要点解析】

1. 生活史　如图2－128所示。

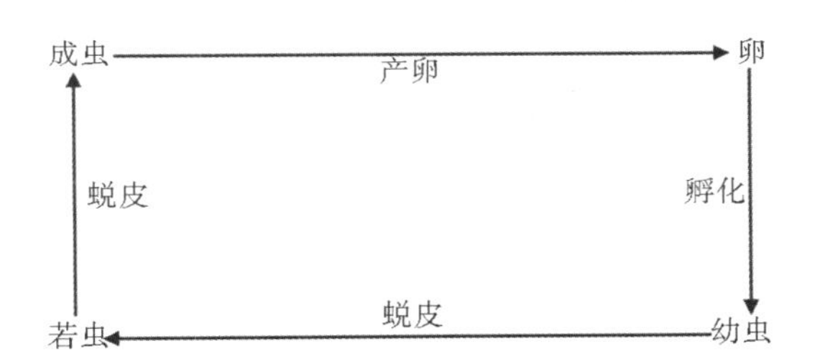

图2－128　蜱生活史模式图

2. 要点

（1）生活史　蜱生活史有卵、幼虫、若虫、成虫4个时期。分为硬蜱和软蜱两类。硬蜱若虫只有1期，软蜱若虫因种或环境条件不同而有多期，通常3～4期，多者可有5～8期。

（2）寄生部位　蜱营专性体表寄生，宿主以哺乳动物及鸟类为主，某些种类可侵袭人体。一般寄生在宿主皮肤较薄、不易被搔动的部位。蜱类有更换宿主的现象，可依其更换宿主的次数而分为一宿主蜱、二宿主蜱、三宿主蜱和多宿主蜱等4种类型。

（3）生存环境　蜱类的栖息与活动因种而异，分布在不同的自然生态环境。硬蜱多生活在森林、草原、灌木、洞穴、荒漠地带，软蜱多生活在荒漠、半荒漠地带的宿主巢穴中。

（4）吸血特点　硬蜱各发育期吸血1次，一般白天侵袭宿主，吸血时间长，饱食后体重增加数十倍至百余倍；软蜱幼虫吸血1次，各龄若虫及某些种类成蜱吸血多次，一般夜晚侵袭宿主，吸血时间短，饱食后体重增加数倍。

（5）致病　蜱除叮刺吸血引起炎症反应及造成蜱瘫痪外，还可传播多种人畜共患病，如森林脑炎、克里米亚－刚果出血热、北亚蜱媒斑疹伤寒、Q 热、莱姆病、蜱媒回归热等。

（6）常见种类　我国重要的传病蜱种有全沟硬蜱（*Ixodes persulcatus*）、草原革蜱（*Dermacentor nuttalli*）、亚东璃眼蜱（*Hyalomma asiaticum kozlovi*）、乳突钝缘蜱（*Ornithodoros papillipes*）等。

【实验示教与指导】

1. 硬蜱成虫（玻片标本）　①外形：虫体分为颚体（假头）和躯体两个部分，躯体椭圆形，未吸血时背腹扁平，饱血后身体膨胀，外观似蚕豆或蓖麻籽。②大小：未吸血时体长 2～13mm，某些种类雌蜱饱血后可达 30mm。③颜色：褐色、棕褐色或棕红色，因种而异。④结构特点：假头位于躯体前端，由颚基、螯肢、口下板、须肢组成，螯肢 1 对呈杆状，由颚基背面正中央伸出，尖端有倒齿；口下板由颚基腹面伸出，上有左右对称的纵列逆齿；须肢 1 对，分 4 节；体表光滑，背面有盾板，雄蜱盾板覆盖整个背面，雌蜱盾板仅覆盖背面前端的一小部分，腹面有足 4 对（图 2－129，图 2－130）。

2. 软蜱成虫（玻片标本）　基本形态与硬蜱相似。椭圆形；棕褐色或土黄色；假头位于躯体腹面前端，背面不可见；躯体体表皱纹状、颗粒状、疣突状或有盘状凹陷，背面无盾板（图 2－131）。

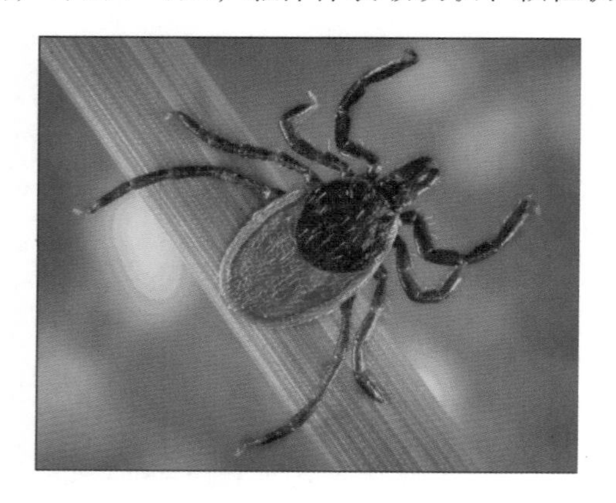

图 2－129　硬蜱成虫

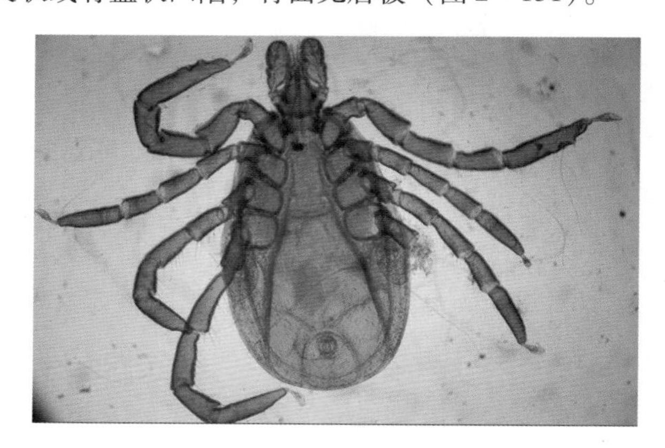

图 2－130　硬蜱腹面观

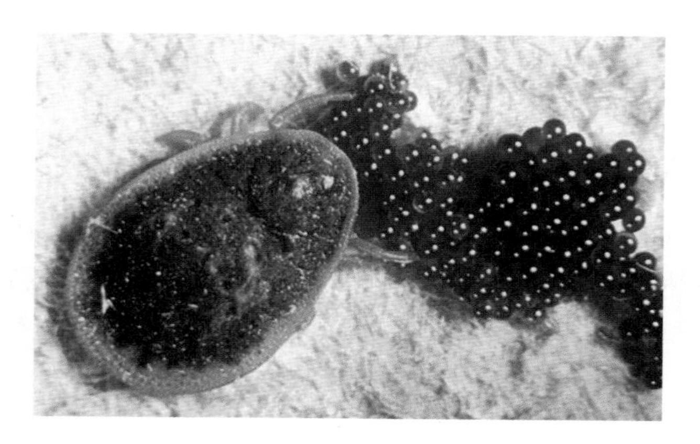

图 2－131　软蜱与卵

硬蜱、软蜱成虫的主要形态学鉴别特征比较见表 2－7。

表 2-7　硬蜱与软蜱成虫主要形态学特征比较

鉴别要点	硬　蜱	软　蜱
假头	躯体前端，背面可见	躯体腹面前端，背面不可见
颚基	背面观呈六角形、矩形或方形；有 1 对孔区	方形；无孔区
口下板	逆齿发达	逆齿不发达
须肢	第 4 节短小，嵌于第 3 节腹面陷窝内，不能活动	第 4 节与其他节等长，可弯曲活动
体表	光滑	光滑皱纹状、颗粒状、疣突状或有盘状凹陷
盾板	雄蜱盾板大，雌蜱盾板小	无盾板
门板	宽阔，位于第 4 对足基节后外侧	小，位于第 4 对足基节前外侧

【实验报告】

比较硬蜱和软蜱成虫的主要形态学特征。

三、螨（mite）

【实验目的】

1. 认识恙螨、革螨、尘螨的主要形态特征并进行鉴定。
2. 了解恙螨、革螨、尘螨引起的主要疾病和健康问题。
3. 通过对螨的生物学和防治方法学习，增强环境保护和卫生管理意识。

【要点解析】

1. 生活史　如图 2-132 和图 2-133 所示。

（1）恙螨

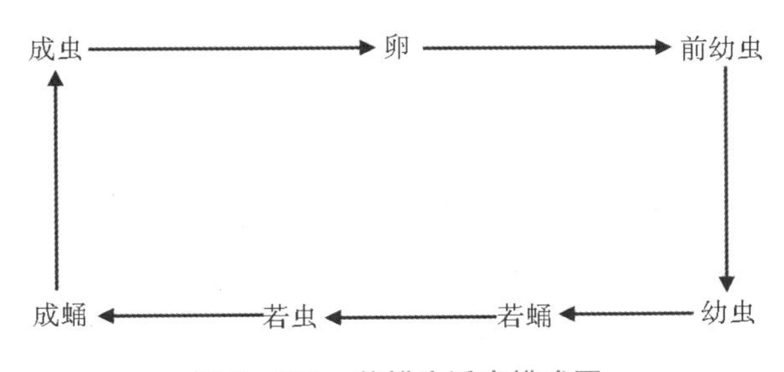

图 2-132　恙螨生活史模式图

（2）革螨、尘螨

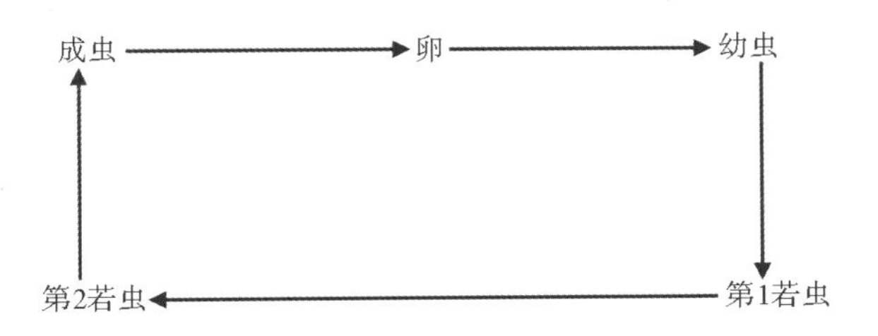

图 2-133　革螨、尘螨生活史模式图

2. 要点

（1）生活史　恙螨生活史有卵、前幼虫、幼虫、若蛹、若虫、成蛹、成虫7个时期；革螨和尘螨生活史均有卵、幼虫、第1若虫、第2若虫、成虫5个时期。

（2）寄生部位　恙螨仅幼虫营寄生生活，宿主范围广，一般寄生在宿主体表皮薄而湿润的部位；寄生性革螨多数寄生在宿主体表，少数寄生在宿主体内；尘螨营自生生活。

（3）生存环境　恙螨多分布在温暖潮湿地区，常以隐蔽、多鼠的草丛为滋生地，幼虫活动范围小，常聚集呈点状分布，称为螨岛；寄生性革螨按寄生习性不同可分为巢栖型、毛栖型和腔道型；尘螨多生活在人居住场所和工作环境中。

（4）特点　恙螨幼虫刺吸宿主，以分解的组织和淋巴液为食，一般饱食1次；革螨刺吸宿主，以血液和组织液为食，吸血多次；尘螨为碎屑食性，以人和动物皮屑、面粉等粉末性物质为食。

（5）感染疾病　恙螨、革螨叮刺宿主均可引起皮炎，传播肾综合征出血热。恙螨、革螨还分别可传播恙虫病、立克次体痘等传染病。尘螨及其代谢产物是强烈的变应原，可引起尘螨性过敏、过敏性鼻炎、哮喘、皮炎等外源性变态反应性疾病。

（6）常见种类　我国重要的媒介恙螨有地里纤恙螨（*Leptotrombidium deliense*）、小盾纤恙螨（*L. scutellare*）；革螨有格氏血厉螨（*Haemolaelaps glasgowi*）、柏氏禽刺螨（*Ornithonyssus bacoti*）；尘螨有屋尘螨（*Dermatophagoides pteronyssinus*）、粉尘螨（*D. farinae*）、埋里欧尘螨（*Euroglyphus maynei*）等。

【实验示教与指导】

1. 恙螨幼虫（玻片标本）　①外形：椭圆形，虫体分为颚体和躯体两个部分。②大小：体长0.2～0.5mm。③颜色：红、橙、淡黄或乳白色。④结构特点：颚体位于躯体前端，由螯肢、须肢各1对以及颚基组成，螯肢末端为弯刀状螯肢爪；躯体背面前部有盾板1块，形状有扁矩形、梯形、三角形、五角形、舌形等；盾板上有盾板毛5根，盾板中央有1对鞭丝状或棍棒状感器；绝大多数有红色、明显的眼2对，位于盾板两侧；盾板后方躯体上有横列的背毛；腹面有足3对。

注意事项：盾板形状、盾板毛及感器的形状、位置，背毛排列的行数及数目等均因种而异，是恙螨虫种鉴别的主要形态学特征。恙螨成虫如图2－134所示。

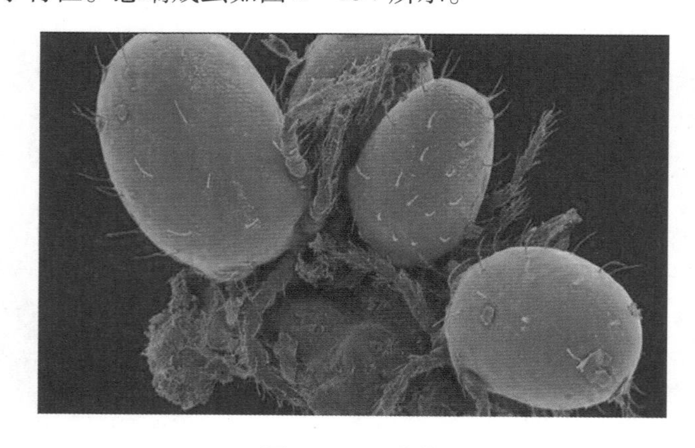

图2－134　恙螨

2. 革螨成虫（玻片标本）　①外形：圆形或椭圆形，背腹扁平，表皮膜质，虫体分为颚体和躯体两个部分；②大小：体长0.2～0.5mm，大者可达1.5～3mm；③颜色：黄色或褐色；④结构特点：颚体位于躯体前端，由颚基以及螯肢、口下板、须肢各1对组成；躯体具骨化的骨板，躯体背面有1～2块背板；雌螨腹面有胸板、生殖板、腹板和肛板等骨板，雄螨腹面的骨板则往往愈合为一块全腹板；腹面靠颚体后面正中有一叉形的胸叉，有足4对（图2－135）。

3. 尘螨成虫（玻片标本）　①外形：椭圆形，表面具细密波状皮纹，虫体分颚体和躯体两部分。②大小：体长 0.2 ~0.5mm。③颜色：乳白色。④结构特点：颚体位于躯体前端，钳状螯肢 1 对，须肢 1 对；躯体背面前端有狭长的前盾板，雄蜱背面后端有后盾板及 1 对臀板；躯体肩部有 1 对长鬃，尾端有 2 对长鬃；腹面有足 4 对，末端具钟罩形吸盘（图 2 – 136）。

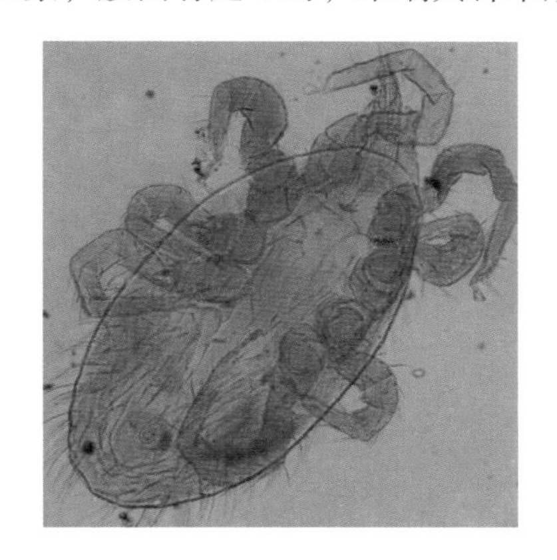

图 2 – 135　革螨

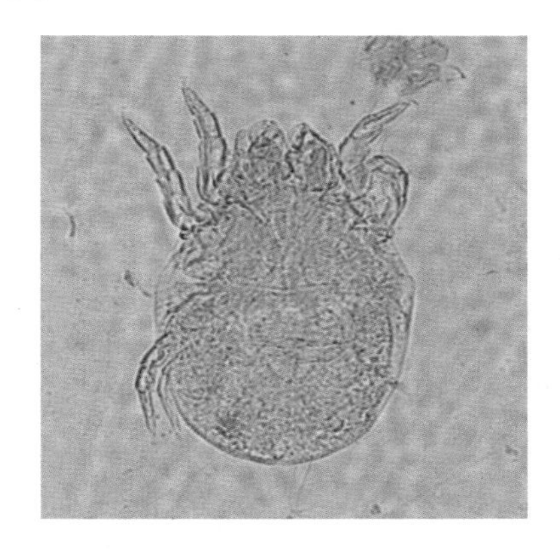

图 2 – 136　尘螨

【实验报告】

比较恙螨、革螨和尘螨的主要形态学特征。

四、白蛉（sandfly）

【实验目的】

1. 认识白蛉成虫的形态特征。
2. 了解白蛉在疾病（如黑热病）传播中的作用。
3. 理解白蛉传播疾病的机制，增强对公共卫生和疾病防控的意识。

【要点解析】

1. 生活史　如图 2 – 137 所示。

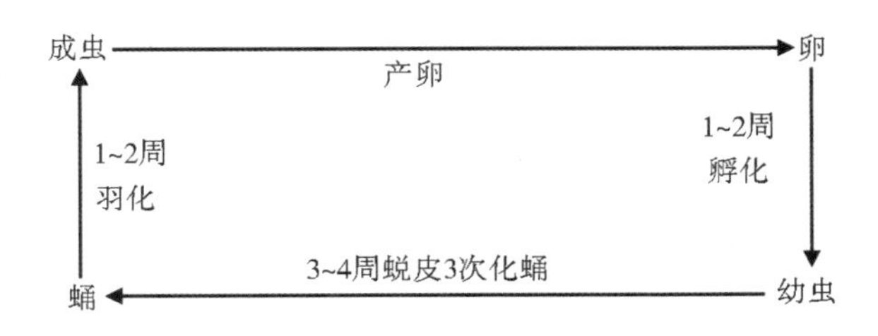

图 2 – 137　白蛉生活史模式图

2. 要点

（1）生活史　白蛉是完全变态昆虫，其生活史经历卵、幼虫、蛹、成虫 4 个时期。

（2）生存环境　白蛉幼虫期选择土质疏松、湿度适宜、富含有机质的土壤为其滋生地；栖息习性可以分为家栖、半家栖、野栖三种类型。

（3）吸血习性　雌蛉吸血习性因种而异。有些种类以吸人及恒温动物血为主，有些种类以吸变温动物血为主。

（4）传播疾病　白蛉除叮人吸血外，还传播利什曼病、白蛉热、巴尔通病等多种疾病。

（5）常见种类　我国的主要传病蛉种有中华白蛉指名亚种（*Phlebotomus chinensis chinensis*）和中华白蛉长管亚种（*P. c. longiductus*）等。

【实验示教与指导】

成蛉（玻片标本）　①外形：分头、胸、腹三部分；胸背隆起呈驼背状；全身密被细毛。②大小：体长1.5～4mm。③颜色：灰褐色；④结构特点：头部球形，复眼1对，大而黑；鞭状触角1对，细长；触须1对，向头下方弯曲；喙较蚊喙粗短，约与头等长，为刺吸式口器；胸部分为前胸、中胸、后胸3节，中胸最发达，有翅1对，狭长，末端尖，停息时两翅向上竖立，与身体成45°角，后胸有平衡棒1对，3对足特别细长；腹部分为10节，第2～6腹节背面有细长的毛丛，或竖立，或平卧，或二者混杂，因种而异，是重要的分类特征，第9～10腹节特化为外生殖器。雄蛉尾端有抱握器；雌蛉尾端有尾须1对（图2－138）。

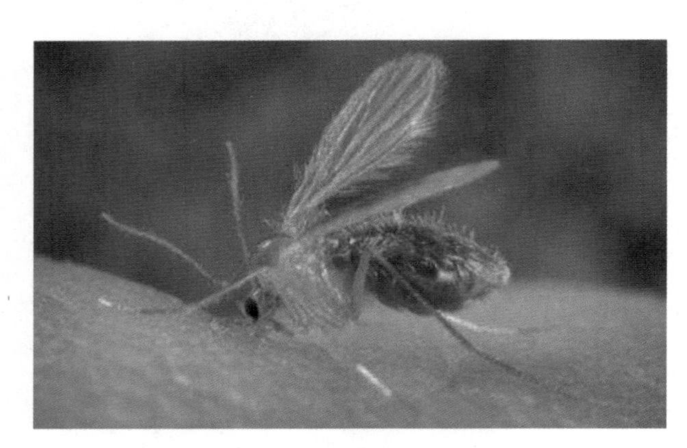

图2－138　白蛉成虫

五、蜚蠊（cockroach）

【实验目的】

1. 认识蜚蠊生活史各期的形态特征并进行鉴定。
2. 能分析蜚蠊在病原体传播过程中的作用，了解其对公共健康的威胁及防治策略。

【要点解析】

1. 生活史　如图2－139所示。

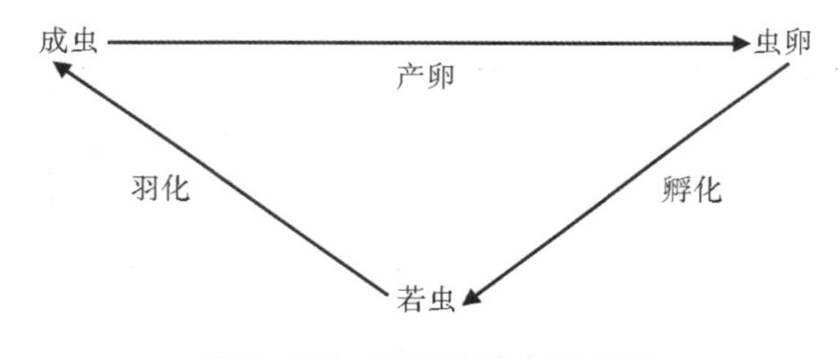

图2－139　蜚蠊生活史模式图

2. 要点

（1）生活史　蜚蠊俗称蟑螂（图2－140），为不完全变态昆虫，其生活史包括卵、若虫、成虫3个阶段。

（2）生存环境　蜚蠊杂食性；家栖种类栖息于室内温暖、潮湿、阴暗隐蔽并且靠近食物、水源的场所，夜间活动（图2－141）。

（3）传播疾病　蜚蠊主要通过机械性携带病原体而传播传染病，同时也是重要的致敏原。

（4）常见种类　我国主要的蜚蠊种有德国小蠊（*Blattella germanica*）和美洲大蠊（*Periplaneta americana*）等。

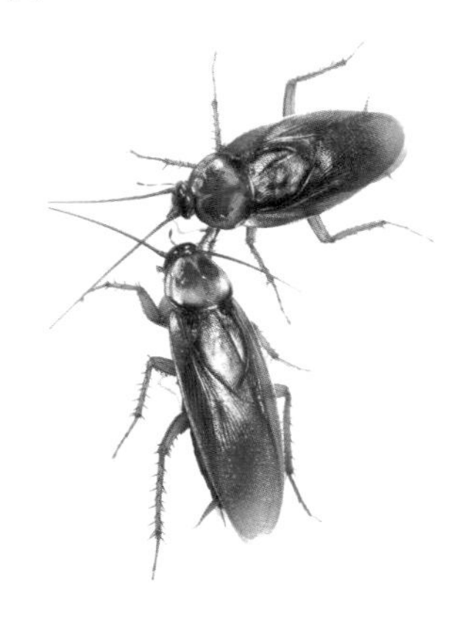

图 2－140　蜚蠊成虫

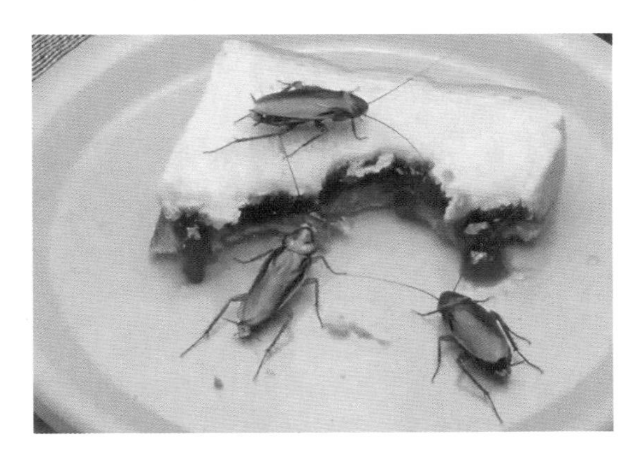

图 2－141　蜚蠊觅食

【实验示教与指导】

1. 成虫（针插标本）　①外形：椭圆形，虫体分为头、胸、腹三个部分。②大小：大蠊属体长 20～40mm，小蠊属体长 10～14mm。③颜色：一般褐色、红褐色、暗褐色或棕黄色，有些种类表面具有油亮光泽。④结构特点：头部小，且向下弯曲；细长触角 1 对；口器咀嚼式；前胸背板宽大，其大小、形状、颜色、斑纹因种而异，翅 2 对，前翅革质，后翅膜质，3 对足发达；腹部分为 10 节。雄虫尾端有腹刺 1 对；雌虫尾端分叶状结构，能夹持卵鞘。

2. 卵鞘（瓶装标本）　暗褐色，形似钱夹，外鞘坚硬，卵成对排列于鞘内。

3. 若虫（针插标本）　体小，无翅，其他形态特点基本与成虫相似。生殖器官未发育成熟。

【实验报告】

比较德国小蠊和美洲大蠊的主要形态学特征。

（黄　萍）

第三章　综合性实验

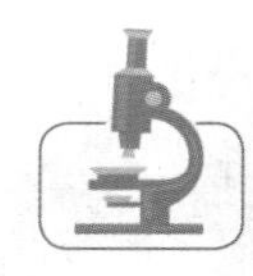

实验十一　华支睾吸虫综合性实验

PPT

【实验目的】

1. 认识华支睾吸虫各期虫体的形态特点，理解华支睾吸虫的生活史特点及其致病机制。
2. 学会构建华支睾吸虫感染大鼠模型，能够制备华支睾吸虫成虫分泌排泄抗原。
3. 认识华支睾吸虫感染引起的主要病理变化及其特点。
4. 能对华支睾吸虫病进行病原学和免疫学检测，并分析两种诊断方法的优缺点。
5. 培养求真、严谨和务实的工作态度，以及综合分析问题、解决问题的能力和团队协作精神。

一、大鼠华支睾吸虫病模型的建立

【实验原理】

华支睾吸虫病为人兽共患寄生虫病，大鼠是华支睾吸虫的终宿主之一，通过建立大鼠华支睾吸虫感染动物模型，使学生全面认识华支睾吸虫形态、生活史、致病和临床实验室诊断方法。

【实验仪器和材料】

1. 仪器　体视显微镜、光学显微镜、石蜡切片机、组织包埋机、冰冻切片机、荧光显微镜、酶标仪、移液器、冷冻离心机、CO_2培养箱等。

2. 试剂　磷酸缓冲液、碳酸盐包被缓冲液、脱脂奶粉、辣根过氧化酶（HRP）标记的羊抗大鼠IgG二抗、TMB（3，3′，5，5′－四甲基联苯胺盐酸盐）底物显色液、石蜡、10%甲醛溶液、乙醇、苏木素、伊红、盐酸、Masson染色试剂盒、二甲苯等。

【实验步骤】

1. 患者、病畜粪便中的虫卵收集　收集患者、病畜粪便，利用清水沉淀法处理后，收集沉渣中的虫卵，或从感染华支睾吸虫的猫的肝胆管内取出成虫，在台氏液中置37℃ CO_2培养箱培养，收集虫卵。

2. 华支睾吸虫虫卵感染纹沼螺　将野外新采集的阴性纹沼螺（以幼螺为宜）放入装有华支睾吸虫虫卵的平皿内，螺与虫卵比例约为1∶50，加适量清水，水面没过螺即可，夏季隔1～2小时取出，冬季隔3～4小时取出，饲养于人工池塘环境中的网筛内，在夏季气温下经3个月可以发育为尾蚴。将螺放在玻璃培养皿内，放入清水，盖过螺体，在体视显微镜下观察尾蚴从螺体的逸出和形态。另外，可以取阳性螺，压碎后，从螺肝内分离囊状雷蚴，观察雷蚴形态和其中的胚团细胞。

3. 华支睾吸虫尾蚴感染鱼　取网筛中的阳性螺释放尾蚴，感染人工池塘内的麦穗鱼或其他鱼类，1个月左右鱼体囊蚴发育成熟。

4. 华支睾吸虫囊蚴检测和分离　取米粒大小的麦穗鱼肌肉组织块，置于两块载玻片之间压片，在解剖镜或低倍镜下检测，同时观察囊蚴是否成熟（成熟的囊蚴有一个明显的黑色的排泄囊）。当大部分的囊蚴为成熟囊蚴时，将鱼去鳞、头、鳍、内脏，用绞肉机搅碎或剁碎，每10g鱼肉加入250ml人工消化液（配方：胃蛋白酶9.8g，1mol/L盐酸164ml，氯化钠17g加水至2000ml），37℃消化4～6小时，或者慢摇消化过夜。然后用铜筛过滤去掉粗渣，滤液经3～5次生理盐水沉淀至澄清，最后吸取沉淀物至培养皿内在解剖镜下观察，并用微量移液器吸取成熟囊蚴。随机取100个囊蚴，加入0.1%胰酶，镜下观察计数3分钟内脱囊数。

5. 动物接种　将15只100g左右的雄性SD大鼠分为3组，每组分别感染华支睾吸虫囊蚴10个、100个和1000个。事先计数囊蚴，按每个动物所需量分别收集到15ml的塑料离心管中，用灌胃针吸取囊蚴，经口感染。填写接种卡片，分别饲养。感染后第20天开始取粪便查虫卵，35～40天后解剖。

【实验结果】

动物模型的鉴定，华支睾吸虫感染组大鼠逐渐出现毛色灰暗、竖毛、摄食减少、精神萎靡等表现。感染后3～4周，粪便中可查到肝吸虫卵，虫卵阳性的大鼠进一步解剖。

【注意事项】

1. 剪取鱼肉检查囊蚴时，注意去除鱼鳞与鱼皮。
2. 灌胃针插入大鼠胃时无阻力，如有阻力或动物挣扎则应退针或将针拔出，以免损伤、穿破食管或误入气管。
3. 为避免一次大量感染造成鱼死亡，采用单次感染的尾蚴数量每鱼尾不超过3000条。
4. 严防实验室感染：接种动物所用的用具应利用煮沸法进行消杀囊蚴，动物粪便需要根据国家标准进行无公害处理。

【实验报告】

记录实验操作步骤，结果分析与总结。

二、华支睾吸虫病病原学检查

（一）沉淀集卵法

【实验原理】

利用华支睾吸虫虫卵比重大于水和易于沉淀的特性，对华支睾吸虫卵进行富集。

【实验仪器和材料】

60目铜丝筛、量杯、三角烧瓶、体视显微镜、光学显微镜、放大镜等。

【实验步骤】

1. 从感染后第21天开始，收集每组大鼠粪便10粒，用10% NaOH溶液浸泡，捣碎，搅匀。
2. 经金属筛网（40～60孔）滤入尖底量杯或大试管中，加清水至杯（管）口，静置25分钟。

3. 倾去上清液，重新加满清水。每 15 ~25 分钟换水一次（共 3 ~4 次），至上清液澄清为止。

4. 倒去上面的水，吸取适量沉渣涂片镜检，记录每组最早出现虫卵的时间。

【实验结果】

经 3 ~4 次反复沉淀清洗后，光学显微镜下观察华支睾吸虫虫卵。

【注意事项】

所取的沉渣不能太浓，否则在镜检时容易出现视线模糊而漏检。

【实验报告】

记录实验操作步骤，观察不同剂量感染组动物最早排出虫卵的时间，比较各组之间可能的差异及原因，进行结果分析与总结。

（二）解剖动物观察华支睾吸虫成虫

【实验原理】

华支睾吸虫成虫寄生于宿主的肝胆管内，是主要的致病阶段，主要导致患者的肝脏受损。可导致患者出现胆囊炎、胆管炎、胆结石、肝胆管梗阻和胆管肝炎、胆管上皮腺瘤样增生，甚至出现胆管癌。

【实验仪器和材料】

解剖小动物用的手术器械、解剖镜、光学显微镜、玻片等。

【实验步骤】

感染后 3 天、7 天、15 天、30 天、60 天从 3 个组中各取 1 只大鼠解剖，收集感染血清、肝脏和虫体。以无菌操作，一切器材用具均需严格消毒，另备无菌生理盐水。

取虫步骤如下。

1. 将动物腹部的毛剪净，用碘伏消毒自颈至肛门及腹部两侧皮肤。

2. 用 10% 水合氯醛腹腔注射麻醉至第三期施行手术。

3. 用玻璃毛细管从眼角静脉丛采血，分离血清。

4. 将腹部切开，取出肝脏，用手从肝叶边缘向中央挤压，华支睾吸虫即成群随总胆管液流出，用柔软毛笔将虫体移入无菌生理盐水中，对每个大鼠感染的虫体计数。

【实验结果】

解剖镜和光学显微镜下观华支睾吸虫成虫。

【注意事项】

10% 水合氯醛腹腔注射麻醉的时候要注意时间（一般 2 ~3 分钟会达到麻醉深度），以免麻醉过度而导致动物死亡。

【实验报告】

记录实验操作步骤，光学显微镜下观察成虫形态并描述成虫特征，比较不同剂量感染组动物各时间点上回收的虫体的数量、虫体大小和发育程度，进行结果分析与讨论。

三、华支睾吸虫病免疫学检测

ELISA 法检测动物血清中抗 CsESAs 抗体

【实验原理】

用于检测包被于固相板孔中的待测抗原（或抗体）。即用酶标记抗体，并将已知的抗原或抗体吸附在固相载体表面，使抗原抗体反应在固相载体表面进行，用洗涤法将液相中的游离成分洗除，最后通过氧化物酶作用于底物后显色来判断结果。

【实验仪器和材料】

1. 仪器 酶标仪、96 孔塑料微量血凝平板。

2. 试剂 脱脂牛奶、PBS－吐温稀释液、酶标记二抗、底物显色液、华支睾吸虫感染大鼠血清等。

【实验步骤】

1. 制作华支睾吸虫分泌排泄抗原（CsESAs） 取感染 30 天后的成虫，在光学显微镜下鉴定挑选形态完整、活动良好的虫体，用含青霉素（100U/ml）和链霉素（100μg/ml）的 DMEM 在 37℃，5% CO_2条件下无菌培养，12 小时后收集培养液，4℃离心每分钟 1000 转，15 分钟后取上清，利用 Bradford 法分别测定总蛋白浓度，－80℃保存备用。

2. 包被缓冲液（0.05mol/L 碳酸盐缓冲液，pH 9.6） 将 CsESAs 稀释至 10μg/ml，于 96 孔酶标板每孔加 0.1ml，4℃过夜。

3. 封闭 次日用 0.2ml PBS－吐温 20（PBS 溶液中含 0.05% 吐温 20，PBS－T）洗涤 3 次，每次 5 分钟。利用 5% 脱脂奶粉 0.2ml 封闭，置 37℃孵育 2 小时。

4. 加入一抗 0.2ml PBS－吐温 20 洗涤 3 次后，于各反应孔中加 1∶200 稀释的感染大鼠血清 0.1ml（第一抗体）于上述已包被之反应孔中，置 37℃孵育 2 小时。同时做空白、阴性孔对照。

5. 加入二抗 0.2ml PBS－吐温 20 洗涤 3 次后，于各反应孔中加入 1∶25000 稀释的 HRP 酶标的兔抗大鼠 IgG 0.1ml，置 37℃孵育 1 小时。

6. 显色 0.2ml PBS－吐温 20 洗涤 3 次后，于各反应孔中加入 TMB（3，3′，5，5′－四甲基联苯胺盐酸盐）底物显色液 0.1ml，避光显色 5～10 分钟。

7. 终止反应 于各反应孔中加入 2mol/L 硫酸 0.1ml。

8. 检测 利用全自动酶标仪检测 OD 值，波长 450r/min。

9. 分析结果 比较各组抗体水平与感染剂量的关系。比较不同剂量感染组抗体水平与肝脏组织病理学改变程度的相关性。

【实验结果】

结果判断：用全自动酶标检测仪测定，读取 450nm 波长的消光值判定结果。

【注意事项】

1. 用于 ELISA 检测时，应选择吸附性能好，非特异性吸附少的微量反应板。

2. 进行 ELISA 检测时，应以阳性血清和阴性血清做对比测定，以确定阳性和阴性反应结果的阈值。

3. 在用 ELISA 检测大批标本时，每块反应板都应设置标准阳性血清及阴性血清对照。

4. 加底物前，反应板经洗涤、甩干后，应速加底物，不能在空气中放置过久，以免酶活力下降影响反应结果，特别在高温季节，加底物已甩干的反应板，不宜在空气中暴露过久。

5. 反应板使用后不宜再用，否则会影响反应结果。

6. 如用酶标仪进行测定，因各种型号的酶标仪性能不一致，检测时需根据各自的仪器，确定阳性和阴性反应阈值。

7. 在进行 ELISA 检测时，为避免反应板非特异性吸附酶结合物，反应板经抗原或抗体致敏后，可选用 4% ~10% 的牛血清白蛋白或者 10% 的小牛血清进行封闭试验。

【实验报告】

记录实验操作步骤，比较不同剂量感染组动物每个时间点上血清中 ESA 特异性抗体的水平，分析抗体动态变化规律及与感染度之间的关系，进行结果分析与总结。

四、华支睾吸虫病分子生物学检测

PCR 法检测粪便中华支睾吸虫感染

【实验原理】

PCR（polymerase chain reaction）即聚合酶链式反应，是指在 DNA 聚合酶催化下，以母链 DNA 为模板，以特定引物为延伸起点，通过变性、退火、延伸等步骤，体外复制出与母链模板 DNA 互补的子链 DNA 的过程。是一项 DNA 体外合成放大技术，能快速特异地在体外扩增任何目的 DNA。PCR 检测因为其灵敏度高和特异性高的特点，广泛地应用于病原微生物检测和传染性疾病诊断等领域。

【实验仪器和材料】

1. 仪器　血液/粪便 DNA 提取试剂盒、PCR 扩增反应体系试剂盒、离心机、PCR 仪等。
2. 试剂　琼脂糖 H、5 × TBE 缓冲液、10mg/ml 溴化乙锭溶液。

【实验步骤】

1. 靶基因筛选、引物设计及基因组 DNA 扩增　提取 GenBank 中公布的华支睾吸虫线粒体全基因组（登录号为 MT607652. 1），选择华支睾吸虫虫卵小亚基核糖体 DNA 作为靶基因候选区。利用 Primer Explorer 4. 0 软件设计华支睾吸虫 PCR 引物，运用 Primer Premier 5. 0 软件进行综合分析筛选出一套最佳引物。

2. PCR 法检测华支睾吸虫感染大鼠粪便 DNA　配置扩增体系，将配置好的扩增体系置于 EP 管中，瞬时离心混匀得到混合液，PCR 扩增反应体系（50μl）：10 × PCR Buffer 液（含 Mg^{2+}）5μl、dNTP 1μl、Primer1 0. 5μl、Primer2 0. 5μl、*Taq* DNA Polymerase 0. 5μl、$MgCl_2$ 3μl、模板 DNA 6μl、去离子水

33.5μl。反应条件：95℃预变性4分钟，94℃变性30秒，58℃退火1分钟，72℃ 1分钟，35个循环，72℃延伸10分钟，4℃保存。

3. 琼脂糖电泳分析 利用10g/L琼脂糖凝胶电泳检测PCR扩增产物，电泳缓冲液为0.5×TBE，加入少许溴化乙锭（EB）使其终浓度为0.5μg/ml。将上样缓冲液与扩增产物以1：10的比例混匀，加样至样品孔中，以DNA 2000 Marker为标准分子量。用5V/cm的电压进行电泳，当溴酚蓝至适当位置后，切断电源，在琼脂糖凝胶电泳检测仪上观察电泳结果并拍照。

【实验结果】

观察并分析琼脂糖凝胶电泳检测的PCR扩增产物。

【注意事项】

实验过程中要注意操作规范，避免出现假阳性。

【实验报告】

记录实验操作步骤，结果总结和分析。

五、动物模型的肝脏病理学观察

【实验原理】

华支睾吸虫成虫寄生于宿主的肝胆管内，主要导致宿主的肝脏受损。可导致患者出现胆囊炎、胆管炎、胆结石、肝胆管梗阻和胆管肝炎、胆管上皮腺瘤样增生，甚至出现胆管癌。

【实验仪器和材料】

1. 仪器 动物解剖台、解剖刀等器械、光学显微镜等。

2. 试剂 石蜡、10%甲醛溶液，乙醇、苏木素、伊红、盐酸、Masson染液、二甲苯等。

【实验步骤】

1. 解剖华支睾吸虫感染动物模型 分别在感染后2周、4周、8周、12周和16周剖杀小鼠，乙醚处死小鼠，低温下无菌分离小鼠完整肝脏，肉眼观察小鼠肝脏病变。

2. 肝脏病理学检查 从小鼠肝脏切取约5mm×5mm×2mm大小组织，置4%多聚甲醛固定24小时，石蜡包埋，2μm厚度连续切片，HE染色、Masson染色后在显微镜下观察肝脏病理学改变，剩余肝脏组织冻存于-80℃冰箱备用。

【实验结果】

随着感染后时间的延长，肉眼可见感染大鼠的肝脏肿大、肝脏表面有灰白色的结节，可挤出华支睾吸虫成虫。病理切片可见胆管有不同程度的扩张，胆管上皮细胞增生，管壁增厚、成纤维细胞逐渐增多，胆管周围伴有炎性细胞浸润等。

【注意事项】

材料新鲜、组织块的大小适宜约为5mm×5mm×2mm，勿挤压组织块等。

【实验报告】

记录实验操作步骤，重点观察不同剂量感染组动物各时间点上肝脏的病理变化（包括胆管上皮细胞损伤、炎症细胞浸润、胆管周围和肝实质的纤维化等），比较各组之间的差异，并分析原因。描述主要病变，进行实验分析与总结。

（孙　希）

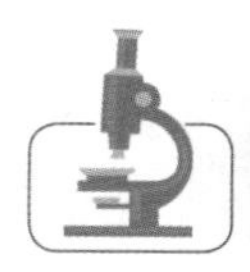

实验十二　日本血吸虫综合性实验

PPT

【实验目的】

1. 学会建立日本血吸虫病动物模型。
2. 准确认识日本血吸虫成虫和虫卵的形态特征。
3. 理解日本血吸虫的生活史及致病机制。
4. 能比较分析日本血吸虫病病原学、免疫学和分子生物学诊断方法的优缺点。
5. 培养综合分析问题、解决问题的能力和团队协作精神。

一、家兔和小鼠血吸虫病模型的建立

【实验原理】

血吸虫病为人兽共患寄生虫病，通过建立家兔和小鼠日本血吸虫病动物模型，使学生对血吸虫形态、生活史、致病和临床实验室诊断方法有全面的认识。

【实验仪器和材料】

常规小动物解剖用手术器械、体视显微镜、光学显微镜、石蜡切片机、冰冻切片机、荧光显微镜、酶标仪、可调移液器、冷冻离心机、气泵、真空泵等。

【实验步骤】

1. 阳性钉螺的实验制备

（1）取日本血吸虫重感染48天后家兔肝脏，分离新鲜虫卵，按常规方法孵化获得毛蚴，将钉螺置于直径约15cm平皿中，加入250ml去氯水，按钉螺与毛蚴之比1∶20投放毛蚴。在有光源的25～28℃孵箱中，感染钉螺4天。

（2）阳性螺的饲养，用30cm×40cm×3.5cm的搪瓷盘，盘底铺6层草纸，保持潮湿，每盘放入已接种过日本血吸虫毛蚴的钉螺1000只，上盖网罩以免钉螺外爬，每日洒水2次，保持潮湿，加少许浸泡后

兔饲料和泥土于草纸上，定期检查，除去死螺，置25～27℃培养箱中培养，7～10天换洗一次培养盘。

2. 尾蚴的逸出与计数 将10～20只阳性钉螺放入三角烧瓶（100ml）中，加去氯水至瓶口，为阻止钉螺外爬，将小块窗纱压入水面下1cm处，将三角烧瓶置于有光源的孵箱中，保持温度20～25℃，2～3小时后用白金耳蘸取液面数滴水至解剖镜下观察，见尾蚴并计数。

3. 动物接种

（1）固定动物

1）先将动物固定于接种板上（小白鼠可先剪毛后固定）。固定小鼠时，橡皮筋不宜缚得太紧；固定豚鼠和家兔时，必须将棉纱绳缚紧。

2）用剪刀剪去动物腹部毛发，范围不宜太大，依需要而定，勿剪破皮肤。

（2）接种动物

1）用解剖针挑取尾蚴至盖玻片的水滴中，并在解剖镜下计数。每次挑取尾蚴数量不宜太多，视需要而定，以免浪费。

2）用棉签蘸取去氯水湿润小鼠腹部去毛处，将含尾蚴的盖玻片置于湿润的鼠腹部，其间不时用小吸管从盖玻片边缘滴加去氯水保持湿润，敷贴5～10分钟（家兔20分钟），接种时间内应保持接种部位湿润，不使盖玻片脱落，冬季应设法保持室温在15℃以上。

3）每只小鼠感染尾蚴20～30条，家兔感染尾蚴500～600条为宜。

4）接种完毕取下盖玻片，集中放在盛有清水的烧杯中，经开水烫过后用水清洗干净，擦干留待下次使用。

5）标记动物，40～45天后解剖。

【实验结果】

实验结果：动物模型的鉴定。

自动物感染45天后，开始收集粪便，用生理盐水直接涂片或水洗自然沉淀法检查虫卵。粪便检查发现虫卵后，解剖动物，分离肠系膜静脉，用镊子撕碎肠系膜静脉，查找成虫。也可取肝左叶制作切片作HE染色，镜下可见虫卵肉芽肿。

【注意事项】

1. 严防实验室感染：接种使用的所有用具应先用开水烫过，将盛有尾蚴的烧杯用开水烫杀，再做其他清洁工作。

2. 在脱橡皮手套前，先用酒精棉花擦拭手套外表，再将手套脱下冲洗干净、擦干；③若含有尾蚴的水污染于桌面或皮肤上时，应立即擦干或用酒精棉擦洗。

【实验报告】

记录实验操作步骤，结果分析与总结。

二、血吸虫病病原学检查

（一）沉淀孵化法

【实验原理】

依据血吸虫卵内的毛蚴在适宜温度的清水中，短时间内可孵出的特性而设计的方法，适用于早期血吸虫病患者的粪便检查。

【实验仪器和材料】

60目铜丝筛、量杯、三角烧瓶、体视显微镜、光学显微镜、放大镜等。

【实验步骤】

1. 取新鲜粪便约30g（鸡蛋大），置于搪瓷杯内，加少量清水，用竹板充分调成糊状。
2. 粪汁经60目铜丝筛过滤于量杯内，并用清水冲洗粪渣至注满量杯。静置沉淀30分钟。
3. 小心倒去上面的粪水，留下沉渣。
4. 再加清水至满量杯，静置沉淀20分钟。
5. 倒去上面的粪水，如此反复清洗数次，直至上面的水澄清为止。倒去上面的水，吸取沉渣涂片镜检。
6. 将镜检血吸虫卵阴性的沉渣倒入250ml三角烧瓶内，加清水（城市中需用去氯水）至近瓶口，置于20~30℃的环境中孵化。

【实验结果】

经4~6小时孵化后经肉眼或放大镜观察结果。如见水面下有白色点状物做直线来往游动，就是毛蚴。

【注意事项】

观察时，将瓶对测光，瓶后衬以黑纸，眼平视瓶颈部。必要时也可用吸管将毛蚴吸出镜检。如无毛蚴，每隔4~6小时（24小时内）观察1次。气温高时毛蚴可在短时间内孵出，因此在夏季要用1.2%食盐或冰水冲洗粪便，最后1次才改用室温清水。

影响毛蚴孵化的因素如下。

1. 温度 是毛蚴孵化的重要因素，最适宜的温度是25~30℃。温度高孵出快，但存活时间短；温度低于20℃则孵出减慢，甚至不孵出，所以冬天气温低需要保持温度以保证毛蚴孵出。

2. 光线 毛蚴有趋光习性，在无灯光的温箱中，毛蚴都在瓶底活动，放置亮处则逐渐至水面活动，所以刚从无亮光的温箱取出必须放置30分钟，再进行观察。

3. 水的比重 实验证明，毛蚴孵化与水的渗透压有关，在生理盐水中毛蚴孵出率降低到10%~15%，而在1.2%的盐水中毛蚴无法孵化，利用这个原理热天沉淀换水怕毛蚴孵出丢失就改用1.2%盐水来控制毛蚴孵化。孵化常用的自来水、河水或塘水都不会影响毛蚴孵化，当河水或塘水太浑浊需要加明矾沉淀透明。如果每50kg水中明矾超过3g，就可抑制毛蚴孵出，需要加以注意。

酸碱度：日常用水的pH都近中性，对毛蚴孵化没有影响。

【实验报告】

记录实验操作步骤，进行结果分析与总结。

（二）直肠黏膜和肝组织压片

【实验原理】

日本血吸虫感染宿主后成虫寄生虫于宿主门脉－肠系膜静脉系统，经雌雄合抱成熟后雌虫产卵主要沉积于肠壁和肝脏内诱发虫卵肉芽肿病变。

【实验仪器和材料】

解剖小动物用的手术器械、体视显微镜、光学显微镜、玻片等。

【实验步骤】

解剖小鼠或家兔，取出直肠和肝脏检查，直肠壁组织，自可疑病变处钳取黏膜组织或肝组织，用生理盐水冲洗后，放在两个载玻片间，轻轻压平，镜检。

【实验结果】

光学显微镜下观察直肠和肝组织中的虫卵。

【注意事项】

应注意钳取有黄白色小结节的直肠壁黏膜或肝组织，样本组织不宜过大，有米粒大小即可。

【实验报告】

记录实验操作步骤，光学显微镜下观察组织样本分析和描述虫卵肉芽病变情况。

三、血吸虫病免疫学检测

（一）间接血凝试验（IHA）

【实验原理】

间接血凝试验（IHA）是将日本血吸虫虫卵可溶性抗原吸附于绵羊红细胞上，与日本血吸虫感染宿主血清中的抗体发生凝集反应。

【实验仪器和材料】

1. 仪器　微量血凝板（U 型）、振荡仪。
2. 试剂　致敏红细胞悬液、日本血吸虫感染小鼠或家兔血清等。

【实验步骤】

1. 在微量血凝板（U 型）上将受检者血清用 1% 正常兔血清生理盐水做倍比稀释，每孔最后含稀释血清 0. 05ml。
2. 每孔加入 0. 01ml 致敏红细胞悬液，充分振荡摇匀后，覆以塑料板，静置 2 ~4 小时，读取结果。呈明显阳性反应（ + ）的最高稀释度为该血清的滴度（或效价），用该稀释度的倒数表示。

【实验结果】

结果判定：根据血细胞在孔底的沉淀形状而定。

结果判读	血细胞在孔底的沉淀形状	结果说明
-	血细胞不凝集沉积于管底中央，形成典型的“纽扣状”或小圆环，结构紧密，外沿光滑	阴性
±	“纽扣状”或小圆环外沿不够光滑	可疑
+	沉积范围更小，有时呈中心淡、周边浓的环状	弱阳性
+ +	血细胞沉积范围较小，或毛玻璃样沉积出现淡淡的环形圈	阳性
+ + +	血细胞布满管底呈毛玻璃样	中度阳性
+ + + +	血细胞呈片状凝集或边沿卷曲	强阳性

【注意事项】

1. 红细胞浓度 致敏红细胞浓度与试验的敏感性和特异性有密切关系，在一定范围内，致敏红细胞浓度和血凝效价成反比，若浓度过低，则假阳性增高，过高则不敏感，一般认为1% ~2% 为宜。

2. 血凝板类型 血凝试验目前多采用微量方法，国内生产血凝板主要有 U 型和 V 型两种。阴性沉降模型 V 型板比 U 型板更为清晰典型；而敏感性则 U 型板比 V 型板高 2 ~3 个稀释度。

3. 血清标本 未完全凝固收缩而分离出的血清标本，收集血清时若吸入纤维蛋白块，明显阻止红细胞下沉，造成假阳性。

【实验报告】

记录实验操作步骤，进行结果分析与总结。

（二）酶联免疫吸附试验（ELISA）

【实验原理】

用于检测包被于固相板孔中的待测抗原（或抗体）。即用酶标记抗体，并将已知的抗原或抗体吸附在固相载体表面，使抗原抗体反应在固相载体表面进行，用洗涤法将液相中的游离成分洗除，最后通过氧化物酶作用于底物后显色来判断结果。

【实验仪器和材料】

1. 仪器 酶标仪、96 孔塑料微量血凝平板。

2. 试剂 PBS - 吐温稀释液、酶标记二抗、底物溶液、日血吸虫感染小鼠或家兔血清等。

【实验步骤】

1. 将 96 孔塑料微量血凝平板用稀释抗原致敏，即在每一凹孔中滴加 200μl 已用 0. 05mol/L pH 9. 6 碳酸钠缓冲液稀释的抗原，置 4℃ 中过夜致敏。

2. 取出血凝平板，用含有 0. 05% 吐温 -20 的 0. 1mol/L pH 7. 4 的 PBS - 吐温洗涤 3 次，最后一次洗涤后，将血凝板凹孔内水液甩尽，这种微量平板即可用于试验。

3. 于每一凹孔中加入 200μl 已用 PBS - 吐温稀释的血清，振摇平板后，置室温中 2 小时（37℃ 1 小时）。

4. 如上法洗涤，甩干，再加已用 PBS - 吐温稀释的酶标记物 200μl，振摇平板后，置室温中 2 小时（37℃ 1 小时）。

5. 再如上法洗涤，然后加 200μl 底物（如为 HRP 标记物常用底物为邻苯二胺溶液），置室温 30 分钟。

6. 在每一凹孔内加入 50μl 2mol/L H_2SO_4，终止酶反应。

【实验结果】

结果判断：用酶标仪测定，读取 492nm 波长的消光值判定结果。

附：邻苯二胺溶液配法是将 10mg 邻苯二胺溶于 25ml，pH 5.0 枸橼酸缓冲液，再加适量 30% 过氧化氢。

【注意事项】

1. 用于 ELISA 检测时，应选择吸附性能好，非特异性吸附少的微量反应板。

2. 进行 ELISA 检测时，应设立阳性对照和阴性对照，以阳性血清和阴性血清做对比测定，以确定阳性和阴性反应结果的阈值。

3. 在用 ELISA 检测大批标本时，每块反应板都应设置标准阳性血清及阴性血清对照。

4. 加底物前，反应板经洗涤、甩干后，应速加底物，不能在空气中放置过久，以免酶活力下降影响反应结果，特别在高温季节，加底物已甩干的反应板，不宜在空气中暴露过久。

5. 反应板使用后不宜再用，否则会影响反应结果。

6. 如用酶标仪进行测定，因各种型号的酶标仪性能不一致，检测时需根据各自的仪器，确定阳性和阴性反应阈值。

7. 在进行 ELISA 检测时，为避免反应板非特异性吸附酶结合物，反应板经抗原或抗体致敏后，可选用 4% ~10% 的牛血清白蛋白或者 10% 的小牛血清进行封闭试验。

【实验报告】

记录实验操作步骤，结果分析与总结。

四、血吸虫病动物模型的病理学观察（大体及切片）

（一）血吸虫病动物模型病理学观察（大体）

【实验原理】

日本血吸虫感染宿主后成虫寄生虫于宿主门脉 - 肠系膜静脉系统，经雌雄合抱成熟后，雌虫产卵主要沉积于肠壁和肝脏内诱发虫卵肉芽肿病变。

【实验仪器和材料】

1. 仪器　动物解剖台、解剖刀等器械、光学显微镜等。

2. 试剂　石蜡、10% 甲醛溶液、Zenker 氏液、Bouin 氏液、乙醇、苏木素、伊红、盐酸、二甲苯等。

【实验步骤】

血吸虫病的基本病变是由虫卵沉积组织中所引起的虫卵结节。急性虫卵结节由成熟虫卵引起，结节中央为虫卵，周围聚集大量嗜酸性粒细胞，并容易液化坏死，称为嗜酸性脓肿，脓肿周围有新生肉芽组织和各种细胞浸润，形成急性虫卵结节。急性虫卵结节形成 10 天左右，卵内毛蚴死亡，虫卵破裂或钙化，围绕类上皮细胞，异物巨细胞或淋巴细胞，形成假结核结节，以后肉芽组织长入结节内部，并逐渐被类上皮细胞所替代，形成慢性虫卵结节，最后结节发生纤维化。

病变部位主要在结肠及肝脏，较多见的异位损害则在肺及脑。

1. 肠道病变 成虫大多寄生于肠系膜下静脉，移行至肠壁的血管末梢在黏膜及黏膜下层产卵，故活体检查时发现虫卵排列成堆，以结肠，尤其是直肠，降结肠和乙状结肠最为显著，小肠病变极少，仅见于重度感染者。早期变化为黏膜水肿，片状充血，黏膜有浅溃疡及黄色或棕色颗粒。由于溃疡与充血，临床上见有痢疾症状，此时，大便检查易于发现虫卵。晚期变化主要为肠壁因纤维组织增生而增厚，黏膜高低不平，有萎缩、息肉形成、瘢痕形成等病理变化。血吸虫病变所形成的息肉有癌变可能，应予重视。由于肠壁增厚，肠腔狭窄，可致机械性梗阻。由于阑尾炎组织也常有血吸虫卵沉着，阑尾黏膜受刺激及营养障碍，易发生阑尾炎。

2. 肝脏病变 虫卵随门静脉血流入肝，抵达于门静脉小分支，在门管区等形成急性虫卵结节，故在肝表面和切面形成粟粒或大结节，肝窦充血，肝窦间隙扩大，窦内充满浆液，有嗜酸性粒细胞及单核细胞浸润；肝细胞可有变性，小灶性坏死。晚期可见门静脉周围有大量纤维组织增生，形成肝硬变（管道型肝硬化），严重者形成粗大突起的结节。较大门静脉分支管壁增厚，管腔内血栓形成。由于肝内门静脉阻塞，形成门静脉高压，引起腹水、脾大及食管静脉曲张。

3. 脾脏病变 早期肿大，与成虫代谢产物刺激有关。晚期因肝硬化引起门静脉高压和长期淤血，致脾脏呈进行性肿大，有的患者肿大的脾脏可占据大部分腹腔甚至下抵盆腔，并伴有脾功能亢进现象。镜检可见脾窦扩张充血，脾髓内、血管周围及脾小梁的结缔组织增生，脾小体萎缩减少，中央动脉管壁增厚发生玻璃样变。脾脏中偶有虫卵发现。

4. 其他脏器病变 在胃及肠系膜以及淋巴结、胰、胆囊等偶有虫卵沉积。血吸虫病侏儒患者有脑垂体萎缩性病变和坏死，并可激发肾上腺、性腺等器官组织萎缩性变化，骨骼发育迟缓，男子有睾丸退化，女子有盆腔发育不全等。

异位性损害主要由于急性感染时大量虫卵由静脉系统进入动脉，以肺和脑的异位损害为多见。肺部可有大量虫卵沉积和发生出血性肺炎。脑部病变多见于顶叶皮层部位，脑组织有肉芽肿和水肿。

【实验结果】

实验动物（兔）处死后，依次解剖各主要脏器，并重点观察结肠、肝脏、脾和脑组织。

（二）肝脏病理学观察（切片）

【实验步骤】

取同一部位的肝组织用10%福尔马林液固定，常规脱水，石蜡包埋、切片，进行常规苏木素－伊红（HE）染色。

【实验结果】

光镜观察：门管区内可见多数略显同心圆排列的纤维性虫卵结节和少数新旧程度不等的虫卵结节形成，门管区大量的纤维结缔组织增生而显著增宽，其中小叶间胆管增生，并有嗜酸性粒细胞、单核细胞、淋巴细胞和浆细胞浸润。少数纤维性虫卵结节和汇管区增生的纤维组织发生玻璃样变，肝细胞未见明显变化。

【注意事项】

材料新鲜、组织块的大小适宜约为2.0cm×2.0cm×0.3cm，勿挤压组织块等。

【实验报告】

记录实验操作步骤，描述主要病变，实验分析与总结。

五、血吸虫感染小鼠肝纤维化相关因子 TGF－β_1 表达分析（RT－PCR 相对定量法）

【实验原理】

RT－PCR 技术是用来检测基因表达水平的常用方法，其中 RT 代表逆转录（reverse transcription），PCR 代表聚合酶链式反应（polymerase chain reaction）。RT－PCR 技术通过将 RNA 转录成 cDNA，然后进行聚合酶链式反应来扩增特定基因的片段，从而检测基因的表达水平。

【实验仪器和材料】

1. 仪器　高速离心机、水浴锅、核酸电泳槽、核酸紫外投射仪、移液器、枪头、离心管、－20℃冰箱、RT－100 PCR 扩增仪等。

2. 试剂　DEPC、UNIQ 柱式总 RNA 抽提试剂盒、Oligo（dT）18、随机引物、RNase Inhibitor、dNTPmix、MMLV 或 AMV、TaqDNA 酶、小鼠 TGF－β1 和内参照 GAPDH 引物等。

【实验步骤】

1. 血吸虫感染和未感染小鼠的肝组织细胞的分离　按常规方法处死和解剖血吸虫感染和未感染小鼠，分别取肝脏用剪刀剪碎，再用细胞网筛（200 目）过滤，PBS 冲洗分别获得血吸虫感染和未感染小鼠肝组织单细胞悬液。

2. 总 RNA 的提取

（1）1000r/min 离心 5 分钟分别收集上述分离的血吸虫感染和未感染小鼠肝组织细胞，约 1×10^7 个细胞，并用 PBS 清洗 2 次后，各加 0.5ml 的 Trizol 处理。

（2）用 1ml 针筒，26－G 号（6#）针头抽吸匀浆液 2 次以剪切基因组 DNA，然后直接从针筒中将样品转移到无菌 1.5ml 离心管中。

（3）加入 100μl 三氯甲烷/异戊醇（24∶1），剧烈振荡混匀 30 秒。

（4）12000r/min 离心 5 分钟。

（5）将上清液转移到无菌 1.5ml RNase－free 离心管中，加入 150μl 无水乙醇混匀。

（6）将上述混匀溶液全部转移到套放于 2ml 收集管的 UNIQ－10 柱中，室温下放置 2 分钟，8000r/min，离心 1 分钟。

（7）取出柱子，弃去收集管中的废液，将柱子放回收集管中，加入 450μl 柱式 RNA 提液（RPE Solution），10000r/min 离心 30 秒。

（8）重复步骤 7 一次。

（9）弃去收集管中的废液，将柱子放回收集管中，10000r/min 离心 30 秒。

（10）将柱子放入无菌 1.5ml RNase－free 离心管中，在膜中央加入 50μl DEPC－H_2O，55～80℃放置 2 分钟。

（11）10000r/min 离心 1 分钟，1.5ml RNase－free 离心管中收集的溶液为 RNA 样品，琼脂糖凝胶电泳分析总 RNA 提取是否可用于下续实验。

3. RT－PCR 检测 将上述提取的血吸虫感染和未感染小鼠肝组织细胞总 RNA 进行 RT－PCR。RT－PCR 体系和条件如下。

（1）cDNA 第一链的合成（RT）

1）模板总 RNA 1～5μg（通常试剂盒抽提的总 RNA 5～8μl），2μl Oligo（dT）18 或随机引物（0.1μg/μl），0.5μl RNase Inhibitor（20～40U/μl）离心混匀后 65～70℃ 5 分钟。

2）0℃水浴加入如下组分：5×Reaction Buffer 4μl，RNase Inhibitor（20～40U/μl）0.5μl，dNTPmix（10 nmol/L each）2μl，RNase－free ddH_2O 使其体系为 19μl，离心混匀后 37℃ 5 分钟。

3）加入 1μl MMLV 或 AMV RT（200U/μl），终体积为 20μl。

4）37～42℃ 1 小时（若 1 步骤中是用随机引物则应预先在 25℃温浴 10 分钟，然后 37～42℃ 1 小时）。

5）70℃ 10 分钟，置冰上进行后续试验。

（2）PCR

1）根据 GenBank 报道的小鼠 TGF－β1 和内参照 GAPDH 基因序列，引物设计如下表。

TGF－β1 上游引物 P1	5′－ctgcacagctcacggcaccggag－3′
TGF－β1 上游引物 P2	5′－agctgcacttgcaggagcgcac－3′
内参照 GAPDH 基因上游引物 P3	5′－caccaccatggagaaggccgg－3′
内参照 GAPDH 基因上游引物 P4	5′－ccacagccttggcagcaccagtg－3′

2）按下述体系和条件进行 PCR 扩增（PCR 条件可根据具体情况优化）。

PCR 反应体系：5μl 10×PCR buffer，1μl dNTPmix（10mol/L each），1μl 上游引物 P1（25μmol/L），1μl 下游引物 P2（25μmol/L），1μl～5μl（25μmol/L）cDNA 模板，1μl Taq DNA 聚合酶（5U/μl），ddH_2O 使其总体系为 50/μl。

PCR 反应条件：94℃预变性 1.5 分钟，94℃变性 50 秒，58℃退火 50 秒，72℃延伸 50 秒，30 个循环，最后 72℃延伸 10 分钟。并同时以内参照 GAPDH 的特异性引物 P3 和 P4 进行 PCR 作对照。

【实验结果】

将 RT－PCR 产物进行琼脂糖凝胶电泳，并以 GAPDH 为内参照，利用凝胶电泳扫描仪灰度扫描分析 TGF－β1 基因表达变化情况。

【注意事项】

1. 合成 cDNA 的引物：合成 cDNA 引物时，通常采用随机六核苷酸引物能够有效地指导从 RNA 有效地合成第一链 cDNA。

2. 避免 RNA 酶的污染：在合成 cDNA 第一链时，应使用 RNA 酶抑制剂，进行 RT－PCR 时，用于合成 cDNA 第一链的 RNA 不会对 PCR 有影响，因此没有必要用碱或 RNA 酶处理。

3. 不同来源的逆转录酶均可较好地用于第一链 cDNA 的合成，但不同来源的逆转录酶反应温度有所不同。如来自鸟类成髓细胞瘤病毒（AMV）与来自鼠白血病毒莫勒尼株（Mo－MLV）均可用于合成第一链 cDNA，AMV 要求的反转录温度为 42℃，而 Mo－MLV 则要求 37℃，相对而言，Mo－MLV 比较适合于 RT－PCR，但由于其作用的最适温度为 37℃，较 AMV 的 42℃低，因此，对于具有较高二级结构的 RNA 模板可能会带来不利的影响。

【实验报告】

记录实验操作步骤，结果分析与总结。

（夏超明）

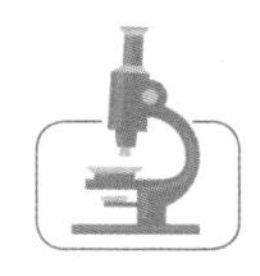

实验十三　疟原虫综合性实验

PPT

【实验目的】

1. 能够制作高质量的厚薄血涂片，并进行吉姆萨或瑞氏染色。
2. 学会实施鼠疟原虫的感染、传代及保种工作。
3. 学会进行血液标本的疟原虫 ELISA 检测。
4. 理解疟原虫分子生物学检测原理，并能参照实验步骤开展该实验。
5. 培养综合分析问题、解决问题和团队协作能力。

一、鼠疟原虫动物模型的建立

【实验原理】

采用疟原虫血液对小鼠腹腔注射，建立小鼠疟原虫感染动物模型，掌握有关疟原虫形态、生活史、致病和临床实验室诊断方法。

【实验仪器和材料】

1. 仪器设备及试剂　EP 管、1ml 一次性注射器、光学显微镜、水浴锅、玻片、移液器、消毒用酒精棉球、肝素钠、DMSO、无菌生理盐水等。

2. 虫种与实验动物

（1）鼠疟原虫　伯氏疟原虫（*Plasmodium berghei*）、约氏疟原虫（*Plasmodium yoelii*）或夏氏疟原虫（*Plasmodium chabaudi*）。

（2）小鼠　昆明株小鼠，体重 20g 以上，6 周以上，雌雄不限。

【实验步骤】

1. 疟原虫复苏与感染　将冻存的疟原虫血液迅速放入 37℃水浴锅中解冻，使用 1ml 注射器吸取复苏的血液，对小鼠进行腹腔注射，每只小鼠注射 100 ~ 200μl。

2. 原虫血症观察　感染后第二天开始，涂片观察小鼠原虫血症（涂片制作方法见下文“疟原虫病原学检查”）。

3. 疟原虫传代　当原虫血症高于 3% ~ 4% 时，进行传代。用 1ml 注射器吸取 100μl 肝素钠，上下反复抽吸几次让肝素钠布满管腔。对小鼠进行心脏穿刺取血或摘除眼球取血至含 100μl 肝素钠的 EP 管中。充分混匀后，每只小鼠腹腔注射 100 ~ 200μl 处理好的血液。

4. 日常观察 每日观察并记录小鼠的一般状态，包括活动度、摄食情况、毛发外观、耳、鼻、眼睑及爪色泽、体重、呼吸频率等变化情况。

5. 疟原虫保种 当原虫血症在5%～15%时，进行保种。取血方法同上，将血液转移至加入了100μl肝素钠的EP管中。将100μl血液与750μl 12% DMSO混匀后转至冻存管，将冻存管先置于－80℃冰箱过夜，然后转移至液氮中长期保存。

【实验结果】

涂片观察小鼠原虫血症在5%～15%，即动物模型建立成功。

【注意事项】

1. 严防实验室感染，接种后所使用的用具应用高压蒸汽灭菌锅消毒灭菌。
2. 若含有疟原虫的血液污染于桌面或皮肤时，应立即用酒精棉球擦拭。

【实验报告】

记录实验操作步骤，进行结果分析和总结。

二、疟原虫病原学检查

疟原虫病原学检查通常使用厚薄血膜涂片法。薄血膜取血量少，涂抹面积大，血细胞分散，虫体结构清晰，易于识别及虫种鉴定，但在感染度较低时检出率低。厚血膜取血量多，血细胞集中，可提高检出率，但因制片时红细胞被溶解，疟原虫形态难以辨认。故两者同时制在同一张玻片上，进行比较观察，便于疟疾的实验诊断。血片制作过程包括采血、涂片、固定与溶血、染色4个步骤。

【实验原理】

疟原虫感染宿主后寄生在人体的红细胞和肝细胞内，通过制作厚薄血膜涂片，显微镜下选择红细胞排列整齐密集、无重叠的视野进行疟原虫计数，可得出原虫感染率。

【实验仪器和材料】

1. 仪器 1ml一次性注射器、玻片、消毒用酒精棉球、光学显微镜等。
2. 试剂 甲醇、蒸馏水、甘油、吉姆萨染剂粉、瑞氏染剂粉、磷酸氢二钠、磷酸二氢钾。

【实验步骤】

1. 采血 本实验取上述感染疟原虫的小鼠尾静脉血。用酒精棉球消毒小鼠尾静脉采血部位，待干后用1ml注射器针头迅速扎破尾静脉取血。

2. 涂片

（1）薄血膜涂片 取一张洁净无油脂的载玻片，将其分为6等份，右侧第一、二格为粘贴标签或编号处。蘸取少许血液（1～2μl）于玻片的中央处。用另一块边缘光滑的载玻片作推片，将推片一端置于血滴之前，并使推片和玻片呈30°～45°角，向右移动推片，使推片下沿与血滴接触，待血液沿推片下沿扩散后，迅速而均匀地用力向左推进即成薄血膜。质量好的薄血膜形如舌状，血细胞分布均匀。

（2）厚血膜涂片 在制作好的薄血膜载玻片空白处的中央滴2大滴血液（约5μl）。用推片的一角

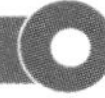

将血滴由内向外螺旋摊开，涂成直径约1cm大小厚薄均匀的圆形血膜，待自然晾干。注意厚血膜的厚度，制作过厚容易脱落，过薄则达不到浓集的目的。标准血膜的位置如图3－1所示。

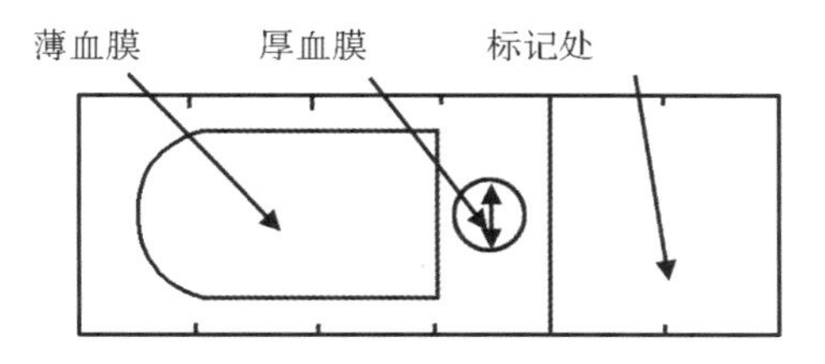

图3－1　标准血膜的位置

注意事项：①制作血涂片的载玻片要求表面光滑，清洁无油，最好是经1%～2%盐酸乙醇溶液浸泡脱脂处理，如玻片上有油质，则血膜呈蜂窝状不易观察；②推片时，如两个玻片夹角过小，则血膜过薄；夹角太大则血膜过厚。用力要均匀，不要停顿，否则血膜会出现断裂；③推好的血膜，可用风吹干或待其自然干燥，切勿用火烤或太阳晒。血膜未干时，要平放以免血膜倾向一侧，造成血膜厚薄不均，同时要防灰尘和防止蝇蚊舔食。

3. 固定与溶血　在厚薄血膜之间用蜡笔画线分开，放置于染色架上。用滴管加2～3滴甲醇于薄血膜上方，让甲醇自行扩散到所有薄血膜区域，使血细胞固定。向厚血膜滴加数滴纯净水或蒸馏水，使血膜溶血，待血膜呈灰白色时，将水倾去，晾干后固定。

注意事项：①固定血膜之前必须充分晾干，否则染色时血膜容易脱落；②务必不使甲醇接触未溶血的厚血膜，不使水接触薄血膜；③厚血膜溶血过程中避免晃动玻片。

4. 染色　目前临床常用的染色液有瑞氏（Wright stain）和吉姆萨染液（Giemsa stain）两种。吉姆萨染液应用较广，它具有方便，染色效果稳定，便于长期保存的优点；而瑞氏染色时间短，不如吉姆萨染色稳定，主要用于门诊或实验室的快速诊断。

（1）吉姆萨染色法

1）原液配制　取吉姆萨染剂粉1g，甲醇50ml，纯甘油50ml，将吉姆萨染粉置于干燥清洁研钵中，加少量甘油充分研磨（需30分钟以上），继续加甘油边加边磨，直至50ml甘油加完为止，倒入棕色瓶中。用少量甲醇冲洗钵中的甘油染粉，再倒入棕色瓶中，直到50ml甲醇用完为止，塞紧瓶盖，充分摇匀。室温放置阴暗处1～3周后过滤备用。

2）缓冲液配制　分别先配制1/15M的磷酸氢二钠液和磷酸二氢钾液。取磷酸氢二钠（Na_2HPO_4）9.5g加蒸馏水1000ml，磷酸二氢钾（KH_2PO_4）9.07g加蒸水1000ml完全溶解。使用时将上述原液按下页表配成不同的pH缓冲液见表3－1。

表3－1　不同磷酸盐缓冲液的配制

pH	1/15M Na_2HPO_4/ml	1/15M KH_2PO_4/ml	蒸馏水/ml
6.6	37	63	900
6.8	49	51	900
7.0	63	37	900
7.2	73	27	900
7.4	81	19	900

3）染色步骤　将吉姆萨原液用缓冲液稀释，比例为10～20份缓冲液加一份原液，用滴管将配制好的吉姆萨染液滴加在已固定的血膜上，使其完全覆盖血膜，染色20～30分钟（染色时间根据室温和染液浓度可适当调整，染液浓度越低、室温越低所需要染色时间越长）。用自来水轻轻将染液冲去，晾

干后即可镜检。

（2）瑞氏染色法　此法操作简便，但甲醇蒸发较快，掌握不当血片上易出染液沉渣，并较易褪色，保存时间不长。

1）染液配制　取瑞氏染剂粉 0.1～0.5g 甲醇 97ml，纯甘油 3ml。将瑞氏染粉和甘油一起在清洁研钵中充分研磨，然后加少量甲醇研磨后倒入棕色瓶中，剩余甲醇分次冲洗研钵，均倒入棕色瓶中，摇匀。37℃温箱放置 24 小时或室温放置 1～2 周后过滤备用。

2）染色步骤　因瑞氏染液中含较高浓度甲醇，故薄血膜不必先固定；厚血膜溶血后晾干即可染色。滴加瑞氏染液使其覆盖全部血膜，0.5～1 分钟后加等量的蒸馏水稀释，轻轻晃动玻片，使蒸馏水与染液混合均匀，静置 3～5 分钟后用自来水轻轻将染液冲去，晾干后即可镜检。

注意事项：①厚血片要充分干燥后再染色，否则血膜易脱落；②染色结束水洗时，应该让清水流进染液，将染液杂质漂浮冲走；③每批新染液在使用前都应试染几张，摸索适宜的染色时间；④温度对染色有一定的影响，因此染色时间需根据室温调整；⑤如血膜染的偏碱性时，则红细胞染成紫蓝色，这时可将该血片放入生理盐水中校正数分钟。

（3）疟原虫计数　评估疟原虫感染程度有三种方法。

1）半定量计数法　用厚血膜每个视野下观察到的疟原虫平均数量粗略地估计出疟原虫密度。该法简便，但是受血膜厚薄影响，只能定性，不宜做定量分析。

2）白细胞疟原虫密度计数法　在厚血膜上，从看到第 1 个疟原虫开始数，以 200 个白细胞计数，获得疟原虫数量（可分为有性体和无性体），如果原虫密度较低，可增加白细胞计数（500～1000 个），公式如下。

疟原虫数/μl 血 = 疟原虫数 ÷ 计数的白细胞数 × 白细胞数/μl 血

3）红细胞感染率计算法　在薄血膜片上，显微镜下选择红细胞排列整齐密集，无重叠的视野（300～500 红细胞/视野）。按一定顺序移动血片记数红细胞的同时，记录疟原虫数。如果能见到疟原虫，但是记数 5000～10000 个红细胞时却没有感染红细胞，那么设定感染率为 <1%。薄血膜不同区域的红细胞疟原虫感染率有较大差别，通常血膜后端和边缘部疟原虫密度，常比前半部或中央部高，所以，镜检时不宜只检查一个角落，应顺玻片的横轴检查。红细胞原虫感染率公式如下：

红细胞原虫感染率（%）= 疟原虫数 ÷ 计数的红细胞数 × 100

【实验结果】

血涂片中可观察到疟原虫环状体和配子体。

【实验报告】

记录实验操作步骤，进行结果分析和总结。

三、疟原虫病免疫学检测

免疫学检测为疟原虫病原学检查的主要辅助手段，具有敏感性和特异性高的优点。目前临床或实验室常用的方法有 ELISA、间接荧光抗体试验、放射免疫试验、金标试纸条等。这里仅介绍酶联免疫吸附试验（enzyme－linked immunosorbent assay，ELISA）。

【实验原理】

用酶标记鼠疟原虫抗体，抗原与抗体发生特异性反应，加入底物后，底物被酶催化变为有色产物，

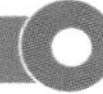

可根据颜色反应的深浅进行定性或定量分析。

【实验仪器和材料】

酶标鼠疟原虫抗体、鼠疟原虫抗体、待检小鼠血清、底物液（A 液、B 液）、温箱、酶标反应板、酶标仪。

【实验步骤】

双抗体夹心法的操作步骤如下。

（1）用鼠疟原虫抗体蛋白包被反应孔，4℃过夜。

（2）次日洗涤，每孔加满洗涤液，但不要溢出，放置 3 分钟后甩干，重复 3 次。

（3）加样，按图 3－2 所示加入各稀释血清，每孔 100μl。

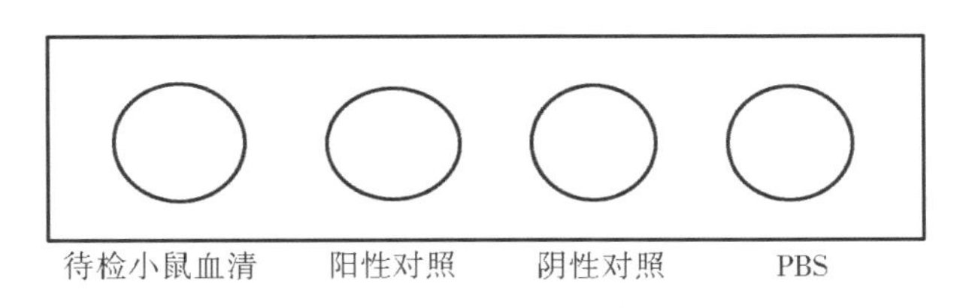

图 3－2　ELISA 加样示意图

（4）放入湿盒，37℃，30 分钟。

（5）洗涤，同上。

（6）各孔内加稀释的 HRP 标记的鼠疟原虫抗体蛋白 100μl，37℃孵育 30 分钟。

（7）洗涤，同上。

（8）加底物，先 A 液，后 B 液，各 1 滴，置于暗处，数分钟后观察各孔颜色变化。

（9）于各反应孔加入 2mol/L 硫酸 50μl 终止反应。

（10）于白色背景下，直接用肉眼观察结果。反应孔内颜色越深，阳性程度越强，阴性反应为无色或极浅，依据所呈颜色的深浅，以“＋”或“－”号表示。也可测 OD 值：在酶标仪上，于 492nm（若以 TMB 显色，则为 450nm）处，以空白对照孔调零后测各孔 OD 值，若大于规定的阴性对照 OD 值的 2.1 倍即阳性。

【实验结果】

肉眼观察反应孔中颜色变化，判断待检小鼠是否感染疟原虫。

【注意事项】

①加样时应将所加物加在 ELISA 板孔底部，避免加在孔壁上部，并注意不可溅出，不可产生气泡；②加样前样本需混匀；③酶标仪使用前需预热 10～15 分钟，结果更稳定。

【实验报告】

记录实验操作步骤，进行结果分析与总结。

四、疟原虫病分子生物学检测

DNA 探针技术、PCR 技术及生物芯片技术等是常用的分子生物诊断技术，其敏感性高，特异性好，与形态学结合具有较高的诊断价值，在寄生虫病的诊断方面具有广泛的应用前景。这里介绍一下巢式 PCR 检测间日疟原虫的操作方法。

【实验原理】

巢式 PCR 利用两套 PCR 引物进行两轮 PCR 扩增，首先对靶 DNA 进行第一步扩增，然后从第一次反应产物中取出少量作为反应模板进行第二次扩增，第二次 PCR 引物与第一次反应产物的序列互补，第二次 PCR 扩增的产物即目的产物。采用巢式引物进行连续多轮扩增可以提高特异性和灵敏度。

【实验仪器和材料】

组织 DNA 提取试剂盒、r－*Taq* 聚合酶、PCR 仪、微量加样器、EP 管等。

【实验步骤】

1. 引物 见表 3－2。

表 3－2 巢氏 PCR 检测间日疟原虫的引物及其扩增产物长度

反应轮次	引 物	产物长度/bp
第一轮 （属特异性引物）	5′－CCTGTTGTTGCCTTAAACTTC－3′ 5′－TTAAAATTG TTGCAGTTAAAACG－3′	1200
第二轮 （种特异性引物）间日疟原虫	5′－CGCTTCTAGCTTAATCCACATAACTGATAC－3′ 5′－ACTTCCAAGCCGAAGCAAAGAAAGTCTTA－3′	120

2. 巢氏 PCR 检测间日疟原虫的操作

（1）第一轮 PCR 反应体系

10 × Buffer	5μl
dNTP	4μl
Primer F	1μl
Primer R	1μl
r－*Taq*	0.5μl
模板	1.5μl
无 RNA 酶水	37μl
总体系	50μl

（2）PCR 反应条件

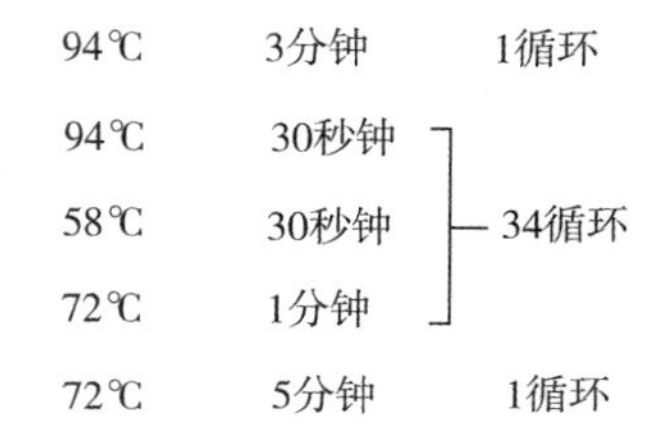

（3）第二轮 PCR 反应体系及反应条件同第一轮 PCR 反应，1.5μl DNA 模板来自第一轮反应的产物。

（4）电泳检测及结果判断第二轮 PCR 产物应用 1.5% 的琼脂糖凝胶进行电泳分析，扩增条带是 120bp。

【实验结果】

将扩增产物用 1.5% 琼脂糖凝胶进行电泳分析，电泳完毕后取出凝胶，采用凝胶成像系统拍照保存。

【注意事项】

①试剂开盖前需离心收集液体于底部，避免打开反应管时反应液飞溅；②PCR 操作过程中，各个区域实验设备和物品应做好标记，不可交叉使用；③实验过程中佩戴一次性手套，若不小心溅上反应液，应立即更换手套。

【实验报告】

记录实验操作步骤，进行结果分析和总结。

（彭小红）

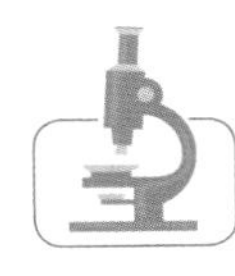

实验十四 肠道原虫综合性实验

PPT

【实验目的】

1. 建立肠道原虫（以微小隐孢子虫为例）实验动物感染模型。
2. 独立操作金胺－酚染色和改良抗酸染色，并准确识别经不同染色的微小隐孢子虫卵囊。
3. 理解间接荧光抗体试验、ELISA 和核酸检测法的基本原理，学会操作步骤及结果判断。
4. 能分析病原学、免疫学诊断方法的优缺点。
5. 培养综合分析问题、解决问题和团队协作能力。

一、微小隐孢子虫病动物模型的建立及观察

【实验原理】

微小隐孢子虫为机会性致病原虫，通过长期服用地塞米松可建立免疫反应受抑制的小鼠模型，然后通过胃饲微小隐孢子虫卵囊建立感染动物模型。

【实验仪器和材料】

解剖动物的手术器械、光学显微镜、荧光显微镜、石蜡切片机、酶标仪、可调移液器、离心机、PCR 仪和凝胶电泳仪等。

地塞米松注射液、葡萄糖、金胺、高锰酸钾、碱性复红、苯酚、乙醇、纯硫酸、孔雀绿原液、蒸馏水等。

【实验步骤】

1. 选用 SPF - 昆明小鼠或一级实验昆明小鼠，体重 30g ~ 35g，单一性别或雌雄各半，并且连续 3 天粪检均无隐孢子虫卵囊排出者，分笼饲养。

2. 造模方法：在小鼠的饮水中加入地塞米松（11.25mg/L）及葡萄糖（50g/L），连续饲药 1 周 ~ 2 周。收集含有微小隐孢子虫卵囊（10^3 ~ 10^6/只）的悬液加入代乳粉，用 1ml 的注射器针管连接灌胃针，抽取适量的虫体悬液（溶液量一般不超过 0.2ml），左手抓紧小鼠颈背部皮肤，将灌胃针伸入小鼠口中，沿小鼠咽喉缓缓伸入约 4cm，将注射器中的虫体悬液缓慢注入。抽出灌胃针后需停留几秒钟，以避免小鼠将刚灌入的液体呕出，再将小鼠放回笼中。

3. 每日观察并记录造模前后小鼠的一般状态：活动、清洁度、毛色、饮水、摄食、体重和大便等变化情况。

【实验结果】

动物模型的鉴定：每天收集小鼠粪便，涂片，采用金胺 - 酚染色法或改良抗酸染色检测卵囊，观察到卵囊标志造模成功，一般显露期为 8 ~ 15 天。

【注意事项】

1. 严防实验室感染：接种完成后应先对所有的用具煮沸消毒，再做其他清洁工作。

2. 免疫正常小鼠在接种后产生的卵囊数量较少；免疫抑制小鼠会出现死亡率增高和一些并发症，应注意小鼠一般状态的变化。

【实验报告】

记录实验操作步骤，进行结果分析与总结。

二、微小隐孢子虫病病原学检查

（一）金胺 - 酚染色法

【实验原理】

微小隐孢子虫可在同一宿主体内完成生活史，卵囊可随宿主粪便排出体外，金胺 - 酚染液可对卵囊着色。本法适用于微小隐孢子虫患者的粪便检查。

【实验仪器和材料】

1. 仪器 光学显微镜、可调移液器、离心机等。

2. 试剂 蔗糖、蒸馏水、苯酚、硫酸锌液、葡萄糖、金胺、高锰酸钾、浓盐酸等。

【实验步骤】

标本离心沉淀后取沉渣，于载玻片上涂成粪膜，晾干后染色。亦可采用蔗糖漂浮法和甲醛 - 醋酸乙酯沉淀法进行浓集，一般腹泻粪便不需要浓集法。

1. 染液配制 1g/L金胺-酚染色液（A液）：金胺0.1g，苯酚5.0g，加蒸馏水定容至100ml；3%盐酸乙醇（B液）：将浓盐酸3ml加入95%乙醇97ml中混合；5g/L高锰酸钾液（C液）：高锰酸钾0.5g，蒸馏水100ml。

2. 染色步骤 ①将粪便均匀涂抹于洁净载玻片上，待涂片晾干，滴加A液，10分钟后倾去并水洗；②滴加B液，脱色1分钟后倾去并水洗；滴加C液，1分钟倾去并水洗；③晾干后置荧光显微镜下观察。

【实验结果】

荧光显微镜低倍镜下，呈现乳白或绿色荧光的圆形小亮点为卵囊；高倍镜下，多数卵囊呈环状，周围深染，中央着色浅。

【注意事项】

新鲜粪便或经10%甲醛溶液固定保存的含卵囊粪便（4℃，1个月内）都可用该方法染色。

【实验报告】

记录实验操作步骤。

（二）改良抗酸染色法

【实验原理】

微小隐孢子虫卵囊内脂质含量丰富，与苯酚-复红结合牢固，能抵抗酸性酒精的脱色作用。

【实验仪器和材料】

1. 仪器 光学显微镜、可调移液器、离心机等。

2. 试剂 蔗糖、蒸馏水、苯酚、硫酸锌液、葡萄糖、金胺、高锰酸钾、浓盐酸、碱性复红、苯酚、乙醇、纯硫酸、孔雀绿原液等。

【实验步骤】

1. 染液配制 苯酚复红液（A液）：碱性复红4g，溶于95%乙醇20ml，缓慢加入苯酚8ml，混合均匀，蒸馏水定容至100ml；10%硫酸溶液（B液）：纯硫酸10ml，蒸馏水90ml；20g/L孔雀绿液（C液）：20g/L孔雀绿原液1ml，蒸馏水9ml。

2. 染色步骤 ①如上粪膜涂片经无水甲醇固定10分钟，滴加A液，染色10分钟后水洗；②滴加B液脱色，10分钟后水洗；③滴加C液作用1分钟后水洗；④晾干后置荧光显微镜下观察。

【实验结果】

油镜下观察（图2-101），染色后，隐孢子虫卵囊为玫瑰红色至深红色，椭圆形或圆形，卵囊内子孢子颜色较深，呈月牙形，结构清晰，共4个，排列不规则。

【注意事项】

粪便标本中存在的天然红色抗酸颗粒，容易混淆，注意鉴别。其形态与卵囊极为相似，但大小不等，染色均匀不发亮。

【实验报告】

记录实验操作步骤。

（三）金胺酚 - 改良抗酸染色法

【实验原理】

为避免金胺 - 酚染色后非特异性颗粒的混淆，采用此法。

【实验仪器和材料】

同改良抗酸染色法。

【实验步骤】

染色过程是先用金胺 - 酚染色，再用改良抗酸染色法复染。复染时，卵囊颜色为玫瑰红色。但非特异性抗酸颗粒被染成蓝黑色，易于鉴别。

三、微小隐孢子虫病免疫学检测

（一）间接荧光抗体试验（IFA）

【实验原理】

免疫荧光技术、酶免疫技术和放射免疫分析为三大免疫标记技术，目前已有多个不同分子质量的抗原都已用于免疫诊断。本法采用特定抗体吸附在卵囊上并使用二抗来检获卵囊。

【实验仪器和材料】

1. 仪器　载玻片、荧光显微镜、湿盒、温箱。

2. 试剂　PBS - 吐温稀释液、小鼠微小隐孢子虫卵囊液、小鼠微小隐孢子虫卵囊单克隆抗体、异硫氰酸荧光素标记的羊抗鼠抗体、底物溶液、蔗糖、蒸馏水等。

【实验步骤】

1. 将已配制的 Sheater's 蔗糖溶液（500g 蔗糖溶于 320ml 蒸馏水中）用蒸馏水作 1∶2 和 1∶4 稀释。

2. 在 50ml 玻璃离心管中依次加入 1∶2 蔗糖稀释溶液、1∶4 蔗糖稀释溶液各 20ml 和脱脂粪悬液，2000r/min 离心 10 分钟。

3. 吸取 1∶2 与 1∶4 蔗糖稀释液界面处的卵囊带，用 4 倍体积蒸馏水稀释，3000r/min 离心 10 分钟，弃上清。

4. 用生理盐水洗3次，制成卵囊液备用。

5. 吸取经上述方法已制备好的卵囊液，滴于干净的载玻片上，晾干，蜡笔在样品周围画圈隔离，火焰固定。

6. 滴加抗小鼠隐孢子虫卵囊单克隆抗体约25μl于载玻片的样品上，置湿盒37℃孵育30分钟。

7. 用pH 7.4的0.01mol/L PBS缓冲液冲洗，再置同样PBS液中浸泡5分钟，不时摇动，如此2遍，然后取出吹干。

8. 按说明要求滴加稀释的异硫氰酸荧光素标记的羊抗鼠抗体于样品上，使其完全覆盖抗原膜上，置湿盒37℃孵育30分钟。用PBS如上法洗涤。

9. 磷酸甘油缓冲液封片，400倍荧光显微镜下观察。

【实验结果】

在低倍或高倍镜下进行检查，阳性结果为卵囊周围黄绿色清晰荧光发光体，可根据荧光亮度及卵囊形态轮廓的清晰度把反应强度按5级区别（+++，++，+，±，-）。“+”以上的荧光强度为阳性。

【注意事项】

相关靶抗原的筛选对间接荧光抗体试验影响较大，国内研究发现，大多以卵囊壁抗原制备单克隆抗体，适用于粪便样品或污染的水源隐孢子卵囊壁的检测。

【实验报告】

记录实验操作步骤。

（二）双抗夹心-ELISA检测法

【实验原理】

用于检测包被于固相板孔中的待测抗原（或抗体）。即用酶标记抗体，并将已知的抗原或抗体吸附在固相载体表面，使抗原抗体反应在固相载体表面进行，用洗涤法将液相中的游离成分洗除，最后通过氧化物酶作用于底物后显色来判断结果。

【实验仪器和材料】

1. 仪器 酶标仪、96孔塑料微量血凝平板。

2. 试剂 PBS-吐温稀释液、小鼠隐孢子虫特异性单克隆抗体、封闭液、山羊抗小鼠IgG（HRP标记）、底物溶液、微小隐孢子虫感染小鼠血清等。

【实验步骤】

1. 取离心沉淀收集的阳性小鼠粪便约2g，加入含0.1%吐温-20及2mmol/L EDTA的PBS 5ml，碾碎后过滤备用。

2. 小鼠隐孢子虫特异性单克隆抗体稀释后，包被反应板4℃过夜，形成固相抗体；次日取出，用PBS-吐温洗涤3次，洗涤除去未结合的抗体和杂质，加3% BSA封闭30分钟。

3. 在反应体系中加入备用的粪便样本，形成固相抗原抗体复合物，37℃反应30~60分钟。PBS-

吐温洗涤3次，除去其他未结合物质，加入适当浓度的单克隆抗体酶结合物，形成固相抗体-待测抗原-酶标抗体夹心复合物，37℃反应30~60分钟。

4. 再如上法洗涤，加入底物液，置37℃恒温箱反应15分钟显色，再用2mol/L H_2SO_4 终止反应。

【实验结果】

用ELISA酶标检测仪测定，读取450nm波长的OD值。

【注意事项】

商品化的ELISA试剂盒通过检测粪便中的隐孢子虫抗原，易操作，已广泛用于临床检测，但该方法对无症状感染患者的筛查尚无法涵盖。

【实验报告】

记录实验操作步骤。

（三）微小隐孢子虫病分子生物学检测

【实验原理】

分子诊断是目前隐孢子虫流行病学调查中最常用的方法，分子检测可进行隐孢子虫种的鉴定和确定疾病的来源。

【实验仪器和材料】

1. 仪器 高速离心机、水浴锅、核酸电泳槽、核酸紫外投射仪、移液器、枪头、离心管、-20℃冰箱、RT-100 PCR扩增仪等。

2. 试剂 上述制备隐孢子虫卵囊液、Chelex-100、dNTPmix、*Taq* DNA酶、隐孢子虫的18SrRNA引物、电泳相关试剂等。

【实验步骤】

1. 样本的制备 将纯化后的卵囊置于液氮2分钟、94℃ 2分钟，反复冻融3次以破坏卵囊壁。于上述冻融和加热处理的破壁卵囊中加5% Chelex-100溶液500μl，振荡混匀；置56℃孵育30分钟，震荡15~30秒；置100℃ 8分钟，振荡15~30秒，10000r/min离心5分钟，取上清于-20℃保存作为模板。

2. 引物设计与合成 本次实验扩增的目的片段为隐孢子虫的18S rRNA，其引物序列如下：

引物	序列
正向引物1	5′-TTCTAGAGCTAATACATGCG-3′
反向引物1	5′-CCCATTTCCTTCGAAACAGGA-3′
正向引物2	5′-GGAAGGGTTGTATTTATTAGATAAAG-3′
反向引物2	5′-CTCATAAGGTGCTGAAGGAGTA-3′

3. 聚合酶链反应 按下述体系和条件进行PCR扩增（PCR条件可根据具体情况优化）。

PCR反应体系：隐孢子虫核酸（DNA）1μl；2×Tap PCR Master Mix（含染料）12.5μl；正向引物

和反向引物各 1μl（10μmol/μl）；用灭菌双蒸水加至总体积达 25μl，再以石蜡油覆盖上层。

按上述反应体系进行两轮巢式 PCR 反应。第一轮设立阳性对照、阴性对照和空白对照，使用正反向引物 1；第二轮增设一个空白对照，使用正反向引物 2，模板为第一轮扩增产物。

PCR 反应条件：94℃，先预变性 1 分钟，再按如下反应参数进行扩增：94℃，10 秒；55℃，30 秒；72℃，1 分钟，共 35 个循环，最后 72℃延伸 10 分钟。

【实验结果】

取 5μl 产物加 1μl 溴酚蓝于 2% 琼脂糖凝胶中电泳分离，并设 marker 对照。80V 电泳 1 小时，目的片段大小约 830bp，在紫外光下观察并摄影。

【注意事项】

巢式 PCR 可提高 PCR 反应的特异性，减少假阳性的发生。如果引物特异性不强，可能出现检测假阳性。因此，可先采用免疫磁珠分离等纯化技术将隐孢子虫与其他杂质生物颗粒分开；此外，PCR 方法不能检出卵囊空壳，但若死卵囊中的染色体 DNA 未被破坏，其仍能被检出。

【实验报告】

记录实验操作步骤，进行结果分析与总结。

四、微小隐孢子虫病肠壁组织的病理学观察

【实验原理】

微小隐孢子虫感染小鼠后，感染宿主出现黄色水样腹泻，体质量下降，食欲不振等临床症状。虫体主要寄生在机体小肠上皮细胞的刷状缘，导致回肠末端黏膜结构完整性损伤、有中性粒细胞及炎性细胞浸润、回肠绒毛脱落和萎缩等肠道损伤。

【实验仪器和材料】

1. 仪器 动物解剖台、解剖刀等器械、光学显微镜等。

2. 试剂 石蜡、10% 甲醛溶液、乙醇、苏木素、伊红、盐酸、二甲苯等。

【实验步骤】

1. 样本的制备 取粪检阳性的小鼠，安乐处死小鼠，取盲肠以上约 3cm 的回肠组织。

2. 操作步骤

（1）固定与石蜡包埋 将所取回肠组织置于 10% 中性福尔马林中固定，然后置于熔化的石蜡中包埋。

（2）切片 包埋好的蜡块用刀片修成规整的方形或长方形，然后于切片机上切片，切片厚度一般为 4 ~ 7μm，将展平的蜡片黏附于防脱载玻片上。

（3）石蜡切片脱蜡与水化 二甲苯（Ⅰ）5 分钟→二甲苯（Ⅱ）5 分钟→100% 乙醇 2 分钟→95% 乙醇 1 分钟→80% 乙醇 1 分钟→75% 乙醇 1 分钟→蒸馏水洗 2 分钟。

（4）去除内源性酶 用 0.3% H_2O_2 – 甲醇溶液作用 15 分钟。水洗、PBS 洗，吹干。

（5）封闭　10% 牛血清白蛋白温育切片 15 分钟。

（6）结合　加适当稀释的酶标抗体，湿盒内 37℃反应 30 分钟或 4℃过夜，PBS 清洗。

（7）显色　加底物显色（如 DAB/H_2O_2呈棕色）。

（8）复染细胞核（可省略）　苏木素染色 5 分钟，自来水冲洗→盐酸乙醇溶液分化 30 秒（提插数下）→自来水浸泡 15 分钟或温水（约 50℃）5 分钟→置于伊红液 2 分钟。

【实验结果】

结果判断：正常小鼠肠壁组织：小肠上皮细胞清晰，绒毛及腺体完整且细胞排列整齐。隐孢子虫病鼠肠壁组织：小肠黏膜上皮细胞低平，有缺损样改变；小肠绒毛萎缩、融合或消失；黏膜组织及腺体内见有许多坏死灶，并在坏死病灶周围见有大量炎性细胞和淋巴细胞浸润。

【注意事项】

严防实验室感染：操作完成后，所有的用具应先煮沸消毒，再做其他清洁工作。

【实验报告】

记录实验操作步骤，进行结果分析与总结。

（黄慧聪）

附　录

附录一　粪便标本的寄生虫检查

粪便检查适用于寄生虫的虫体或虫卵能随粪便排出体外的寄生虫感染的诊断，也是寄生虫病诊断中最常用、最重要的检查方法。有50多种蠕虫、20多种原虫以及某些节肢动物可随粪便排出人体，例如一些内脏寄生的肝吸虫、肝片吸虫，以及寄生肠系膜静脉的血吸虫，它们的虫卵最终随粪便排出人体，所以通过粪便能检查出的寄生虫种类很多，检查方法也是多种多样，是寄生虫病原学检查的重点部分，现将几种基本方法分述如下。

一、粪内寄生虫卵检查法

（一）生理盐水直接涂片法

该方法是粪便检查的常规检查方法，也是寄生虫感染的检查中最简单和最常用的方法之一，目的是检查粪便中的蠕虫卵、幼虫、原虫的包囊和滋养体等。为了不改变涂片的渗透压而损害活的病原体，都是用生理盐水作为粪便的稀释剂，使得与粪便黏附在一起的病原体，通过生理盐水的涂抹稀释作用，成为单个物体分散在涂片中，这样既不妨碍透光作用，又能暴露病原体的形态结构，便于我们在镜检中识别它们。

1. 器材和试剂　生物显微镜、载玻片、竹签或牙签和生理盐水等。

2. 检查方法　在干净的载玻片上滴3大滴生理盐水，用竹签挑取米粒大小的粪便，在生理盐水中调匀涂开，涂膜长约4cm，宽约1.8cm。要求涂膜厚度适当，太厚看不清虫卵容易漏检，太薄则会因涂材太少而影响虫卵检出率，其厚薄标准以置于报纸上能隐约看到字迹为合适。涂片上的粗颗粒应去除，斜放盖片，避免气泡出现和液体溢出，而且占据涂片的面积。要求每份标本涂片2～3张，采用阅读式顺序检查，以防漏检。

3. 方法的优缺点　优点是方法简便、快速，尤其适用于活的虫体检查；缺点是取材较少，标本中虫卵不多时难以检出，仅作为初步检查的一种手段，实践中为获得较为满意的检出率，可连续涂3张涂片以降低假阴性率。

（二）集卵法

采用集卵法的效果比直接涂片法检出率高，它取材量多，通过各种不同的方法使虫卵浓集而容易检出。其基本原理是利用虫卵的比重不同而使虫卵浓集。常用的集卵法有以下几种。

1. 沉淀集卵法　是传统的集卵方法，适用于比重较重的多种蠕虫卵以及微小虫体的检查。

（1）器材和试剂　生物显微镜、尖底量杯或搪瓷杯、玻棒、吸管、载玻片和铜丝筛（40目）等。

（2）检查方法　取粪便50g（约鸡蛋大小量）放入搪瓷杯中，加少量清水调匀成糊状，再加水调稀，然后倒入铜丝筛过滤于尖底量杯中，加水至距离量杯口2cm，再将铜丝筛底部浸入水中荡洗数次，静置20～30分钟后倒去上层液，留下沉淀再加水冲洗后，静置沉淀，重复2～3次，使上层液变清为止，最后取底部沉淀涂片镜检。

2. 尼龙筛集卵法 由于使用不同孔径的尼龙筛而使粪渣大量减少，其主要优点是节省了换水的时间，为进行全粪量检查创造了有利的条件。

（1）器材和试剂 搪瓷杯、玻棒、120 目尼龙筛等。如做全粪检查尚需要 40 目铜丝筛或尼龙筛过滤；如检查华支睾吸虫卵，粪渣经 120 目过滤后再用 260 目尼龙筛过滤，这样华支睾吸虫卵可以通过 260 目的尼龙筛，而其他粗渣均被阻在筛中，从而减少大量粪渣，使虫卵容易检出。

（2）检查方法 取 50g 或更多粪便加水调匀成糊状，再加水冲稀后过滤 120 目尼龙筛，然后再用 260 目尼龙筛过滤，较大蠕虫卵都在这 260 目尼龙筛中，只有小于 50μm 的虫卵可以滤过，尤其像华支睾吸虫卵等小型虫卵。也可将 120 目尼龙筛放在上层，260 目尼龙筛放在下层的双层套叠过滤筛，这样粪液可以一次实现过滤目的，最后将 260 目尼龙筛翻转用水冲洗筛底虫卵于容器中，稍加沉淀即可涂片镜检。

3. 离心沉淀法

（1）器材 离心机、离心管、吸管、载玻片和显微镜等。

（2）检查方法 将容器中的检查液倒入离心管中，必要时用少量水再将容器中沉淀洗一次，倒入离心管中，用天平平衡后离心沉淀，离心力 1000g，5～10 分钟，倒去上层液，吸其底部沉淀镜检。

4. 漂浮集卵法 适用比重较轻的虫卵，因为比重轻的虫卵用沉淀集卵法，在换水时容易丢失，如钩虫卵、短膜壳绦虫卵等。

（1）器材和试剂 漂浮管或青、链霉素瓶代用、竹签、载玻片、显微镜、饱和盐水（取 500g 食盐溶于 1L 水中，煮沸后冷却即可使用）。

（2）检查方法 先在漂浮管中加入 1/4 量的饱和盐水，用竹签取蚕豆大小的粪便放入调匀，再加入饱和盐水至漂浮管的 3/4 量，混匀后挑去浮面的粗渣，平置于搪瓷盘中，再轻轻加入饱和盐水使液面稍高出于管口，静置 20 分钟，取一干净（干燥无油脂）的玻片轻轻扣压液面，再垂直提起，轻轻翻转玻片镜检。

磷酸锌漂浮法为用 33% 硫酸锌液代替饱和盐水，效果更好。尚有硝酸钠漂浮法为硝酸钠溶于等量的水中，煮沸后冷却使用，其比重为 1.40 效果很好。

附表 1-1 不同的比重与漂浮效果比较

饱和盐水比重	漂浮钩虫卵数目
1.180	52
1.190	58
1.200	83

5. 定量透明法 适用于粪便内各种虫卵的检查及计数。应用聚丙乙烯定量板，大小为 40mm × 30mm × 1.7mm，模孔为一长圆孔，大小为 8mm × 4mm，两端呈半圆形，所取粪样平均为 41.7mg。滤去粗渣的粪便填满模孔，刮去多余粪便。掀起定量板，将 1 张浸透甘油 - 孔雀绿溶液（甘油 100ml 加入 10ml 蒸馏水，再加 3% 孔雀绿水溶液 1ml）玻璃纸，其大小为 22mm × 30mm，覆盖于长形粪条上，轻轻压紧，置入温箱中 30 分钟，在 25～30℃ 孵育 1～2 小时，粪便透明后置镜下计数。将所得虫卵数 ×24，再乘上粪便系数，即为每克粪便虫卵数。

6. 样品收集瓶富集法 商品化集保持/集卵过滤为一体的样本收集瓶，为临床各种多种虫卵检测提供便利。该收集瓶多为刺状底部，便于充分搅拌/溶解粪便，具有 266μm 滤孔，保证所有虫卵有效通过，同时除去杂质。锥形集卵器及顶部设置开口，方便放气的同时保证检测的“一滴”富含虫卵。结合卢戈碘染液和玻片染色，可提高多种虫卵检出率。这类方法具备操作简单、耗时短；过滤杂质，背景清晰；取样量大，富集作用强；样品保持时间久（可达 2 周）等优点。

（三）数字图像分析法

该方法是近年来迅速发展起来的一种粪便常规检查的先进方法，也成为肠道寄生虫感染的检查中最简单的方法之一，可以检查粪便中的蠕虫卵、部分幼虫、原虫的包囊和滋养体等。该方法融合了生理盐水直接涂片法和部分集卵法的思路，通过自动标本前处理、自动数字图像采图并通过机器视觉和卷积神经网络深度学习模型等AI原理进行图像自动分析，从而进行图文报告。详细内容可参考本书第一章第六节。

1. 器材和试剂 全自动粪便分析仪、样本采集管（器）、样本稀释液、清洗液或冲洗液等。

2. 检查方法 不同厂家仪器的检查方法不尽相同。某主流厂家的基本操作流程：标本进样→理学检测→样本稀释→混匀→滤过→计数池充样→有形成分镜检→综合报告（寄生虫卵等形态学结果）→清洗。

3. 方法的优缺点 优点是简便快捷；生物安全性高；工作环境友好；可同步检测免疫化学检测项目（便隐血、转铁蛋白、钙卫蛋白、细菌或病毒抗原等）；图文报告更直观便于存储。缺点是检测成本较高，检测方法还未形成统一标准，较小虫体如原虫的识别准确率有待提高。

二、粪便内原虫滋养体和包囊的检查

直接涂片法对检查粪便中的原虫滋养体和包囊是必不可少的，因为原虫滋养体在生理盐水涂片法可以观察到它的伪足、鞭毛、波动膜和纤毛等运动细胞器。而对包囊来讲，有些构造只有在新鲜涂片中看得清楚，如溶组织内阿米巴包囊的拟染色体、布氏嗜碘阿米巴包囊的糖原块等，所以检查原虫首先应做直接涂片。

检查原虫做直接涂片法时，应注意涂片要薄而均匀，涂片厚了原虫细小看不清楚，容易漏检。原虫中的鞭毛虫、纤毛虫由于活动较快在视野中容易被发现，而阿米巴原虫伪足伸缩活动不明显，难以观察，故需转换高倍镜头细心观察才能判断是否为阿米巴原虫。但要确定是哪一种阿米巴原虫，除了溶组织内阿米巴滋养体，因其伪足伸缩快做定向运动，体内有红细胞可以确定外，其他的许多种在生理盐水涂片中是较难鉴定的，因此需要采用铁苏木素染色法，然后加以鉴别。

检查原虫的包囊，应首先在低倍镜下看清它的大小、形状、折光强度，尤其是否有明显的囊壁构造，否则容易把其他物体如白细胞、人酵母菌和脂肪球，甚至小气泡误认为是包囊。当转换成高倍镜观察时，首先看包囊壁是否完整，然后观察包囊内的折光性有什么不同，如溶组织内阿米巴包囊的拟染色体呈短棒状，它的折光比包囊的细胞质强；又如布氏嗜碘阿米巴包囊的糖原块，它的折光也较强。从这些特点可以初步鉴别它们，而要确定是哪一种还需要用碘液染色，以便进一步看清它的核、糖原块的特点来做出判断，如果尚不能看清它们的构造特点，最后就需要制片做铁苏木素染色标本来确定。

（一）原虫包囊碘液染色法

要看清原虫包囊的核和糖原块形态，必须用碘液染色才能显示，碘液染色的方法是在直接涂片中看到有类似包囊的物体。为了进一步鉴别就滴上1～2滴碘液，让其在涂片中自然渗开，包囊即可着色。先用低倍镜寻找，然后转换高倍镜观察包囊内部构造。

卢戈（Lugol）碘液：碘化钾6g溶于100ml蒸馏水中，再加入碘4g待溶解后即可使用。

原虫包囊经碘液染色后，形态特征就比较明显，如溶组织内阿米巴包囊，在包囊内为1～2个核时，它的糖原块呈现中央色深周围色浅的边缘弥散状，核大明显可辨；但如果包囊内已发育为3～4个核时，则糖原块消失，核也细小难辨而难以鉴别了。又如布氏嗜碘阿米巴包囊，新鲜时囊内糖原块色深边缘清楚，占有囊内大部面积，所以特别明显可辩，但如果时间长了，囊内糖原块变小，甚至消失，再要鉴别它就困难了。这时就要进一步用铁苏素染色法来识别它们，以做出最后的鉴定。

（二）原虫滋养体和包囊的铁苏木素染色法

铁苏木素染色法（Iron - hematoxylin）是观察原虫滋养体或包囊的最佳染色方法，无论是临时鉴定还是永久保存，都是理想的方法。

器材：22mm×22mm 盖玻片、盖玻片染色皿、眼科小镊子、新毛笔。

染液：肖氏（Schaudinns）固定液或鲍氏（Bouin）固定液。

肖氏固定液配方：

饱和氯化汞水溶液	2 份
95% 乙醇	1 份
每 100ml 中加冰醋酸	5ml

鲍氏固定液配方：

饱和苦味酸水溶液	75ml
甲醛	25ml
冰醋酸	5ml

碘酊：1g 碘溶于 100ml 70% 乙醇中。

4% 和 2% 硫酸铵铁（铁凡）水溶液。

苏木素原液：苏木素 1g 溶于 10ml 100% 乙醇中。使用时取 0.5ml 加入 100ml 蒸馏水中。

脱水用 50% 乙醇、70% 乙醇、90% 乙醇、100% 乙醇。

透明剂：二甲苯或冬青油。

封片剂：中性树胶或如拿大树胶。

染色操作方法如下。

（1）用盖玻片或毛笔将粪便薄而均匀地涂刮在盖玻片上，迅速投入固定液中固定 10 分钟，包囊固定 20～30 分钟。

（2）倒出固定液，加入碘酊作用 30 分钟。

（3）倒出碘酊，加入 70% 乙醇中间再更换一次，直至碘色褪尽。

（4）置于流水中轻轻冲洗 10 分钟。

（5）加入 4% 硫酸铵铁（铁凡）液，滋养体作用 15 分钟，包囊作用 30 分钟。

（6）倒出铁凡液，用自来水过 3 次，即加满后倾倒重复 3 次。

（7）加入 0.5% 苏木素液，染色时间根据染液性能而定。

（8）倒去染液；用自来水洗数次。

（9）加入 2% 铁凡液褪色，边褪边看，视着色深浅而定。

（10）倒出铁凡，在流水中轻轻冲洗 20 分钟。

（11）50%～100% 乙醇脱水，每种乙醇溶液中 10 分钟。

（12）二甲苯 - 纯乙醇各半混合液或冬青油 - 乙醇混合液中 10 分钟。

（13）换入二甲苯或冬青油中 5 分钟。

（14）中性树胶或加拿大树胶封片。

备注：固定液、碘酊、4% 和 2% 铁凡液均可重复使用。

如果用鲍氏固定液，固定后用 70% 乙醇浸泡至黄色褪净为止，然后进入操作步骤（4），以后的步骤和肖氏固定液方法相同。鲍氏固定液只适用于原虫的滋养体，固定的标本伪足突出明显，尤其对脆弱双核阿米巴滋养体，用鲍氏固定液使滋养体的双核构造比较明显，而用肖氏固定液往往会使双核构造显示不出来，从而无法鉴定。所以对滋养体来说，鲍氏固定液的效果较肖氏固定液好。

染色标本涂片如果是稀软便或液状便，可以直接涂抹。如果粪便较干，则应加水调稀后，再进行涂片。

阿米巴滋养体除了溶组织内阿米巴之外，其他的阿米巴滋养体包括结肠内阿米巴、布氏嗜碘阿米巴、脆弱双核阿米巴、微小内蜒阿米巴和哈门氏阿米巴等，在新鲜的直接涂片中均难以确定，必须做铁苏木素染色检查。

（三）原虫的活体染色法

目的是通过染色原虫显示某些特殊结构加以鉴别。

焦油兰伊红染色液：

甲液	焦油兰	0.20g
	氯化钠	0.55g
	枸橼酸钠	1.10g
	饱和氧化汞	0.10ml
	蒸馏水	100ml
乙液	水溶性伊红	1.0g
	蒸馏水	100ml

使用时甲、乙液等量混合，加滴于涂片中，盖上盖玻片镜检，染色后背景为浅红色，阿米巴呈亮绿色，死虫呈浅红色，核清晰可辨。

活体染色法一般是针对溶组织内阿米巴滋养体应用，其他的阿米巴用活体染色法仍然难以做出鉴定，所以实际应用较少。

（四）检查原虫的注意事项

1. 采集标本的用具要求干净，使用的标本盒、瓶、管和盆等要求干净，不受污水、药物或水生原虫等杂质污染。

2. 粪便等留检标本，应留在便盆、痰盂内，而不要在潮湿的地面上或公共厕所中挑取材料，以防污染标本。

3. 原虫标本应新鲜材料，保温、及时送检，不要放置过久，原虫死亡难以鉴别。

4. 涂片取材应注意挑选粪便中的异常部分，如血液、脓液、黏液等。

三、钩蚴培养法

这是一种简便的检查钩虫病方法，肉眼就能观察，但需要时间长，冬天需要保温，所以实际应用较少。

1. 器材 试管、试管架、滤纸或吸水性能好质地坚实的纸张、竹签、剪刀、滴管和温箱等。

2. 操作方法 将纸剪成与试管内径稍宽，长度为试管 4/5 的纸条，用竹签挑取约黄豆大小的粪便，均匀地涂敷在纸条的上段 3/4 范围，下段 1/4 范围不涂粪便。将纸条插入试管中，上端与试管口相齐，用滴管将清水从没有纸条的一边沿管壁加入底部使水浸没空白纸条的一半，并使纸条贴紧管壁，然后插入试管架中，再放入 30℃温箱中孵育，3 ~5 天可观察试管下段之清水中有无钩虫幼虫活动。钩蚴一般都沉于管底，观察时将试管轻轻振荡，如果看到幼虫在水中做蛇状蠕动即钩蚴。在培养过程中，要注意经常添水，以防幼虫因干燥而死亡。

四、粪便中的虫卵计数法

目的是检查感染度和为治疗效果提供数据。传统的方法有 Stoll 氏法和洪氏法。

1. 器材和试剂 改良的具有 56ml 和 60ml 刻度的大试管或三角烧瓶、0.2ml 吸管、18mm × 18mm 盖玻片、载玻片、显微镜、0.1mol/L 的氢氧化钠溶液。

2. 操作方法 将 24 小时粪便称取重量，再用玻棒将粪便搅和混匀，在刻度瓶或管中加氢氧化钠至 56ml 刻度处，再用竹签挑取粪便加入至刻度 60ml 处，为了便于混匀粪便可再加入玻璃珠 20 ~ 30 粒，将瓶塞紧振荡使粪便和氢氧化钠液混匀，放置温箱或室温过夜，计数时将小瓶振摇充分混匀，迅速插入吸管至液体中层吸取 0.15ml，分成 5 ~ 6 滴于载玻片上，每块 2 滴再加上盖玻片，顺序镜检不使遗漏进行计数，将 0.15ml 中虫卵总数乘上 100 即每克粪便虫卵数，再乘上 24 小时粪便总重量即总虫卵数。若为钩虫则将总虫卵数除以钩虫每日产卵数再乘上 2，即寄生的钩虫成虫数。

五、粪便中绦虫节片检查法

带绦虫病患者的粪便中经常有孕节的节片出现。为了要确定带绦虫病可以在粪便中寻找脱落下的单节节片，如节片混入粪便中不易寻找可采用淘洗法，即将粪便加水软化后放在铜丝筛中在水中荡洗，最后可使节片暴露出来。发现节片后可将其夹在两块载玻片中间，轻轻加压使之变薄，然后对光计算节片一侧之子宫分枝，如分枝在 13 以下且分枝不整齐，为猪带绦虫；分枝在 13 分枝以上且分枝整齐，为牛带绦虫孕节。

六、钩虫成虫计数法

目的为观察治疗效果。

1. 器材和试剂 20 目铜丝筛、15cm 培养皿、小镊子、搪瓷盆、玻棒和生理盐水。

2. 操作方法 收集服药后 20 小时粪便或服泻药后的第一、二次粪便，用玻棒加水调匀，过滤于 20 目铜丝筛中，然后在流水中冲洗使粪质洗净，将铜丝筛翻转用水将粪渣冲入盆内，分批少量将沉渣倒入培养皿中，下面衬以黑底寻找成虫，发现虫体用镊子取入生理盐水中，最后计数。

在检查粪便中寄生虫卵时，有可能被一些非人体寄生的虫卵混淆，大型的有粉螨的卵、块根植物的马氏异皮线虫卵，它们都有虫卵的构造，必须加以鉴别。

另外，在检查粪便中虫卵时，如果发现卵壳或内容物不完整时不要轻易报告，必须要仔细鉴别，如华支睾吸虫卵、猫后睾吸虫卵，甚至鸡蛋或鸭蛋内的前殖吸虫卵，人吃了有虫卵的动物肝脏或这种有寄生虫的蛋类，有可能在人的粪便中出现它们的虫卵，由于蒸煮或肠道消化可能虫卵多不完整，因此遇到这类情况时我们要有这种概念性认识，仔细鉴别，以免造成误诊。

附录二　寄生虫标本采集、保存与鉴定

寄生虫标本采集、保存与鉴定，是寄生虫病诊治和寄生虫病防治过程中重要环节。临床中经常可遇到一些患者皮肤出现寄生虫引起的结节或包块，从深部组织手术活检到不常见的虫体，也可见患者自诉从肛门、尿道、生殖道排出或从口腔吐出虫体。如何判断是否为来自人体的虫体，进而确认它是何种寄生虫。寄生虫病暴发流行中，如何正确迅速地采集寄生虫标本，保存虫体标本以快速鉴定，进一步查明暴发的原因，为采取及时有效的防治措施和控制疫情蔓延提供科学的依据。寄生虫标本采集、保存与鉴定需要有扎实的寄生虫生物学知识、丰富的低等动物学理论基础、正确的鉴定思路，从而选择合适的方法去完成，是检验人员应熟悉的基本知识和方法。

一、寄生虫标本采集

采集标本前，应了解所采寄生虫的形态、生活史、寄生部位、生活习性及地理分布，才能保证寄生虫标本采集的顺利进行。体内寄生虫的寄生部位因虫种而异，可寄生于人体的肠道、腔道、淋巴管、血管、骨髓、肌肉、各种脏器等器官组织内。寄生于肠道和腔道的原虫滋养体或包囊、蠕虫虫卵、成虫，可由排泄物或分泌物中获取；大部分消化道内寄生虫则需用药物驱虫后收集；血液与骨髓内的寄生虫可通过抽血或骨髓穿刺收集；但寄生于肝、肺、脑等器官及组织肌肉中，则需通过活组织检查，或尸体解剖来收集标本；有些寄生虫，如为人畜共患，则也可以通过解剖相关的动物获取。体外寄生虫的采集，要根据它们的出现季节，到其滋生地和栖息场所或自宿主身上收集。有的虫种在自然环境中难于找到，需通过人工饲养，在其生活史中的特定阶段来收集。

采集标本时的注意事项如下。

1. 做好详细记录 记录内容应包括标本名称、采集地点、日期（有的必须注明时间）、标本来源、宿主的种类、寄生部位和采集人姓名等。对昆虫标本，应详细记录采集场所的情况等。

2. 保存标本的完整性 操作要细致，不可损坏标本的任何结构。如系昆虫标本，虫体的足、翅、体毛和鳞片等都应完整保存，因为这些部位的形态是昆虫分类的重要依据。故标本应力求完整，不能有残缺。

3. 防止感染 要了解各种寄生虫的感染阶段。在采集过程中，必须采取适当防护措施。解剖动物或尸检时，要戴上橡皮手套、口罩，穿好防护工作服，用完的器具和实验台要消毒清洗，以免污染或传播；采集钉螺和解剖钉螺及接种动物时，应预防血吸虫尾蚴侵入皮肤；采集病媒昆虫时，应防止被叮刺，可涂抹驱避剂或穿防护工作服；如在啮齿动物身体上采取螨、蚤、蜱等标本时，要防止虫体播散侵袭工作人员。

二、寄生虫标本的保存

采集到的标本，必须按标本的种类、大小、性质和制作的要求，尽快加以适当处理。如要进行人工饲养，应立即按所需条件妥善安排；如要制作标本，应先用生理盐水将虫体表面污物洗净，再分别固定。对染色标本，置生理盐水中的时间不宜过长（最好数分钟到半小时以内），以防因渗透压不同致虫体内部构造的损坏。如因故不能及时处理，必须将标本放入冰箱内，但也不宜过久。总之，制作玻片标本的虫体或病理组织，最好尽快清洗、固定，置于合适的保存液（或固定液）中保存。用于配制保存寄生虫标本的固定液有甲醛、乙醇、升汞、苦味酸、冰醋酸等。固定液有单纯固定液和复合固定液两种，单纯固定液配制简单，使用方便；复合固定液常用两种以上的试剂配制而成，能利用各试剂的优点以互补不足，如醋酸会使细胞膨胀，而乙醇和苦味酸会使细胞收缩，两者共同使用，可以使膨胀与收缩作用抵消。

三、寄生虫标本的鉴定

1. 基本原则 对一种来源于患者或他人提供的虫体，如果属于完整、较大的常见寄生虫，只需经一般形态学观察即可判断。但对于死亡的、残缺不全的小虫体，特别是病理切片中的虫体或个体很小的原虫，则需要有更多的指标及查阅大量的资料来确认。因此对不能确认的虫体，则应弄清其来源，如从粪便、尿液、阴道分泌物或痰液中发现的虫体，则应排除自由生活虫体污染所致。一般而言，来源于人体的虫体，应同时伴有相应部位的症状或体征，如无临床表现，则需继续随访和调查。如果已确认这一虫体是来源于人体，一般可根据虫体结构（包括用多种方法对虫体的体表和体内多种结构识别）和来源部位，结合临床表现和临床化验结果（包括寄生虫免疫诊断检测指标）、流行病学调查（如生吃、生饮、外出何处等）等资料可获知这一虫体的大致类别。然后，详细观察虫体的形态结构，初步划分出哪一类（线虫、绦虫、吸虫、原虫、昆虫或其他）虫体，再根据已知的资料查阅文献和历史记录来验证自己的分析和判断，若结果不符合或无从获得验证资料，就得进一步使用电镜技术、免疫学方法和分子生物学技术来鉴定。必要时，可将所获结果和全部资料送交有关专家，或邀请有关专家进行鉴定，如疑为新的虫种，还需做流行病学调查其目的，一是了解在人群中是否有感染流行；二是获取感染来源的虫体做动物实验，获取同样虫体再做观察，最好能完成该虫的生活史全过程，以便充分证明这一人体感染的新虫种。

2. 依据、基础和目的 虫体鉴定以形态学鉴定为依据，按生物学分类标准，确定虫种。因此，鉴定者必须熟练掌握寄生虫的生物学知识，只有这样才能避免“大海捞针”。例如如果所需鉴定的虫体是一条完整的蠕虫虫体，为线形或圆柱形，体表光滑，横切面为圆形，最外层为角皮层（无细胞结构），其内为皮下层含合胞体，常在两侧及背侧增厚，纵肌层和原体腔。原体腔内可见消化道及雌性或雄性生殖器官，具有这些特点则应归类为线虫，但线虫幼虫的原体腔内无发达的生殖器官。如果虫体为长带状，背腹扁平，身体分节，头端有多个吸盘或吸槽，切片后的横断面从外向内的各层组织为：体壁（含皮层和皮下层，后者有表层环肌和纵肌）较厚，向内为实质组织，再向内有内环肌并含雌、雄生殖器官，则所需鉴定虫体符合绦虫成虫的结构特点。如为吸虫，其虫体为背腹扁平，叶状或舌状，具口、腹吸盘，经切成横断面后，从外向内可见体被（合胞体结构，体表可有棘）、环肌、纵肌及实质组织，无体腔。在实质组织中两侧各有 1 个消化道管腔，中间有生殖器官，可初步判断为吸虫。为进一步做种属鉴定，可根据所获得的形态结构指标（包括大小、颜色）、虫体寄生部位和临床表现，查阅低等生物分类表检索表（一般可在低等动物分类学专著书籍中查阅获得）和有关资料，进行综合分析后，得出结论。

3. 临床中常见的虫体标本 临床上常见到的虫体鉴定标本多数属于人体排出的虫体、手术活检到的虫体或做病理切片观察到的虫体结构，常见到的线虫有蛔虫幼虫及成虫、钩虫幼虫、蛲虫成虫、结膜吸吮线虫成虫等；常见到的绦虫有裂头蚴、猪囊尾蚴和棘球蚴等；常见到的吸虫有日本血吸虫、肺吸虫、肝吸虫、肝片形吸虫等；偶可见到的原虫有利什曼原虫、溶组织内阿米巴、隐孢子虫、肉孢子虫、圆孢子虫、微孢子虫等；可见到的节肢动物有蝇蛆、疥螨、蠕形螨等。

4. 鉴定方法 包括一般形态学观察鉴定法和特殊结构与分子水平检查鉴定法。

（1）一般形态学鉴定法 根据虫体大小，使用合适的工具，观察虫体形态特点做出鉴定。在虫体完整的条件下，用肉眼观察可辨认的有蛔虫、钩虫、鞭虫、蛲虫、姜片虫、带绦虫孕节、膜壳绦虫和 3 龄蝇蛆等；需经（镜下）放大后观察才可辨认的有蛔虫幼虫、横川吸虫、异形吸虫、棘隙吸虫、钩虫幼虫、2 龄蝇蛆、蠕形螨和粉螨（肠螨症者）等。但在虫体不够完整或结构不清或无法辨认的条件下，还需对虫体做透明（透明剂为含乳酸 1g、甘油 20ml、蒸馏水 10ml 的乳酸溶液）处理后，置载玻片上镜检。如需保存，可用 10% 甲醛或 70% 乙醇固定。观察的指标包括形状、大小（小型虫体需用测微器）、颜色、从外至内的细微结构特点等。

（2）特殊结构与分子水平鉴定法 主要包括组织切片观察横断面结构、扫描电镜观察体表或某一部位的构造特征、透射电镜观察包括原虫细胞器或虫体皮层结构、特异性免疫组化分析、染色体核型与显带分析、同工酶谱和蛋白质区带比较分析，DNA 重复序列酶切长度分析、种特异基因序列 PCR 扩增产物与 DNA 杂交分析法等。

附录三　常用固定液及染色液的配制

将寄生虫成虫和各期幼虫制成玻片标本，是观察和鉴别寄生虫形态结构的重要方法。玻片标本制作过程一般要经过固定、染色、脱水透明与封片等步骤。

固定的目的是使虫体在短时间内迅速死亡并保持虫体原有的特征，使它的形态、结构和成分不至于损伤和改变；同时虫体内的物质如蛋白质、脂肪、糖等凝固成不溶性物质，防止腐烂和自溶并易于着色。为此，寄生虫标本采到后，应尽快地加以固定，然后按需要用适当保存方法予以处理，才能长久保存。因此，好的固定方法及质量好的固定剂是实现观察和鉴定的第一步。

固定方法分为物理法和化学法两种。

物理法：用加热、冰冻和干燥法固定标本，如用 50 ~ 60℃热水杀死蚊幼虫，使虫体伸展，以显示其自然姿态；在空气中晒干各种涂片，以干燥法固定和保存双翅目昆虫等。

化学法：用乙醇、甲醛或者混合固定剂等化学药品配成溶液来固定标本，这种溶液称为固定剂或固定液。固定时将标本浸于固定液内进行固定。

（一）常用固定液及配方

寄生虫标本制作中常用于配制固定液的分为还原剂和氧化剂两大类：还原剂有甲醛、乙醇、甲醇等；氧化剂有重铬酸钾、苦味酸等。固定液分为单纯固定液与复合固定液两种。单纯固定液虽然配制简便，但往往固定效果不佳。复合固定液由两种以上的药品配合而成。可以利用各种药品的优点，以互补不足。例如醋酸会使细胞膨胀，而乙醇与苦味酸反使细胞收缩，两者混合使用，收缩和膨胀的作用恰可抵消。应用固定剂可根据材料的性质和标本制作的目的选择合适的固定剂。

1. 单纯固定液

（1）甲醛（formaldehyde）　常温下是一种无色气体，其 35% ~ 40% 水溶液称为福尔马林（formalin）。通常的福尔马林易挥发并有强烈的刺激性气味，呈酸性，加入适量碳酸镁或碳酸钙中和以后，就呈中性。福尔马林具有强大的杀菌力，能保存大块组织和大型虫体而不至于腐烂；其渗透力较强，固定组织均匀，且组织收缩小，有硬化标本的性能；尤其对脂肪和神经的固定效果好。缺点是用福尔马林液浸渍时间过久的标本，甲醛分解为甲酸，酸性增强而影响细胞核的碱性染色。因此，若为用作染色用的标本，则于固定后必须再用流水冲洗，然后换置于 70% 乙醇中保存。

用福尔马林液固定和保存标本时，常用的浓度为 5% ~ 10%。配制时按本液浓度（40% 甲醛）为百分之百计算，如配 10% 福尔马林，即以 10ml 福尔马林液加 90ml 水即可，5ml 福尔马林加 95ml 水即得 5% 福尔马林，其余类推。配制时可用自来水或生理盐水。小型的标本用此液固定时间一般数小时即可固定好，大型虫体和大组织块则需要 1 ~ 2 天。

（2）乙醇（ethanol）　为无色液体，具有固定、保存和硬化标本的性能，渗透力强。它是一种还原剂，很容易被氧化为乙醛，其主要缺点在于吸收水分，且高浓度的乙醇能使标本收缩变硬，因而较难渗入组织深部，所以不宜固定大块组织。乙醇除了固定和保存虫体以外，还在制片过程中用来脱水。固定虫体一般用 70% ~ 100% 乙醇浓度，固定时间为 24 小时，固定完毕保存于 70% 乙醇内。因为乙醇可逐渐氧化为醋酸，经乙醇保存的标本每两年需更换一次，若在乙醇中加入 5% 或等量的甘油，则可永久保存标本。

（3）甲醇（methanol） 又名木醇，是一种无色的液体、易燃、有毒。其固定性能与乙醇同，主要用以固定血液涂片标本，固定时间为1～3分钟。固定后不必水洗即可染色。

（4）升汞（mercuric chloride） 又称氯化汞，为白色粉末状或结晶。升汞剧毒，有腐蚀性，使用时应特别注意，勿与金属器械接触，以免与金属发生化学反应而影响标本。升汞对蛋白质具有极大的沉淀性能，渗透力强，能充分地固定细胞核和细胞质，并可增加对酸性染料的亲和力，使标本易被卡红、苏木精所染色。升汞能使虫体组织收缩，故常与冰醋酸混合使用。常用的浓度为饱和（7%～8%）或近饱和（5%）水溶液。标本经过升汞剂固定以后，内部产生一种沉淀，必须用0.5%碘酒（70%乙醇加碘液至黄色为度）浸泡，使其变成碘化汞再保存于70%乙醇，以除去其沉淀。饱和升汞水溶液固定时间一般为1.5～6小时。固定毕保存于70%乙醇中。

（5）苦味酸（picric acid） 是一种有毒的黄色结晶体，无臭、味苦，干粉受热易燃烧和爆炸。为安全起见，最好预先配成饱和水溶液备用。其溶解度因水温而不同，冷水的溶解度为0.9%～1.2%，常与甲醛、醋酸等混合使用。苦味酸能沉淀蛋白质，但不可固定碳水化合物。此液对标本有收缩的缺点，但不至于过度硬化；且不可固定过久，否则会影响苏木素等碱性染料的染色。标本固定后必须70%乙醇冲洗，冲洗时乙醇内若加少许碳酸锂（lithiumcarbonate），则苦味酸黄色更易洗除。

（6）冰醋酸（glacial acetic acid） 为一种具有强烈酸味的无色液体，其浓度达99.5%以上，当温度降至16.7℃以下时，会凝成冰状固体，在冬季使用时则必须加温溶解。它的渗透力强，用于固定标本的浓度为0.3%～5%，能沉淀核蛋白，对染色质的固定效果良好，一般固定的时间为1小时，但对组织有膨胀作用，一般不单独使用，而常与容易引起标本收缩的固定液如乙醇、福尔马林、升汞等混合使用。

2. 复合固定液

（1）鲍氏（Bouin）固定液

饱和苦味酸溶液	75ml
福尔马林	25ml
冰醋酸	5ml

固定时间12～24小时，小型的虫体固定数小时（4～16小时）即可。固定后，用70%乙醇洗涤十余小时，直至黄色脱除为止。若加碳酸锂少许，可提高冲洗效能而缩短时间。本剂临用时配制，不宜久藏。

（2）劳氏（Looss）固定液

饱和升汞水溶液	100ml
醋酸	2ml

因其渗透性较弱，本剂适用于固定小型吸虫，临用时配制。固定时间为数小时，固定后更换于加碘液的70%乙醇，去除沉淀，然后保存于70%乙醇内。

（3）肖氏（Schaudinn）固定液

饱和升汞水溶液	66ml
95%乙醇	33ml

每100ml混合液中加入冰醋酸5～10ml。

冰醋酸宜于临用前加入，本剂适于固定肠内原虫，如阿米巴和鞭毛虫，固定时间为10～60分钟，固定毕用50%乙醇或70%乙醇换洗，再用碘酒或碘液除去升汞沉淀。

（4）布氏（Bless）固定液

70%乙醇	90ml
福尔马林	7ml
冰醋酸	3ml

冰醋酸宜于临用前加入，此液渗透力强，为昆虫幼虫的良好固定剂，亦可固定小型吸虫或绦虫，效果较好。固定时间为3～12小时，固定后用卡红或苏木素类染料染色效果均好。

（5）聚乙烯醇（polyvinyl alcohol，PVA）固定液

氯化汞	4.5g
95%乙醇	31ml
冰醋酸	5ml
甘油	1.5ml
聚乙烯醇	5.0g
蒸馏水	62.5ml

氯化汞溶解于乙醇后，缓慢加入冰醋酸制成改良Schaudinn固定液。PVA固定液有商品试剂，亦可由后三样配制获得PVA混合物，加入改良Schaudinn固定液，震荡混合，充分溶解直至溶液清亮。PVA固定液应保存在有玻璃塞的瓶中。

3. 固定后的处理 固定标本必须注意防止虫体变形。当活跃的虫体与固定液接触后，虫体往往收缩变形，失去原有的姿态，给封制玻片标本造成困难。因此对这类标本应该采用加热的固定液处理，待虫体肌肉松弛而伸展后再行固定。标本必须趁新鲜固定。此外，固定液必须适量，固定液与标本体积之比应为15∶1左右。固定时间要根据虫体的大小、厚薄、固定液种类和当时室温高低来决定。

（二）常用染剂及配方

为了使虫体各部结构清晰显出，可用染料将标本染色，使虫体组织和细胞的不同部分染成深浅不同的颜色，产生不同的折光率，以便观察整个虫体的形态和内部结构，达到鉴别虫种的目的。

染色的作用原理包括物理性作用与化学性作用两方面。物理作用主要是吸收和吸附作用，即组织吸收或吸附染液的色素粒子并与之牢固结合。例如用墨汁或其他颜料注射于绦虫孕节的子宫内，使子宫侧支显示清楚。化学作用是因为虫体组织或细胞内，有酸性物质也有碱性物质，染料亦有酸性和碱性之别。组织或细胞中酸性部分的阴离子，能与碱性染料中的阳离子结合而着色，反之亦然。因此各种组织、细胞的化学结构不同，各种染料的化学结构式也不同，较复杂，所以着色作用不一样。由于细胞和组织的各个不同部分对染色剂的反应不同，一种染色剂能使虫体某一部分着色，往往不会使另一部分也同时着色，这样各个不同的部分也就能清楚地显示出来。

染液是以染料和某些化学药品配制而成，染料必须溶解于溶剂内成为溶液才能染色，这种溶液称为染液或染色剂。染制寄生虫标本常用的染料和染液及其配制方法介绍如下。

1. 卡红（胭脂红carmine） 是由一种昆虫胭脂虫雌虫中提炼出来的粉末状染料，用明矾除去其杂质获得。单纯卡红难以溶解及染色，应溶解于酸性或碱性溶液中，对细胞核染色较好。用卡红粉配制成为盐酸卡红染液和明矾卡红染液为染制蠕虫整体标本最常用的染色剂，其配方如下。

（1）盐酸卡红染液

卡红粉	4g	盐酸（HCl）	2ml
蒸馏水	15ml	85%乙醇	95ml

先溶解卡红粉于盐酸蒸馏水中，边煮边用玻璃棒搅拌，直至煮沸，再加入乙醇加热至80℃左右为

止，冷却过滤，加氨水数滴以中和之。

因此染液染色过深时可用稀盐酸-乙醇溶液（含有0.5%～2%盐酸的70%乙醇）分色。

（2）明矾卡红（Alumcarmine）染液

卡红粉	1g
钾明矾	4g
蒸馏水	100ml

将上述成分置烧杯中煮沸30分钟，冷后过滤，加苯酚数滴或福尔马林1ml防腐。此液染色简易方便，但因染色力较弱，不适于染大型标本。

分色用2%钾明矾水溶液。

2. 苏木素（苏木精 haematoxylin） 是由产于南美洲的一种植物苏木中提炼出来的浅黄色或浅褐色的细粒结晶体，对细胞核和染色质有很强的染色作用，是肠内原虫和小型蠕虫和幼虫常用的染料。

在配制染液时，通常先将其溶解于乙醇后，再加入其他成分。配制的苏木素染液必须经过氧化成为苏木红后才起染色作用。故将染液配好后暴晒于日光下，或放在37℃温箱中使其自然氧化，时间越长，氧化越成熟，染色力越强；也可在染液中加氧化剂，如过氧化氢等，使其快速氧化，但这样的快速氧化需要随配随用。因此，这类染液应预先配制使其自然氧化成熟后应用。染液中必须加入媒染剂如钾明矾、铁明矾或用媒染剂媒染后才易着色。如苏木红的色素根与媒染剂中的铁离子化合所形成的黑色或深蓝色沉淀色素，故两者不能配成久存的染液。常用的染液有以下几种。

（1）戴氏苏木素（Delafield haematoxylin）染液

苏木素结晶	4g
95%乙醇	10ml
饱和铵明矾水溶液	100ml
甘油	25ml
甲醇	25ml

先将苏木素结晶溶解于乙醇中，然后将饱和铵明矾水溶液滴入混合。混合液晒于日光下或置温箱中经过2～4周后过滤，加以甘油和甲醇，再静置数日后过滤，放置约2个月，直至液体成熟而呈暗红色时方可使用。临用时以此原液加蒸馏水稀释至10～20倍。

（2）哈氏（Harris）苏木素染液

苏木素	1g
无水乙醇	10ml
铵（或钾）明矾	20g
蒸馏水	200ml
氧化汞	0.5g

先将苏木素溶解于无水乙醇中，另将钾明矾在蒸馏水中加温溶解。待钾明矾全部溶解，再将苏木素乙醇溶液滴入正在煮沸的铵明矾溶液，混合后煮沸3～5分钟，再加氧化汞。此时液体变为深紫色，即将烧瓶放于流动冷水中，使液体快速冷却，然后过滤。使用前再加入冰醋酸4ml，可增强其核染色力。

3. 伊红（eosin）染液

伊红	2g
蒸馏水	100ml
冰醋酸	1～2滴

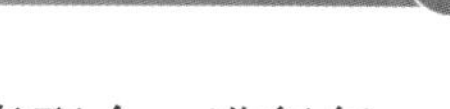

伊红染液为应用极广的细胞染液，其 0.1% ~0.5% 乙醇（95%）溶液常与苏木素配合，进行复染；在检查肠原虫时，常与碘液配合作对比染色。冰醋酸为促染剂。

4. 快绿（fast green）染液

快绿粉	0.2g
95% 乙醇	100ml

本染液适用于小型吸虫标本的复染。先经卡红染液染色后，经脱水至 95% 乙醇时加入此液数滴进行复染。1 分钟后，立即进行脱水透明。

5. 中性红（neutralred） 中性红为红色粉末状，微带碱性，是胞核的活体染料，渗透力强，无毒。通常配成 0.01% ~1% 水溶液用于原虫与蠕虫幼虫等标本的染色。

6. 甲酚紫（cresly violet） 又名焦油紫，0.1% 甲酚紫水溶液适用于活体染色标本。染色时，将活标本置于载玻片上，加本剂 1 ~2 滴，待虫体呈红色后，再加盖玻片置显微镜下观察。

7. 碱性复红（basic fuchsin） 为碱性染料，红色粉末状，对胞核着色力强。在昆虫标本制作中通常配成苯酚复红染液作几丁质染色之用。

8. 三色染色（trichrome staining）液 挑取少量粪便至载玻片上涂成薄膜，在粪膜半干半湿时放入滴加有冰醋酸的肖氏固定液中固定 30 分钟。再于 70% 乙醇中洗 15 分钟。之后在 70% 碘酒中洗两次，每次 1 分钟。接着在 70% 乙醇中洗两次，每次 1 分钟。再用三色染液染色 8 ~ 15 分钟。然后于 1% 冰醋酸的 95% 乙醇中洗 10 ~ 15 秒。接着用 100% 乙醇浸泡两次，每次 30 秒。然后在二甲苯中浸 1 分钟。最后用中性树胶封片后显微镜下观察。染色后底色是绿的，胞质与核的染色质与类染色体呈蓝绿色以至紫红，其他包含物为红色或紫红色。结肠内阿米巴包囊较组织内阿米巴包囊颜色稍紫。由于底色的衬托，较苏木素染色更容易查找。

染色方法有两种：一是活体染色法，是临时观察虫体生活时的形态构造之用，比较清晰方便，但标本不能长久保存。其染液均为水液。染色方法比较简单方便，即将活体染色剂滴于载玻片上，将欲检查的虫体置于染液中，待虫体受染后，覆上盖玻片置显微镜下观察即可。二是死体染色法，是虫体经过固定后染制的，染液有水溶液与乙醇溶液。染色方法根据染色剂分为单染和复染两种。单染是只用一种染液进行染色，如盐酸卡红染液染色，复染是用两种以上的染液进行染色，如苏木素与伊红、卡红与快绿染覆染色。

染色的原则是若用水溶性染液染色时，则将保存于 70% 乙醇中的标本移置于水中后再浸入染液中染色，染色后亦用水冲洗。若用乙醇配制的染疫时，则直接由 70% 乙醇中取出进行染色，染后亦用 70% 乙醇冲洗。染色时间依标本种类和染液性质的不同面有长短的区别；一般是水溶性的染液染色时间需要长些，乙醇配制的染液染色时间短些；大面厚的虫体染色时间长些，小面薄的虫体短些。此外，温度对着色时间的长短亦有影响，温度高着色较快，温度低则着色慢些。寄生虫标本由于多是整个虫体制成，远较组织切片为厚，为了使虫体内部构造充分着色，而虫体体壁的着色又不致影响内部结构的清晰度，故在一般情况下的染色偏深，然后再用分色剂处理，则虫体深部和浅表组织着色都较适度，类色效果较为满意。

（代友超）

附录四　临床实验室粪便、血液、泌尿生殖道标本、痰液等标本收集、保存的原则及规程

一、粪便标本的采集、运送和保存原则

消化道寄生虫的某些发育阶段可随粪便排出体外。如肠道原虫的包囊、滋养体、卵囊或孢子囊、蠕虫卵、幼虫、成虫或节片等。常见的病原体如下。①原虫：溶组织内阿米巴、结肠内阿米巴、迪斯帕内阿米巴、哈门氏内阿米巴、微小内蜒阿米巴、布氏嗜碘阿米巴、人芽囊原虫、蓝氏贾第鞭毛虫、梅氏唇鞭毛虫、脆弱双核阿米巴、人五毛滴虫、结肠小袋纤毛虫、隐孢子虫、圆孢子球虫、贝氏等孢球虫、毕氏肠微孢子虫、脑炎微孢子虫等。②吸虫：华支睾吸虫卵、布氏姜片吸虫卵、肝片形吸虫卵、横川后殖吸虫卵、异形吸虫卵等。③绦虫：带绦虫（牛带绦虫、猪带绦虫、亚洲带绦虫）卵、微小膜壳绦虫卵、缩小膜壳绦虫卵、阔节裂头绦虫卵等。④线虫：蛔虫卵、钩虫卵、鞭虫卵、蛲虫及蛲虫卵、粪类圆线虫幼虫等。某些非肠道寄生虫的某一发育阶段可通过一定的途径进入肠道随粪便排出，如并殖吸虫卵和裂体吸虫卵，某些节肢动物有成虫或幼虫如蝇蛆也可见于粪便标本。

（一）标本的采集

标本容器早前多用内层涂脂的硬纸盒，便于检查后焚毁；现多采用一次性塑料大便盒（杯）或专用的粪便样本采集管，更便于隔绝气味防止渗漏。某些肠道寄生虫可自然排出或在服用驱虫药物后随粪便排出，如蛔虫成虫、带绦虫（可能为虫体全部或分段节片）、蛲虫、蝇蛆等。这类标本可直接镊子或棉签挑出置于合适平皿或干净容器内。

采集粪便标本的方法和采集量因检查目的不同而有差别。如一般检验留取指头大小（约5g）新鲜粪便即可，放于干燥、清洁、无吸水性的有盖容器内送检。血吸虫毛蚴孵化则留取新鲜粪便不少于30g。

粪便标本应选择其中脓血便等病理成分检查，若无病理成分，可多部位取材。一般检验不应采取尿壶或便盆中的粪便标本。若标本中混入尿液，可使脆弱的原虫致死。粪便标本中也不可混入植物、泥土、污水消毒剂及其他化学药品等杂质，因腐生性原虫、真菌孢子、植物种子和花粉易混淆实验结果。

某些物质和药物会影响肠道原虫的检测，包括钡餐、矿物油、铋剂、抗菌药物（甲硝唑、替哨唑、四环素等）、抗疟药物及无法吸收的抗腹泻制剂。当服用了以上药物或制剂后，可能在一周或数周内无法检获寄生虫。因此粪便标本应在使用钡餐前采集，若已服用钡餐，采样时间需推迟5～10天；服用抗菌药物至少停药两周后采集标本。

因部分寄生虫存在间歇性排卵现象，为提高阳性检出率，推荐在治疗前送3份样本进行常规粪便寄生虫检查，3份样本应尽可能间隔一天送1份，或在10天内送检，并在运送途中注意保温。当粪便排出体外后，如不立即检查，滋养体推荐同一天或连续3天送检。严重水样腹泻患者，因病原体可能因粪便被大量稀释而漏检，故在咨询医生后可增加一天内的送检样本数。

（二）标本的运送

液体样本应在排出后30分钟内检查，对于动力阳性的滋养体（阿米巴、鞭毛虫或纤毛虫等）必须采用新鲜样本立即送检，并在运送途中注意保温。当粪便排出体外后滋养体不会再形成包囊，如不立

即检查，滋养体可能会破裂。

软或半成形样本可能同时含有原虫的滋养体和包囊，应在排出后 1 小时内检查。

成形粪便样本只要在排出后 24 小时内检查，原虫的包囊不会发生改变。大多数的蠕虫卵和幼虫、球虫卵囊和微孢子虫的孢子能存活较长时间。

（三）标本的保存

如果粪便标本排出后不能及时检查，则需要考虑使用固定剂或保存剂。为了保持原虫的形态及阻止蠕虫虫卵和幼虫的继续发育，粪便样本可在排出后立即放入固定剂（由患者将样本放入专用的采集盒）或者在实验室收到标本后放入。可供选择的固定剂包括甲醛溶液、醋酸钠 - 醋酸 - 甲醛（SAF）液、肖氏液和聚乙烯醇（PVA）等（详见附录三）。

样本必须与固定剂充分混匀、放置于室温或冷藏冰箱。当选择一种合适的固定剂前，应注意考虑这种固定剂会否对后续检测方法（如染色、免疫检测、分子诊断方法等）的结果产生影响。如果所使用的固定剂含有重金属或危化品，则应充分考虑并采取严格的废弃物处理的方法和制度。每个实验室可通过查看各种固定剂的适应条款以帮助确定固定剂的选择。

（四）检验后标本的处理

如盛器为纸类物质，检验完毕后应用火焚毁；如盛器为瓷器、玻璃等器皿，应浸入 5% 甲酚皂溶液中 24 小时，或 0.1% 过氧乙酸 12 小时，再将粪便倒入厕所或送医疗垃圾站统一处理，并做好记录。

如盛器为一次性塑料容器，检验完毕后按医疗废物管理条例相关要求集中收集、贮存、运送和处置。

二、血液标本的采集、运送和保存原则

血液和骨髓标本中可查见的寄生虫有疟原虫、利什曼原虫、刚地弓形虫、锥虫、微丝蚴等，巴贝虫偶可寄生于人体。由于跨区域流行更趋便捷快速，原有国外流行的某些寄生虫也可能在我国偶发，应注意收集患者旅居史。

（一）标本的采集和制备

血液标本常通过制备薄血膜涂片、厚血膜涂片进行永久染色来完成。血片可以采用末梢血或静脉血。末梢血的采集部位可选手指末端、耳垂、婴儿脚趾或脚后跟。采血针刺破采集部位后，让血液自行流出，尽量避免挤压。静脉血一般采用 EDTA - K_2抗凝剂抗凝，抗凝终浓度 1.5 ~ 2.2mg/ml，标本采集后应立即轻轻颠倒混匀 10 次以保证抗凝效果。

1. 薄血膜涂片制作方法 多采用手工推片法，在玻片近一端 1/3 处，加一滴（约 0.05ml）充分混匀的血液，握住另一张边缘光滑的推片，以 30° ~ 45°角使血滴沿推片迅速散开，快速、平稳地推动推片至玻片的另一端，血涂片通常呈舌状或楔形，分头、体、尾三部分。推好的血涂片应在空气中晃动，使其尽快干燥。天气寒冷或潮湿时，应于 37℃ 恒温箱中保温促干，以免细胞变形缩小，薄血膜涂片应在 1 小时内染色或在 1 小时内用无水甲醇（含水量 <3%）固定后染色。

2. 厚血膜涂片制作方法 取耳垂或指尖 3 滴血，呈“品”字形置于洁净无油的玻片上，用另一推片的一角将 3 滴血涂成直径 1.0 ~ 1.5cm 的厚血膜。厚血膜要让其自然干燥，切勿加热烘干，以免红细胞变性而不能溶去血红蛋白。血膜晾干后，滴几滴蒸馏水在厚血膜上，溶血 5 分钟，倾去溶血液染色。厚血膜涂片的溶血要及时，溶血不完全，会影响检验质量。

适宜的样本采集时间对于检查结果非常重要。对疑似疟原虫感染的患者，首次血涂片结果为阴性时，应在 3 天内每间隔 6 ~ 8 小时采样进行检查。间日疟及三日疟患者应在发作后数小时至 10 小时左

右采血，此时早期滋养体已发育成易于鉴别形态的晚期滋养体；恶性疟患者应在发作时或发作后10小时左右采血，可见大量环状体，一周后可见配子体。微丝蚴检查宜在晚间9点至次晨2点采血，刺血后第一滴血中微丝蚴比较多，应注意采集；对夜间采血有困难的患者可采用海群生白天诱出法，即在白天按每公斤体重口服海群生2～6mg，15分钟后取血检查。血液样本的采集时间应清楚地标示于采血管上及结果报告单上，以便医生能将实验结果与患者的发热类型或其他症状相联系。

（二）标本的运送

如果采用毛细血管采血法，应当场尽快制备厚、薄血膜涂片并送检，血涂片制好后应防止灰尘和蝇虫叮食。静脉采血法采集的静脉血也应尽快送检，并在1小时内制备成厚、薄血膜涂片。

（三）标本的保存

血液样本一般应及时制备成血膜并染色。一般要求血片应在样本采集后1小时内制备，否则可能无法观察。

血液标本常通过制备薄血片、厚血片进行永久染色来完成。为了准确鉴定血液寄生虫，实验室应建立并熟练使用至少一种好的染色方法。常用的染色方法包括吉姆萨（Giemsa）染色、瑞氏（Wright）染色、瑞吉染色（Wright－Giemsa），微丝蚴检查还常用Delafield苏木素染色法。染色效果与染液质量、染色时间、染液浓度、染液冲洗、脱色和复染等有很大关联，且可能影响最终结果的判断，应高度重视。

厚血膜涂片的存放期限在夏季不超过48小时，冬季不超过72小时。

（四）检验后标本的处理

经染色后的厚薄血膜片尤其是阳性标本涂片可储存于玻片盒内，用于后续教学演示或资料保存。确认阴性的血涂片标本及实验过程中用到的实验耗材检验完毕后按医疗废物管理条例相关要求集中收集、贮存、运送和处置。

三、泌尿生殖道标本的采集、运送和保存原则

泌尿生殖道标本中常可查见的寄生虫包括阴道毛滴虫、丝虫、埃及血吸虫、微孢子虫等。可通过对阴道、尿道分泌物及前列腺分泌物或尿液沉渣的湿片观察并鉴定阴道毛滴虫；某些丝虫的感染需要进行尿液沉渣的检查；埃及血吸虫卵通过尿液标本的离心而浓集；微孢子虫也可在尿中被检获。睾丸鞘膜积液主要用于检查班氏微丝蚴。

（一）标本的采集

1. 尿液 收集晨尿或单次自然排出的全部尿液，服用药物乙胺嗪（海群生）能提高尿中微丝蚴的检出。应留取新鲜尿液，使用清洁有盖容器（一次性容器为好）盛装。尿液标本应避免经血、白带、精液和粪便等混入，此外还应注意烟灰、糖纸等异物混入。

2. 阴道分泌物 用无菌棉签拭子取阴道后穹隆、子宫颈及阴道壁分泌物。

3. 前列腺液 由临床医生进行前列腺按摩采集，收集于洁净、干燥的试管内。量少时，可直接滴在玻片上。

4. 睾丸鞘膜积液 在对阴囊皮肤消毒后用注射器抽取睾丸鞘膜积液。

5. 泌尿生殖道标本 容器上应贴上标记，不可贴在盖子上，标记内容至少应包括患者姓名、可识别患者的标本特异性编码和标本采集时间等。

（二）标本的运送

采集到的泌尿生殖道标本应即时运送到检验实验室处理和检查。运送容器具有安全稳妥的密封装

置，其密封装置应易于操作和开启。

（三）标本的保存

泌尿生殖道标本采集后宜尽快处理和检查，不能及时检查的样本宜用甲醛固定液保存。

（四）检验后标本的处理

如盛器为瓷器、玻璃等器皿，应浸入5%甲酚皂溶液中24小时，或0.1%过氧乙酸12小时，再将泌尿生殖道标本倒入厕所或送医疗垃圾站统一处理，并做好记录。

经染色后的涂片尤其是阳性标本涂片可储存于玻片盒内，用于后续教学演示或资料保存。确认阴性的涂片标本及实验过程中用到的实验耗材检验完毕后按医疗废物管理条例相关要求集中收集、贮存、运送和处置。

四、痰液标本的采集、运送和保存原则

痰液是肺泡、支气管和气管的分泌物，可在痰液标本中检出的寄生虫包括并殖吸虫卵、溶组织内阿米巴滋养体、棘球蚴原头蚴、粪类圆线虫幼虫、蛔虫的移行幼虫、钩虫幼虫、齿龈内阿米巴、口腔毛滴虫，还可能检出微孢子虫、螨类等。

（一）标本的采集

痰标本应是来自下呼吸道的深部痰。嘱患者晨起后清水漱口，用力咳出气管深部咳出痰，勿混入唾液及鼻咽分泌物，吐入洁净容器内立即送检。若痰不易咳出或幼儿痰收集困难时，可让患者吸入水蒸气数分钟以利咳痰，或由临床医务人员通过喷雾法来收集诱导液。挑选含有血液、黏液的部分送检，上述蠕虫幼虫及螨类等宜用浓集法检查。

（二）标本的运送

痰标本采集后应立即送检。如果推迟了送检时间，可加固定剂。如用5%或10%甲醛溶液固定痰标本以保存蠕虫卵和幼虫或用PVA固定以便染色检查原虫。

（三）标本的保存

如果推迟了送检时间，可加固定剂。如用5%或10%甲醛溶液固定痰标本以保存蠕虫卵和幼虫或用聚乙烯醇（PVA）固定以便染色检查原虫。

痰液通常制备成湿片（生理盐水涂片或碘染）镜检，在制备湿片前无须浓集。如果痰液黏稠，可加入等体积的3% NaOH溶液，与样本充分混匀，500g离心5分钟后取沉淀镜检。若要查找内阿米巴或人口腔毛滴虫则不应使用NaOH溶液。

（四）检验后标本的处理

检验后的标本应煮沸30分钟消毒，痰纸盒可烧毁，不能煮沸的容器可用5%苯酚或2%甲酚皂溶液消毒后，才能用水冲洗。

五、其他标本的采集、运送和保存原则

在日常工作中，常会见到或采集其他标本进行相关寄生虫的检测，如棉拭子或透明胶带法用于肛周蛲虫卵和带绦虫卵的检查；十二指肠或胆汁引渡液检查华支睾吸虫及虫卵、肝片形吸虫卵、布氏姜片虫卵、粪类圆线虫幼虫和隐孢子虫、蓝氏贾第鞭毛虫等；脑脊液也可能检出阿米巴滋养体、弓形虫、致病性自由生活阿米巴、广州圆线虫幼虫、肺吸虫卵及异位寄生的寄生虫/卵等；手术或内镜检查取下

的各类活检标本也可。以下就各种类型标本的采集、运送、保存的原则和规程做一简述。

（一）肛周检查

肛周检查适用于在肛周产卵的寄生虫如蛲虫感染的诊断；猪带绦虫和牛带绦虫尤其是后者，其孕节于排出体外前可因挤压而破裂，致虫卵散出，故也常用肛周检查进行诊断。

肛周检查常用透明胶带法、棉签拭子法等，透明胶带法检出效果更好，通常于清晨排便前进行。透明胶带法将市售2cm宽单面透明胶带，剪成6cm长，粘贴肛周皮肤后贴于载玻片上，镜检；棉签拭子法将棉拭子在生理盐水中浸润，挤去多余的盐水，在受试者肛门皱褶处擦拭，然后将棉拭子放入盛有生理盐水的试管或青霉素瓶内充分振荡，离心沉淀取沉渣镜检。肛周蛲虫成虫检查可在夜间待患儿入睡后检查肛门周围是否有白色小虫，若有可将发现的虫体装入盛有70%乙醇的小瓶内送检。

肛周检查采集到的标本宜尽快送检。不能及时检查的标本的保存方式可参看粪便标本的保存方法。

（二）脑脊液

脑脊液常可见到的寄生虫包括阿米巴滋养体、弓形虫、致病性自由生活阿米巴以及棘球蚴的原头蚴或小钩、粪类圆线虫幼虫、棘鄂口线虫幼虫、广州管圆线虫幼虫、肺吸虫卵和异位寄生的血吸虫卵等。

脑脊液标本由临床医生进行腰椎穿刺采集后置无菌试管中。

脑脊液标本必须立即送检，及时检查。

为提高阳性检出率，脑脊液标本常采用自然沉淀或离心沉淀后吸取沉渣做涂片镜检。检查弓形虫、阿米巴等可对标本进行固定、染色后用高倍镜和或油镜镜检，检查广州管圆线虫、粪类圆线虫幼虫、棘颚口线虫幼虫时可直接镜检幼虫。

（三）十二指肠引流液

十二指肠和胆汁引流液中可查见的常见寄生虫包括华支睾吸虫成虫及卵、肝片形吸虫卵、布氏姜片虫卵、粪类圆线虫幼虫、隐孢子虫、蓝氏贾第鞭毛虫等。

十二指肠引流液通常指十二指肠液（D液）、胆总管液（A液）、胆囊液（B液）和肝胆管液（C液）的总称，由临床医生采集，采集时将十二指肠导管插入十二指肠，抽取十二指肠液。对肝胆系统寄生虫病有诊断意义的是来自胆囊的胆液（B液），呈深黄绿色。标本采集后置试管中送检。也可采用胶囊拉线法，即让受试者吞入装有尼龙线的胶囊，线的游离端固定于口外侧皮肤，3～8小时后拉出尼龙线，取线上的黏附物涂片镜检。

送检标本应即时检查，若检查无法在2小时内完成应将标本保存于5%～10%甲醛溶液中；如果标本需要染色，则推荐使用肖氏液、PVA或SAF液。

（四）活检标本

常见活检标本类型包括骨髓和淋巴结穿刺活检标本、皮肤和皮下结节、肌肉组织、肠黏膜、眼部活检等。其中骨髓和淋巴结穿刺可查见的寄生虫包括丝虫、利什曼原虫、弓形虫；肌肉组织可查见的寄生虫包括旋毛虫、猪肉绦虫（囊尾蚴）、盘尾丝虫、克氏锥虫、隐孢子虫；皮肤和皮下结节可查见的寄生虫包括猪囊尾蚴、卫氏并殖吸虫和斯氏狸殖吸虫的成虫及童虫、曼氏裂头蚴、疥螨、蠕形螨、利什曼原虫、盘尾丝虫、微丝蚴、棘阿米巴；肠黏膜可查见的寄生虫包括血吸虫卵及溶组织内阿米巴滋养体。

活检样本用于组织寄生虫的检查。在某些病例，活检可能是确定一个疑似寄生虫感染的唯一手段，如旋毛虫、盘尾丝虫、棘球绦虫、结肠吸吮线虫等。准备用于寄生虫检测的样本应是置于生理盐水中的新鲜组织，并立即送到实验室。组织寄生虫的检查在某种程度上依赖于样本的采集以及是否有足够的材料来完成检查。而活检样本通常很少，并且可能无法代表病变组织，因此检查多个组织样本或者多次检查、尽可能多的检查方法常可提高检出率。

附录五　寄生虫诊断国家标准/行业标准/专家共识，寄生虫检测 SOP 建立

截至 2024 年 5 月，已颁布的和寄生虫诊断、检测、防控相关的国家标准、行业标准和专家共识共计 51 个，详见附表 5 - 1。

附表 5 - 1　寄生虫诊断、检测、防控相关的国家标准、行业标准和专家共识列表

分　类	标准编号	标准名称	备　注
诊断标准	WS 257—2006	包虫病诊断标准	
	WS 258—2006	黑热病诊断标准	
	WS 259—2015	疟疾的诊断	
	WS 260—2006	丝虫病诊断标准	
	WS 261—2006	血吸虫病诊断标准	
	WS 287—2008	细菌性和阿米巴性痢疾诊断标准	
	WS 309—2009	华支睾吸虫病诊断标准	2016 年 12 月转为 WS/T
	WS 379—2012	带绦虫病的诊断	2016 年 12 月转为 WS/T
	WS 380—2012	并殖吸虫病的诊断	
	WS 438—2013	裂头蚴病的诊断	2016 年 12 月转为 WS/T
	WS 469—2015	蛲虫病的诊断	2016 年 12 月转为 WS/T
	WS/T 321—2010	广州管圆线虫病诊断标准	2016 年 12 月转为 WS/T
	WS/T 369—2012	旋毛虫病的诊断	2016 年 12 月转为 WS/T
	WS/T 381—2021	囊尾蚴病诊断标准	
	WS/T 438—2013	裂头蚴病的诊断	
	WS/T 439—2013	钩虫病的诊断	2016 年 12 月转为 WS/T
	WS/T 486—2015	弓形虫病的诊断	
	WS/T 487—2016	隐孢子虫病诊断	
	WS/T 564—2017	巴贝虫病诊断	
	WS/T 565—2017	蛔虫病诊断	
	WS/T 566—2017	片形吸虫病诊断	
	WS/T 567—2017	阴道毛滴虫病诊断	
	WS/T 568—2017	阿米巴病肠外脓肿诊断	
	WS/T 471—2015	寄生虫病诊断名词术语	

续表

分 类	标准编号	标准名称	备 注
检测方法	GB/T 30224—2013	刚地弓形虫试验临床应用	WS/T 834—2024
	WS/T 569—2017	疟原虫检测 血涂片镜检法	
	WS/T 570—2017	肠道蠕虫检测 改良加藤厚涂片法	
	WS/T 571—2017	裂头绦虫幼虫检测	
	WS/T 630—2018	日本血吸虫抗体检测 间接红细胞凝集试验	
	WS/T 631—2018	日本血吸虫毛蚴检测 尼龙绢袋集卵孵化法	
	WS/T 632—2018	巴贝虫检测 血涂片镜检法	
	WS/T 633—2018	巴贝虫检测虫种核酸鉴定法	
	WS/T 634—2018	肠道原虫检测 碘液染色涂片法	
	WS/T 791—2021	钩虫检测及虫种鉴定标准 钩蚴培养法	
	WS/T 792—2021	日本血吸虫抗体检测标准 酶联免疫吸附实验法	
防、控、治	GB 7959—2012	粪便无害化卫生要求	
	GB 15976—2015	血吸虫病控制和消除	
	GB 20048—2006	丝虫病消除标准	
	GB 26345—2010	疟疾控制和消除标准	
	WS 470—2015	旋毛虫病暴发处理技术规范	2016 年 12 月转为 WS/T
	WS/T 485—2016	抗疟药使用规范	
	WS/T 563—2017	钉螺调查	
	WS/T 629—2018	土源性线虫病的传播控制与阻断	
	WS/T 664—2019	包虫病控制	
	WS/T 832—2024	蚊虫化学防治技术标准	
专家共识	2021	棘球蚴病临床领域相关中文专业术语专家共识	吐尔洪江·吐逊，等
	2023	食源性寄生虫病诊治专家共识	国家感染性疾病临床医学研究中心等
	2015	肝两型包虫病诊断与治疗专家共识（2015 年版）	中国医师协会外科医师分会
	2020	复杂肝泡型包虫病诊疗专家共识（2020 年版）	四川省包虫病临床医学研究中心等
	2019	加强输入性曼氏血吸虫病防控专家共识	中国疾病预防控制中心寄生虫病预防控制所
	2016	中枢神经系统棘球蚴病（包虫病）的诊断与外科治疗专家共识	中国医师协会外科医师分会

结合上述标准、共识并参考相关寄生虫检验专著，整理常见寄生虫感染或寄生虫病的诊断方法，见附表 5－2。

附表 5－2 常见寄生虫病诊断方法

虫 种	病原学	免疫学	分子生物学	影像学	病理组织学	备 注
溶组织内阿米巴	组织穿刺液涂片镜检 粪便涂片查滋养体、包囊	IHA、 IFA、ELISA	PCR PCR	X 线、B 超、CT、MRI 等 肠镜		肠外阿米巴病 肠阿米巴病
杜氏利什曼原虫	骨髓、脾或淋巴结穿刺物涂片	IFT、ELISA	PCR、ICT（dipstick assay）			黑热病
蓝氏贾第鞭毛虫	粪便涂片染色查包囊或滋养体	ELISA、 IFA、CIE	PCR			

续表

虫　种	病原学	免疫学	分子生物学	影像学	病理组织学	备　注
阴道毛滴虫	阴道分泌物涂片或涂片染色镜检查滋养体	ELISA、DFA、LAT	DNA 探针			
锥虫	血液（淋巴液、脑脊液）涂片					
结肠小袋纤毛虫	粪便涂片染色查					
人芽囊原虫	粪便涂片染色查					
隐孢子虫	粪便涂片染色，查卵囊（金胺酚染色法、改良抗酸染色法、金胺酚改良抗酸染色法）	血清 IFA、ELISA；粪样 IFT 、ELISA	基因检测 PCR、DNA 探针			
肉孢子虫	粪便直接涂片、蔗糖浮聚法、硫酸锌浮聚法查 卵囊或孢子囊				肌肉活检查肉孢子虫	
贝氏等孢球虫	粪便直接或浓缩后涂片、抗酸染色或改良抗 酸染色				十二指肠黏膜活检查卵囊	
微孢子虫	粪便直接涂片，尿液、十二指肠液、胆汁标本 吉氏染色、韦伯染色和 Uvitex2B 染色镜检查成 熟孢子	血清 ELISA、IFA	基因检测 PCR			
华支睾吸虫	粪便直接涂片、定量透明厚涂片法，集卵法，十二指肠引流胆汁检查虫卵	ELISA、IHA、IFA		B 超、CT		
后睾吸虫	粪便涂片法及沉淀法查虫卵					
异形吸虫	粪便涂片法及沉淀法查虫卵					
棘口吸虫	粪便涂片法及沉淀法查虫卵					
布氏姜片吸虫	粪便直接涂片、浓集法、定量透明厚涂片法查 虫卵	ELISA、IFA				
肝片形吸虫	粪便、十二指肠引流液查虫卵	ELISA、IHA、IFA				
卫氏并殖吸虫	痰、粪便查虫卵	ELISA		胸肺型、脑脊髓型患者	皮下包块查虫体或虫卵	
斯氏并殖吸虫		ELISA			皮下包块查童虫	
徐氏拟裸茎吸虫	驱虫治疗后粪便查虫卵					

续表

虫种	病原学	免疫学	分子生物学	影像学	病理组织学	备注
链状带绦虫	粪便查虫卵、孕节	IHA、ELISA、ELIB		脑和深部组织用X线、B超、CT、MRI等	皮下包块活检；眼底镜检查眼部囊尾蚴	
肥胖带绦虫	粪便查虫卵、孕节；肛门拭子查虫卵					
亚洲带绦虫	粪便查虫卵、孕节，驱虫后粪便查虫体		基因检测PCR			
阔节裂头绦虫	粪便查虫卵或孕节					
曼氏迭宫绦虫	粪便查虫卵	ELISA		脑裂头蚴CT	局部组织查裂头蚴	
旋毛虫	食剩肉类镜检、偶在脑脊液查幼虫	IFA、ELISA、WB			肌肉活检查幼虫囊包	
广州管圆线虫	脑脊液、眼部查幼虫、成虫	ELISA、IFA、GICA	CSF检测核酸片段micoRNA	MRI	眼底镜检查眼部幼虫	
东方毛圆线虫	粪便饱和盐水浮聚法查虫卵					
棘颚口线虫		ELISA			病变组织活检查虫体	
兽比翼线虫	肺泡灌洗液、痰液查成虫及虫卵				气管壁上检获成虫	
异尖线虫		ELISA	PCR		胃内检获幼虫	
细粒棘球绦虫		ELISA、IHA、WB			组织活检查棘球蚴	
多房棘球绦虫		ELISA、IHA、WB			组织活检查棘球蚴	
疟原虫	血膜涂片查原虫	GICA	PCR			
班氏丝虫	血液检查微丝蚴	ELISA、ICT			活体组织查成虫	
马来丝虫	血液检查微丝蚴	ELISA、ICT			活体组织查成虫	
日本血吸虫	粪便查虫卵	ELISA、IHA、CIE、COPT	PCR、LAMP		肠镜活检	
蛲虫	粪便或肛周采样查虫卵、成虫或幼虫					
钩虫	粪便查虫卵，粪便培养查幼虫，粪便淘洗查成虫					
巴贝虫	血涂片查原虫	ELISA、IFA	PCR			
似蚓蛔线虫	粪便查虫卵、检获成虫，痰、支气管肺泡灌洗液或呕吐物查虫体			X线、超声		
刚地弓形虫	组织印片或切片查滋养体，镜检查假包囊或包囊	ELISA、IFA、CLIA、ICT	PCR，NGS			
疥螨					皮肤刮拭涂片查疥螨	
蠕形螨	透明胶纸或挤压涂片查螨虫					

续表

虫 种	病原学	免疫学	分子生物学	影像学	病理组织学	备 注
蝇蛆	患处取虫鉴定					
虱	内衣、头发、阴毛查虫卵、若虫或成虫					
潜蚤	患处取虫鉴定					

注：IFA——斑点免疫渗滤试验；IFT——间接荧光抗体试验；IHA——间接血凝试验；ELIB——酶联免疫印渍法；ELISA——酶联免疫吸附试验；WB——蛋白质免疫印迹；CIE——对流免疫电泳试验；COPT——环卵沉淀试验；DFA——直接 MRI（磁共振成像）；GICA——胶体金免疫层析诊断试验；ICT——免疫层析试条法；PCR——聚合酶链式反应；LAMP——环介导等温扩增。

各实验室可以根据行业标准、相关专著、检测方法等建立各实验室寄生虫检验的标准操作程序（standard operating procedure，SOP）。SOP 应包含但不限于以下内容：实验目的、实验原理、实验材料、标本采集方法和要求、标本处理、检测设备、检测方法、注意事项、结果报告、临床意义或报告解读、质量控制、参考文献等。

（邓志武）

参考文献

［1］苏川，刘文琪．人体寄生虫学［M］．10 版，北京：人民卫生出版社，2024.

［2］吴忠道，刘佩梅．人体寄生虫学［M］．4 版，北京：人民卫生出版社，2023.

［3］李朝品，高兴政．医学寄生虫图鉴［M］．北京：人民卫生出版社，2012.

［4］陈颖丹，周长海，朱慧慧，等．2015 年全国人体重点寄生虫病现状调查分析［J］．中国寄生虫学与寄生虫病杂志，2020，38（01）：5－16.

［5］World Health Organization. World malaria report 2023［R］．Geneva：WHO，2023.